中西医结合治疗创伤骨折与脱位

主　编　申建军（甘肃省中医院）
　　　　张卫东（甘肃省临夏州中医院）
副主编　冯晓英（甘肃省妇幼保健院）
　　　　李尧琴（甘肃省中医院）

甘肃科学技术出版社
（甘肃·兰州）

图书在版编目（CIP）数据

中西医结合治疗创伤骨折与脱位 / 申建军, 张卫东
主编. -- 兰州：甘肃科学技术出版社，2017.6
（2023.12重印）
ISBN 978-7-5424-1893-7

Ⅰ. ①中… Ⅱ. ①申… ②张… Ⅲ. ①骨损伤 - 中西
医结合疗法 Ⅳ. ①R683.05

中国版本图书馆CIP数据核字(2017)第121163号

中西医结合治疗创伤骨折与脱位

申建军　张卫东　主编

责任编辑　刘　钊
封面设计　豆　霞

出　版　甘肃科学技术出版社
社　址　兰州市城关区曹家巷1号　　730030
电　话　0931-2131570（编辑部）　0931-8773237（发行部）

发　行　甘肃科学技术出版社　　　　印　刷　三河市铭诚印务有限公司
开　本　787毫米×1092毫米　1/16　印　张　21.75　插　页　2　字　数　475千
版　次　2017年6月第1版
印　次　2023年12月第2次印刷
印　数　1001~2050
书　号　ISBN 978-7-5424-1893-7　　定　价　155.00元

前　言

随着人类科学技术的不断进步与发展，创伤骨科不单单只是涉及骨和关节的损伤与修复，而是更涉及肌肉、血管、神经、肌腱、皮肤等多种组织的损伤与修复。一方面，随着城市交通的快速发展和农村城市化的进程，创伤病人的数量在不断增加，创伤的复杂性和严重性也在明显加剧；另一方面，随着人们生活水平的提高，对创伤后修复的要求也越来越高。因此创伤已不光成为一个极其严重的医学问题，也是一个社会问题，是骨科的常见问题。这些都要求我们骨科医生从解剖学、肢体功能学等方面进一步认识创伤骨科所需要的技术和理念，把从手术达到创口和组织损伤愈合的基本目的和理念提高到用手术与术后功能整体化恢复的思维理念来思考我们对创伤治疗的方式方法。

在治疗理念上 AO 的骨折治疗原则日益得到接受和普及，除了早期提出的骨折解剖复位、坚强内固定、早期主动、无痛的功能锻炼之外，又提出新的原则：应用无创外科技术操作以保护骨折端和软组织血运、尽早内固定等治疗，这不仅对于迅速和完全恢复局部损伤具有重要作用，而且在减少继发病症和降低死亡率方面具有明显优势。

在骨折及脱位诊断手段及方法方面，不仅仅依靠一张 X 线平片，而是将先进的图像重建技术与 CT 相结合构成三维 CT 重建影像，它能显示立体的骨折特征；MRI 成像对于软组织损伤即韧带、神经、血管损伤、断裂能清晰显现，是近年来骨科影像学的一大发展。然而在此基础上发展起来的 3D 打印技术更是对于我们诊断治疗骨折脱位如虎添翼，它更能立体、直观地显示不规则骨骨折及关节内骨折征象，可以指导临床骨科医生进行预手术，对临床诊断和治疗有很大帮助。

在骨折内固定材料方面更是迅猛发展，从早期简单的加压钢板逐步探索研究并改进，形成现代更人性化的解剖钢板、异型钢板；材料从简单的不锈钢材质逐渐改进，形成现有的不溶解、不过敏，又能将强度和韧性很好地结合在一起的纯钛钢板和聚合材料；为避免二次内固定去除之苦而研制出了对骨折能提供坚强固定的生物降解性聚合物材料；为了提高光滑度又有耐磨性的关节假体而研制出了陶瓷材料等，现已广泛应用于临床。

在创伤骨科治疗技术方面有了长足的发展，更加精细化、精准化，对先前涉及不到的领域不但已经涉及了，而且已经做的得心应手。譬如骨盆与髋臼骨折常常继发骨盆血管损伤引起大出血，也是此骨折造成死亡的主要原因之一，早期快速、有效止血是关键。以前我们只能以压迫止血或开放血管结扎为主要手段,目前应用经导管动脉栓塞术治疗骨盆与髋臼骨折大出血取得了满意疗效。随着关节镜技术的不断发展,关节镜被用于各型胫骨平台骨折的辅助治疗,取得了较好的临床疗效。而且具有创伤小、解剖复位率高及术后膝关节功能恢复好等优点。近年来有人应用球囊成形技术作为治疗胫骨平台压缩骨折的一种微创新技术,已被证实具有较高的安全性和实用性,该技术不但能使胫骨平台压缩的关节面获得解剖复位,而且在透视下用可膨胀球囊复位夯实压缩的骨折,取得了满意的临床疗效。由此可见新技术、新理念在创伤领域突飞猛进,将来基因工程技术及其他生物学技术深入发展将会给创伤骨科治疗学带来难以想像的变化。

人类的文化素质不断提高,对生存权利和生活质量的要求越来越高,这些均为创伤骨科医生提出了更高的要求,也就对骨折的治疗有了更高的要求。在骨折治疗原则上,主要体现在从生物力学和机械力学两方面考虑进行骨结构重建,把生物固定与机械固定,髓内固定与髓外固定相结合。随着微创技术与理论的广为接受,更多的骨科医生在治疗长管状骨折是倾向于采用闭合复位,交锁髓内钉和经皮钢板内固定技术,即 LISS 和 MIPPO 技术。为了提高创伤骨折与脱位的临床疗效,促进骨折迅速愈合,加速关节功能尽早恢复,单靠骨科医生的手术技术是无法完成的,需采用中西医结合方法多层面、多学科相互促进,使患者能达到一个满意的治疗效果。

本书共包括上下两篇。上篇共 10 章,综述创伤骨折与脱位的一些诊断、治疗技术、方法及护理措施,下篇共 4 章,分部位对全身四肢骨折与关节脱位从局部解剖、诊断、治疗方法(包括保守治疗和手术治疗,及手术原则、目的、意义、方法)并发症、术后处理等详细介绍。其中上篇第一章、下篇第三、四章由副主任医师张卫东撰稿,12 万余字;上篇第二章至第八章由副主任护师冯晓英撰稿,12 万余字;第九、十章由资深主管护师李尧琴撰稿,8 万余字;下篇第一、二章由副主任医师申建军撰稿,13 万余字。

在本书的编写过程中得到了各位同仁、专家们的大力支持,在此深表谢意!

多年以来,根据自己在创伤骨科领域的临床工作和体会,始终都有撰写一部建立在自己临床与理论基础上的著作想法,虽然有些方法、理念及资料显得不够全面、新颖、深刻,但我们认为它还是能够解决一些临床实际问题,特别是对一些年轻而且有心的专业人士和刚涉入临床的学生,此书还是大有裨益的。尽管我们确实脚踏实地的做了很多实际工作,但此书中还存在诸多纰漏,也缺乏一定的深度和逻辑性,希望骨科前辈及同道们批评指正!

申建军

2016 年 12 月 4 日

目 录

上 篇

下　篇

第一章 创伤骨科常用检查技术

第一节 四肢与关节检查

四肢(limbs)及其关节(articulus)的检查通常运用视诊与触诊,两者相互配合,特殊情况下采用叩诊和听诊。四肢检查除大体形态和长度外,应以关节检查为主。

一、上肢

(一)长度

双上肢长度可用目测,嘱患者双上肢向前并拢比较,也可用带尺测量肩峰至桡骨茎突或中指指尖的距离。上臂长度为从肩峰至尺骨鹰嘴的距离,前臂长度是从鹰嘴突至尺骨茎突的距离。双上肢长度正常情况下等长,长度不一见于先天性短肢畸形、骨折重叠和关节脱位等,如肩关节脱位时,患侧上臂长于健侧,肱骨颈骨折患侧短于健侧。

(二)肩关节

(1)外形嘱患者脱去上衣,取坐位,在良好的照明情况下,观察双肩姿势、外形有无倾斜。正常双肩对称,双肩呈弧形;如肩关节弧形轮廓消失肩峰突出,呈"方肩",见于肩关节脱位或三角肌萎缩;两侧肩关节一高一低,颈短耸肩,见于先天性高肩胛症及脊柱侧弯;锁骨骨折,远端下垂,使该侧肩下垂,肩部突出畸形如戴肩章状,见于外伤性肩锁关节脱位,锁骨外端过度上翘所致。

(2)运动嘱患者做自主运动,观察有无活动受限,或检查者固定肩胛骨,另一手持前臂进行多个方向的活动。肩关节外展可达90°,内收45°,前屈90°,后伸35°,旋转45°。肩关节周围炎时,关节各方向的活动均受限,称为冻结肩。冈上肌膜炎,外展达60°~120°范围时感疼痛,超过120°时则消失。肩关节外展开始即痛,但仍可外展,见于肩关节炎;轻微外展即感疼痛,见于肱骨或锁骨骨折。肩肱关节或肩锁骨关节脱位时,搭肩试验常为Dugas征阳性,做法是嘱患者用患侧手掌平放于对侧肩关节前方,如不能搭上而且前臂不能自然贴紧胸壁,提示肩关节脱位。

（3）压痛点肩关节周围不同部位的压痛点，对鉴别诊断很有帮助。肱骨结节间的压痛见于肱二头肌长头腱鞘炎，肱骨大结节压痛可见于冈上肌腱损伤。肩峰下内方有触痛，可见于肩峰下滑囊炎。

（三）肘关节

（1）形态正常肘关节双侧对称；上肢伸直时肘关节轻度外翻，称提携角，正常范围50°～150°，检查此角时嘱患者伸直双上肢，手掌向前，左右对比；此角 >15° 为肘外翻，<5° 为肘内翻。肘部骨折、脱位可引起肘关节外形改变：如髁上骨折时，可见肘窝上方突出，为肱骨下端向前移位所致；桡骨头脱位时，肘窝外下方向桡侧突出；肘关节后脱位时，鹰嘴向肘后方突出，Huter 线及 Huter 三角（肱骨内外上髁及尺骨鹰嘴间的连线，肘关节伸时为 Hutte 线，屈肘时形成的三角为 Hutter 三角）解剖关系改变。检查肘关节时应注意双侧及肘窝部是否饱满、肿胀。肘关节积液和滑膜增生常出现肿胀。

（2）运动肘关节活动正常时屈 135°～150°，伸 180°，旋前（手背向上转动）80°～90°，旋后（手背向下转动）80°～90°。

（3）触诊注意肘关节周围皮肤温度，有无肿块，桡动脉搏动，桡骨小头是否压痛，滑车淋巴结是否肿大等。

（四）腕关节及手部

（1）外形于自然休息姿势呈半握拳状，腕关节稍背伸约 20°，向尺侧倾斜约 10°，拇指尖靠近示指关节的桡侧，其余四指呈半屈曲状，屈曲程度由食指向小指逐渐增大，且各指尖均指向舟骨结节处，手的功能位置为腕背伸 30° 并稍偏尺侧，拇指于外展时掌屈曲位，其余各指屈曲，呈握茶杯姿势。

（2）局部肿胀与隆起腕关节肿胀可因外伤、关节炎、关节结核而肿胀，腕关节背侧或旁侧局部隆起见于腱鞘囊肿，腕背侧肿胀见于腕肌腱鞘炎或软组织损伤。下尺桡关节半脱位可使尺骨小头向腕背侧隆起；手指关节可因类风湿性关节炎出现梭形肿胀，如单个指关节出现梭形肿胀，可能为指骨结核或内生软骨瘤；手指侧副韧带损伤可使指间关节侧方肿胀。

（3）畸形腕部手掌的神经、血管、肌腱及骨骼的损伤或先天性因素，均可引起畸形，常见的有：

① 垂腕症：桡神经损伤所致。

② 猿掌：正中神经损伤所至。

③ 爪形手：手指呈鸟爪样，见于尺神经损伤、进行性肌萎缩。

④ 餐叉样畸形：Colles 骨折。

⑤ 杵状指（趾）（acropachy）：手指或足趾末端增生、肥厚、增宽、增厚，指甲从根部到末端拱形隆起呈杵状。其发生机制可能与肢体末端慢性缺氧、代谢障碍及中毒性损害有关，缺氧时末端肢体毛细血管增生扩张，因血流丰富软组织增生，末端膨大。杵状指（趾）常见于：①呼吸系统疾病，如慢性肺脓肿、支气管扩张和支气管肺癌。②某些心血管疾病，如发绀型先天性

心脏病、亚急性感染性心内膜炎。③营养障碍性疾病,如肝硬化。

⑥匙状甲(koilonychia):又称反甲,特点为指甲中央凹陷,边缘翘起,指甲变薄,表面粗糙有条纹。常见于缺铁性贫血和高原疾病,偶见于风湿热及甲癣。

(4)活动度 腕关节及指关节活动范围(见表1-1-1)。

表1-1-1 腕关节及指关节活动范围

关节	背伸	掌曲	内收(桡偏)	外展(尺偏)
腕关节	30°～60°	50°～60°	25°～30°	30°～40°
掌指关节	0°	60°～90°		
远端指间关节	0°	90°		
近端指间关节	0°	60°～90°		
拇指掌指关节	20°～50°	可并拢桡侧示指	40°	
指间关节	90°	可横越手掌		

二、下肢

(一)髋关节

1．视诊

(1)步态:由髋关节疾患引起的异常步态主要有:

①跛行:

A．疼痛性跛行:髋关节疼痛不敢负重行走,患肢膝部微屈,轻轻落下,足尖着地,然后迅速改换健肢负重,步态短促不稳。见于髋关节结核、暂时性滑膜炎、股骨头无菌性坏死等。

B．短肢跛行:以足尖落地或健侧下肢屈膝跳跃状行走。一侧下肢缩短3cm以上即可出现跛行,多见于小儿麻痹症后遗症。

②鸭步:走路时两腿分开的距离宽,左右摇摆,如鸭子行走。见于先天性双侧髋关节脱位,髋内翻和小儿麻痹症所致的双侧臀中、小肌麻痹。

③呆步:步行时下肢向前甩出,并转动躯干,步态呆板。见于髋关节强直、化脓性髋关节炎。

(2)畸形:患者取仰卧位,双下肢伸直,使病侧髂前上棘连线与躯干正中线保持垂直,腰部放松,腰椎放平贴于床面观察关节有无下列畸形,如果有则多为髋关节脱位、股骨干及股骨头骨折错位。

①内收畸形:正常时双下肢可伸直并拢,如一侧下肢超越躯干中线向对侧偏移,而且不能外展,为内收畸形。

②外展畸形:下肢离开中线,向外侧偏移,不能内收,称为外展畸形。

③旋转畸形:仰卧位时,正常髌骨及拇趾指向上方,若向内外侧偏斜,为髋关节内外旋畸形。

(3)肿胀及皮肤皱折:腹股沟异常饱满,提示髋关节肿胀;臀肌是否丰满,如髋关节病变时臀肌萎缩;臀部皱折不对称,提示一侧髋关节脱位。

(4)肿块、窦道瘢痕:注意髋关节周围皮肤有无肿块、窦道及瘢痕,髋关节结核时常有瘢痕和窦道形成。

2．触诊

(1)压痛:髋关节位置深,只能通过及其体表位置进行触诊。在腹股沟韧带中点后下 1cm,再向外 1cm,触及此处有无压痛及波动感。髋关节有积液时,此处有波动感;如此处硬韧饱满时,可能为髋关节前脱位;若该处空虚,可能为后脱位。

(2)活动度:髋关节活动度检查方法及活动范围(见表 1-1-2)。

表 1-1-2　髋关节检查方法及活动范围

检查内容	检查方法	活动范围
屈曲	患者仰卧位,医生一手按压膝前,另一手握踝关节,将膝关节屈曲并推向前胸	130°～140°
后伸	患者俯卧位,医生一手按压臀部,另一手握踝关节,屈膝 90° 后上提	15°～30°
内收	患者仰卧位,双下肢伸直,足尖向上,足跟垂直床面,骨盆固定,一侧下肢从中立位向对侧下肢前面交叉内收	20°～30°
外展	患者仰卧位,双下肢伸直,足尖向上,足跟垂直床面,骨盆固定,一侧下肢从中立位向外摆动最大幅度	30°～45°
旋转	患者仰卧位,双下肢伸直,足尖向上,足跟垂直床面,骨盆固定,医生握住患者膝部和踝部,向内、向外旋转大腿,髋关节则为内旋、外旋	45°

3．叩诊

患者下肢伸直,医师以拳叩击足跟,如髋部疼痛,则示髋关节炎或骨折。

4．听诊

令患者做屈髋和伸髋动作,可闻及大粗隆上方有明显的"咯噔"声,系紧张肥厚的阔筋膜张肌与股骨大粗隆摩擦声。

(二)膝关节

1．视诊

(1)膝外翻(genu valgum):令患者暴露双膝关节,于站立位及平卧位进行检查,直立时双腿并拢,两股骨内髁可同时接触。如两髁距离增宽,小腿向外偏斜,双下肢呈"X"状,称"X 形腿",见于佝偻病。

(2)膝内翻(genu varum):直立时,患者两股骨内髁间距增大,小腿向内偏斜,膝关节向内形成角度,双下肢形成"O"状,称"O 形腿",见于小儿佝偻病。

(3)膝反屈:膝关节过度后伸形成向前的反屈状,称为膝反屈畸形,见于小儿麻痹后遗症、膝关节结核。

(4)肿胀:膝关节匀称性胀大,双侧膝眼消失并突出,见于膝关节积液。

髌骨上方明显隆起见于髌上囊内积液;髌骨前面明显隆起见于髌前滑囊炎;膝关节呈梭形膨大,见于膝关节结核;关节间隙附近有突出物常为半月板囊肿。检查关节肿胀的同时应注意关节周围皮肤有无发绀、灼热及窦道形成。

(5)肌萎缩:膝关节病变时,因疼痛影响步行,常导致相关肌肉的废用性萎缩,常见为股四头肌及内侧肌明显。

2.触诊

(1)压痛:膝关节发炎时,双膝眼处压痛;髌骨软骨炎时,髌两侧有压痛;膝关节间隙压痛提示半月板损伤;侧副韧带损伤,压痛点多在韧带上下两端的附着处;胫骨结节炎时,压痛点位于韧带在胫骨的止点处。

(2)肿块:对膝关节周围的肿块,应注意大小、硬度、活动度,有无压痛及波动感。髌骨前方肿块,并可触及囊性感,见于髌前滑囊炎;膝关节间隙处可触及肿块,且伸膝时明显、屈膝后消失,见于半月板囊肿;胫前上端或股骨下端有局限性隆起,无压痛,多为骨软骨瘤;腘窝处出现肿块,有囊状感,多为腘窝囊肿,如伴有与动脉同步的搏动,见于动脉瘤。

(3)摩擦感:医师一手置于患膝前方,另一手握住患者小腿做膝关节的伸屈动作,如膝部有摩擦感,提示膝关节面不光滑,见于炎症后遗症及创伤性关节炎。推动髌骨作上下左右活动,如有摩擦感,提示髌骨表面不光滑,见于炎症及创伤后遗留的病变。

(4)活动度:膝关节屈曲可达 120° ~150° ,伸 5° ~10° ,内旋 10° ,外旋 20° 。

(5)几种特殊试验:

①浮髌试验:患者取平卧位,被检者下肢伸直放松,医师一手虎口卡于患膝髌骨上极,并加压压迫髌上囊,使关节液集中于髌骨后方,另一手示指垂直按压髌骨并迅速抬起,按压时髌骨与关节面有触碰感,松手时髌骨浮起,即为浮髌试验阳性,提示有中等量以上关节积液(50ml)。

②拇指指甲滑动试验:以拇指指甲背面沿髌骨表面自上而下滑动,如有明显疼痛,可疑为髌骨骨折。

③侧方加压试验:患者取仰卧位,膝关节伸直,医师一手握住踝关节向外侧推挤,另一手置于膝关节外上方向内侧推压,使内侧副韧带紧张度增加,如膝关节内侧疼痛为阳性,提示内侧副韧带损伤;如向相反方向加压,外侧膝关节疼痛,提示外侧副韧带损伤。

(三)踝关节与足

1.视诊

踝关节与足部检查一般让患者取站立或坐位进行,有时需患者步行,从步态观察正常与否。

(1)肿胀:

①匀称性肿胀:正常踝关节两侧可见内外踝轮廓,跟部两侧各有一凹陷区,踝关节背伸时,可见伸肌腱在皮下走行,踝关节肿胀时以上结构消失。见于踝关节扭伤、结核、化脓性关节炎及类风湿性关节炎。

②局限性肿胀:足背或内、外踝下方局限肿胀见于腱鞘炎或腱鞘囊肿;跟骨结节处肿胀见于跟腱滑囊炎;第二、三跖趾关节背侧或跖骨局限性肿胀,可能为跖骨头无菌性坏死或骨

折引起。

（2）局限性隆起：足背部骨性隆起可见于外伤、骨质增生或先天性异常；内外踝明显突出，见于下胫腓关节分离、内外踝骨折；踝关节前方隆起，见于距骨头骨质增生。

（3）畸形：足部常见畸形有如下几种。

①扁平足（flat foot）：足纵弓塌陷，足跟外翻，前半足外展，形成足旋前畸形，横弓塌陷，前足增宽，足底前部形成胼胝。

②高弓足：足纵弓高起，横弓下陷，足背隆起，足趾分开。

③马蹄足：踝关节跖屈，前半足着地，常因跟腱挛缩或腓总神经麻痹引起。

④跟足畸形：小腿三头肌麻痹，足不能跖屈，伸肌牵拉使踝关节背伸，形成跟足畸形，行走和站立时足跟着地。

⑤足内翻：跟骨内旋，前足内收，足纵弓高度增加，站立时足不能踏平，外侧着地，常见于小儿麻痹后遗症。

⑥足外翻：跟骨外旋，前足外展，足纵弓塌陷，舟骨突出，扁平状，跟腱延长线落在跟骨内侧，见于胫前胫后肌麻痹。

2．触诊

（1）压痛点：内外踝骨折、跟骨骨折、韧带损伤局部均可出现压痛；第二、三跖骨头处压痛，见于跖骨头无菌性坏死（Freiberg病）；第二、三跖骨干压痛，见于疲劳骨折；足跟内侧压痛，见于跟骨骨刺、跟骨滑囊炎或跖筋膜炎。

（2）其他：踝足部触诊应注意跟腱张力、足底内侧跖筋膜有无挛缩、足背动脉搏动有无减弱。

（3）活动度：可令患者主动活动或医师检查时作被动活动。踝关节与足的活动范围如下：

踝关节：背伸20°～30°，跖屈40°～50°

跟距关节：内、外翻各30°

跗骨间关节：内收25°，外展25°

跖趾关节：跖屈30°～40°，背伸45°

第二节　运动功能检查

运动包括随意运动和不随意运动，随意运动由锥体束司理，不随意运动（不自主运动）由锥体外系和小脑司理。

一、肌力

肌力（muscle power）是指肌肉运动时的最大收缩力。检查时令患者作肢体伸屈动作，检查者从相反方向给予阻力，测试被查者对阻力的克服力量，并注意两侧比较。肌力的记录采用0~5级的六级分级法。

0级:完全瘫痪,测不到肌肉收缩。

1级:仅测到肌肉收缩,但不能产生动作。

2级:肢体在床面上能水平移动,但不能离床。

3级:肢体能抬离床面,但不能抗阻力。

4级:能作抗阻力动作,但较正常差。

5级:正常肌力。

不同程度的肌力减退可分别称为完全性瘫痪和不完全性瘫痪(轻瘫)。对不同部位或不同组合的瘫痪分别命名。①单瘫:单一肢体瘫痪,多见于脊髓灰质炎。②偏瘫:为一侧肢体(上、下肢)瘫痪,常伴有同侧脑神经损害,多见于颅内病变或脑卒中。③交叉性偏瘫:为一侧肢体瘫痪及对侧脑神经损害。④截瘫:为双侧下肢瘫痪,是脊髓横贯性损伤的结果,见于脊髓外伤、炎症等。

二、肌张力

肌张力(musclar tension)是指静息状态下的肌肉紧张度(muscle tone),其实质是一种牵张反射,即骨骼肌受到外力牵拉时产生的收缩反应,这种收缩是通过反射中枢控制的。检查时根据触摸肌肉的硬度以及伸屈其肢体时感知肌肉对被动伸屈的阻力作判断。

(一)肌张力增高

触摸肌肉,坚实感,伸屈肢体时阻力增加。可表现为痉挛状态和铅管样强直。

(1)痉挛状态(spas ticity):在被动伸屈其肢体时,起始阻力大,终末突然阻力减弱,也称折刀现象,为锥体束损害现象。

(2)铅管样强直(lead－pipe rigidity):即伸肌和屈肌的肌张力均增高,做被动运动时各个方向的阻力增加是均匀一致的,为锥体外系损害现象。

(二)肌张力降低

肌肉松软,伸屈其肢体时阻力低,关节运动范围扩大,见于周围神经损伤、周围神经炎、脊髓前角灰质炎和小脑病变等。

第三节 感觉功能检查

检查时患者必须意识清晰,检查前让患者了解检查的目的与方法,以取得充分合作。检查时要注意左右侧和远近端部位的差别。感觉功能检查时注意患者需闭目,以避免主观或暗示作用。

一、浅感觉检查

1.痛觉

用大头针的针尖均匀地轻刺患者皮肤以检查痛觉,注意两侧对称比较,记录感觉障碍类型(正常、过敏、减退或消失)与范围。痛觉障碍见于脊髓丘脑侧束损害。

2.触觉

用棉签轻触患者的皮肤或黏膜。触觉障碍见于脊髓后索病损。

3.温度觉

用盛有热水(40° C ~ 50° C)或冷水(5° C ~ 10° C)的试管交替测试患者皮肤温度觉。温度觉障碍见于脊髓丘脑侧束损害。

二、深感觉检查

1.运动觉

检查者轻轻夹住患者的手指或足趾两侧,上或下移动,令患者根据感觉说出“向上”或“向下”。运动觉障碍见于后索病损。

2.位置觉

检查者将患者的肢体摆成某一姿势,请患者描述该姿势或用对测肢体模仿。位置觉障碍见于后索病损。

3.震动觉

用震动着的音叉柄置于骨突起处(如内外踝、手指、尺桡骨茎突、胫骨、膝盖等),询问有无震动感觉,判断两侧有无差别。震动觉障碍见于后索病损。

第四节　神经反射检查

神经反射是由反射弧的形成而完成,反射弧包括感受器、传入神经元、中枢、传出神经元和效应器等。反射弧中任一环节有病变都可影响反射,使其减弱或消失;反射又受高级神经中枢控制,如锥体束以上病变,可使反射活动失去抑制而出现反射亢进。根据刺激的部位,可将反射分为浅反射和深反射两部分。

一、浅反射

浅反射系刺激皮肤或黏膜引起的反应。

1.腹壁反射(abdominalreflex)

患者仰卧,下肢稍屈曲,使腹壁松弛,然后用钝头竹签分别沿肋缘下(胸髓7~8节)、脐平(胸髓9~10节)及腹股沟上(胸髓11~12节)的方向,由外向内轻划腹壁皮肤。正常反应是局部腹肌收缩。腹壁上、中、下部反射消失分别见于上述不同平面的胸髓病损。双侧腹壁上、中、下部反射均消失见于昏迷和急性腹膜炎患者,一侧上、中、下部腹壁反射消失见于同侧锥体束病损。肥胖、老年及经产妇由于下腹壁过于松弛也会出现腹壁反射减弱或消失,应予以注意。

2. 提睾反射(cremasteric reflex)

与检查腹壁反射相同,竹签由下而上轻划股内侧上方皮肤,可引起同侧提睾肌收缩,睾丸上提。双侧提睾反射消失为腰髓 1 ~ 2 节病损,一侧反射减弱或消失见于锥体束损害。局部病变如腹股沟癌、阴囊水肿等也可影响提睾反射。

3. 跖反射(plantar reflex)

患者仰卧、下肢伸直,检查者手持患者踝部,用钝头竹签划足底外侧,由足跟向前至小趾于跖趾关节处转向拇趾侧,正常反应为足趾屈曲(即 Babinski 征阴性)。反射消失为骶髓 1 ~ 2 节病损。

4. 肛门反射(anal reflex)

用钝头竹签轻划肛门周围皮肤,可引起肛门外括约肌收缩。反射障碍为骶髓 4 ~ 5 节、马尾神经病损。

二、深反射

1. 肱二头肌腱反射(biceps reflex)

患者前臂屈肘,检查者以左拇指置于患者肘部肱二头肌位上,然后右手持叩诊锤叩击左拇指,可使肱二头肌收缩,前臂快速屈曲。反射中枢为颈髓 5 ~ 6 节。

2. 肱三头肌腱反射(triceps reflex)

患者外展上臂,半屈肘关节,检查者用左手托住其上臂,用右手持叩诊锤直接叩击鹰嘴上方的肱三头肌腱,肱三头肌收缩,引起前臂伸展。反射中枢为颈髓 6 ~ 7 节。

3. 桡骨骨膜反射(radioperiosteal reflex)

患者前臂置于半屈半旋前位,检查者以左手托住其腕部,并使腕关节自然下垂,随即以叩诊锤叩桡骨茎突,可引起肱桡肌收缩,发生屈肘和前臂旋前动作。反射中枢在颈髓 5 ~ 6 节。

4. 膝腱反射(knee reflex)

坐位检查时,患者小腿完全松弛下垂,卧位检查则患者仰卧,检查者以左手托起其膝关节使之屈曲约 120°,用右手持叩诊锤叩击髌骨下方髌腱,可引起小腿伸展。反射中枢在腰髓 2 ~ 4 节。

5. 跟腱反射(achilles tendon reflex)

又称踝反射。患者仰卧,膝关节稍屈曲,下肢取外旋外展位。检查者左手将患者足部背屈成直角,以叩诊锤叩击跟腱,反应为腓肠肌收缩,足向跖面屈曲。反射中枢为骶髓 1 ~ 2 节。

6. Hoffmann 征反射中枢

为颈髓 7~胸髓 1 节。以往该征被列入病理反射,实际上为牵张反射,是深反射亢进的表现,也见于腱反射活跃的正常人。检查者左手持患者腕部,然后右手中指与示指夹住患者中指并稍向上提,使腕部处于轻度过伸位,以拇指迅速弹刮患者的中指指甲,引起其余四指轻度掌屈反应则为阳性。

7. 阵挛(clonus)

在锥体束以上病变,深反射亢进时,用力使相关肌肉处于持续性紧张状态,该组肌肉发生节律性收缩,称为阵挛。常见的有以下 2 种。

(1)踝阵挛(ankle clonus):患者仰卧,髋与膝关节稍屈,医生一手持患者小腿,一手持患者足掌前,突然用力使踝关节背屈并维持之;阳性表现为腓肠肌与比目鱼肌发生连续性节律性收缩而致足部呈现交替性屈伸动作。系腱反射极度亢进。

(2)髌阵挛(patellar clonus):患者下肢伸直,医生以拇指与示指控制住其髌骨上缘,用力向远端快速连续推动数次后维持推力;阳性反应为股四头肌发生节律性收缩使髌骨上下移动,意义同上。

三、病理反射

病理反射指锥体束病损时,大脑失去了脑干和脊髓的抑制作用而出现的异常反射。1 岁半以内的婴幼儿由于神经系统发育未完善,也可出现这种反射,不属于病理性。

(1)Babinski 征取位与检查跖反射一样,用竹签沿患者足底外侧缘,由后向前至小趾跟部并转向内侧,阳性反应为踇趾背伸,余趾呈扇形展开。

(2)Oppenheim 征医生用拇指及食指沿患者胫骨前缘用力由上向下滑压,阳性表现同Babinski 征。

(3)Gordon 征检查时用手以一定力量捏压腓肠肌,阳性表现同 Babinski 征。

以上 3 种体征临床意义相同,其中 Babinski 征是最典型的病理反射。

（张卫东）

第二章 创伤骨科急症处理

第一节 骨与关节损伤的急症处理原则

骨与关节损伤的急症处理应从现场急救开始。现场急救情况紧急,刻不容缓,必须对明显威胁生命的严重创伤立即采取针对而有效的生命支持疗法,为进一步救治争取时间。现场急救的重点为:①维持呼吸道的通畅。②心跳、呼吸骤停的复苏。③活动性大出血的止血。④伤肢外固定。骨与关节损伤急救的目的,是在于用简单而又有效的方法抢救患者生命,保护患肢避免进一步受到损伤,使能安全而迅速地被运送至附近医院,以便获得妥善的治疗。

一、抢救生命

根据患者受伤过程,通过简单观察和重点检查,即可迅速了解病情。一切动作要谨慎、轻柔、稳妥。

首先抢救生命,如果患者处于休克状态,则应以抗休克为首要任务,注意保温,有条件时应即时给予输血、输液。对合并有颅脑等复合伤而处于昏迷的患者,应注意保证呼吸道畅通。

二、伤口包扎

有伤口的患者,应及时而妥善地包扎,能达到压迫止血、减少感染、保护伤口的目的。包扎动作要轻巧、迅速、准确,要严密牢固、松紧适宜包住伤口。大血管出血,可采用止血带,应记录开始用止血带的时间。若骨折端已戳出伤口但未压迫血管、神经时,不应立即复位,以免将污物带进伤口深处,可待清创时将骨折端清理后,再行复位。若在包扎伤口时骨折端已自行滑回伤口内,则到医院后务必向接诊医师说明,使其注意。

三、现场固定

在骨折急救处理时,将患者骨折、脱位的肢体妥善地固定起来,这是最重要的一项。目的是防止骨折断端或脱位的关节面活动而造成新的损伤,减轻疼痛,预防休克,这对骨折与关节损伤的治疗有重要作用。凡有可疑骨折者,均应按骨折处理。不必脱去闭合性骨折患者的衣服、鞋袜等,以免过多搬动患肢,增加疼痛,若患肢肿胀较剧,可剪下衣袖或裤管。闭合性骨折有穿破皮肤,损伤血管、神经的危险时,应尽量消除显著的移位,然后用夹板固定。但不可在现场试行复位,因此时不具备复位所需的条件。固定的材料应就地取材,可选用绷带、棉垫、木夹板、树枝、竹竿、木棍、木板等。固定时应防止皮肤受压损伤,四肢固定要露出指、趾尖,便于观察血运循环。固定完成后,如出现指、趾苍白、青紫、肢体发凉、疼痛或麻木、肢体远端动脉搏动消失时,表明血循环不良应立即检查原因,如为缚扎过紧,需放松缚带或重新固定。

四、迅速运送

经妥善固定后,应即迅速送往医院。

第二节　深静脉血栓形成的处理

深静脉血栓形成(DVT),又称血栓性深静脉炎,系指血液在深静脉系统不正常地凝结,是临床上常见的血管外科疾病。好发于下肢,多发生于创伤、骨折、躯干或下肢各种手术后、慢性病长期卧床以及因多种原因造成肢体活动受限的人群。患病后易造成肢体病残,严重者可危及患者生命。血液黏度高、血流缓慢及血管壁的损伤是造成本病的三大主要原因。主要表现为:患肢肿胀,疼痛。血栓脱落可致肺栓塞,危及生命。

一、疾病病因

常见致病因素有:①静脉血流停滞;②血液高凝状态;③血管内膜损伤。这些因素可因各种创伤而增强。

二、临床表现及诊断

(一)临床表现

①患肢疼痛与肿胀:疼痛较轻,水肿轻重不等,压之凹陷,需连续观察并与对侧对比,严重者皮肤发凉并呈青紫色。②常在血栓所在部位有压痛。③小腿深部血栓形成,常常 Homans 征阳性(患足急剧背伸引起小腿肌肉深部疼痛者为阳性)。④浅静脉曲张、浅静脉压力升高。⑤体温升高,可有轻度心动过速和倦怠不适。

(二)特殊检查

①彩色超声检查:快速简便,正确率 31% ~ 94%。②MRI 检查:易于显示血栓堵塞节段和截面状况,有助于手术方案确定。③静脉血管造影:本方法目前是诊断静脉血栓形成最可靠的方法,可以明确血栓所在部位、范围、性质,同时可以局部溶栓治疗。

三、治疗

(1)一般卧床休息,抬高患肢 20 ~ 30cm,禁止久站久坐,镇静止痛,弹力绷带包扎。

（2）抗凝疗法：仅能预防血栓栓塞及其蔓延，但不能使血栓溶解。肝素剂量应偏大，每日静脉点滴 12500 ~ 50000U，凝血时间要求延长至正常值的 2 ~ 3 倍，一般持续 4 ~ 6 周，小腿近侧的较大深静脉血栓则需要更长时间。

抗凝疗法禁忌症：①有出血性疾病；②有严重心、肝、肾、疾患；③新近颅脑损伤及手术；④活动性肺结核、溃疡、恶性高血压、脑出血；⑤妊娠、产后、视网膜病变及各种严重出血。

（3）溶栓疗法：可促使已形成的血栓或栓塞溶解，使血管再通。尿激酶每日 3 万 ~ 6 万 U 溶于 5% 葡萄糖 250ml 中静脉点滴，维持量每日 1 万 ~ 3 万 U，持续 4 ~ 14 天。

（4）手术疗法：介入放置滤网预防肺栓塞，或对已形成血栓可手术摘除血栓。

四、疗效评价

（1）治愈：栓塞静脉再通，症状体征消失。

（2）好转：栓塞静脉不能再通，但侧支静脉代偿较好，肿胀肢体缩小，症状减轻。

（3）未愈：症状体征无减轻，严重者肢体坏死。

第三节　动脉栓塞的急诊救治

动脉栓塞（arterial embolism）是一种起病突然的急性疾病，由于患者原有严重疾病，如风湿性心脏病、动脉硬化、动脉瘤等，加之栓塞后造成血管本身及其供血组织的改变，病程经过凶险，死亡率及截肢率均较高。

一、发病原因

动脉栓塞的栓子有很多，比如血栓、脂肪、空气、羊水、肿瘤细胞等，但最常见的还是血栓。

1.心脏疾病

动脉栓塞大部分来自心脏，下肢动脉栓塞中心源性占 90%。风心病二尖瓣狭窄伴房颤时，其左心房半数有血栓形成，脱落后即随血流造成动脉栓塞。

2.动脉病变

动脉粥样硬化斑块、炎症性动脉壁内膜上的血栓、较大动脉瘤瘤壁内层或血块脱落。

3.静脉病变

深静脉血栓常致肺栓塞，偶可经卵圆孔到达体循环，继而形成反常栓塞。肺静脉病变也可导致本病。

4.心血管手术

以二尖瓣狭窄手术最常见，主要为左心房或左心耳内血栓脱落，也可为纤维结节脱落。主动脉瘤切除血管移植术后可引起血栓形成。

5.其他

炎性栓子、脂肪、空气、羊水、寄生虫、肿瘤细胞、异物等均可导致本病。

二、临床表现及诊断

(一)病史

可发现原发性疾病,尤其心血管系统疾病,即可确定栓子的来源及其性质。

(二)临床表现

①常常最早出现的症状是疼痛,比较重,呈急性持续性锐痛,开始于栓子平面,后加重并延及远处,活动时加剧,个别可不同。局部可有压痛。主动脉栓塞是疼痛常及两下肢、腰部或下腹部。②皮肤苍白,可有散在性出血点,皮温骤降,以栓塞远侧为著。③栓塞远端脉搏减弱或消失,可以此估计栓塞平面。④肢体远端可有感觉减退或消失,近侧可有感觉过敏区。⑤运动功能减弱或丧失,可发生指(趾)活动困难或手(足)下垂。⑥浅静脉可萎缩,肢体周径变小,若持续缺血或伴有深静脉血栓时,则出现肢体肿胀。⑦严重者偶可出现血压下降、休克、左心衰、少尿无尿、肢体坏疽及继发感染。⑧肺动脉栓塞起病急,主要表现呼吸困难、胸痛与咯血。⑨脑动脉栓塞起病急,主要表现昏迷、抽搐、半身不遂等。⑩肠系膜动脉栓塞起病急,主要表现为血压下降或休克,中腹剧痛,伴恶心、呕吐、腹泻,晚期有呕血、黑便、腹胀等。

(三)特殊检查

①彩色超声检查。②MRI 检查:易于显示血栓堵塞节段和截面状况,有助于手术方案确定。③CT 及 X 线片检查。④血气分析。⑤介入动脉血管造影:本方法目前是诊断动脉血栓形成最可靠的方法,可以明确血栓所在部位、范围、性质,同时可以使远侧血管未全程栓塞之前得到疏通,使血管再通,血液顺畅,从而挽救肢体免于坏死截肢。

三、治疗

主要应纠正休克,改善心功能,保留肢体,减轻后遗症。

(一)保守治疗

目的是防止栓塞蔓延、解除血管痉挛和辅助侧支循环建立,如有休克,应纠正。

1.抗凝疗法

首选药物为肝素,疗效快,宜早用。一般每千克体重 0.5～1mg,肌内或皮下注射,6～12小时一次。静脉应用时,首次每千克体重按 0.5mg 一次推注,以后每千克体重 1mg,加入 5%葡萄糖 500ml 中维持 6 小时。用药期间要检测凝血时间,要求延长至正常值的 2～3 倍,一般持续 4～6 周。低分子右旋糖酐静脉滴注,每天 500～1000ml。

应用抗凝药物禁忌症:严重肝肾功能不全、出血性疾病、妊娠及产后、严重高血压伴颅内出血史、溃疡病。

抗凝药物过量出现出血倾向时,可用硫酸鱼精蛋白对抗肝素(1mg 对抗 1mg),加入 5%葡萄糖 50ml 中静脉注射。

2.血管扩张药及其他处理

①盐酸罂粟碱口服或肌注,每次 30mg,一日三次。②交感神经节阻滞,上肢行星状神经节或臂丛神经阻滞,下肢行腰交感神经节阻滞。③针刺合谷、内关(上肢),或足三里、三阴交(下肢)。应用中药活血化瘀,舒经通络之剂。④卧床休息,肢体略低于心脏水平。室温保持 25℃ ~ 27℃为宜,忌冷敷或降温。

(二)手术治疗

应争取在栓塞发生后 6 ~ 12h 内手术摘除血栓,以防发生肢体坏死。大、中型动脉栓塞,除病情特重、肢体明显坏疽、发病超过 48h 或脑、肠系膜血管栓塞外,均应立即摘除血栓,以防栓塞向远近端延伸,常用手术方法有:①动脉切开摘除血栓术。②血栓血管内膜切除术。③血管桥接移植术。④介入血管支架植入血管扩张术。⑤肢体坏死截肢术。

(三)肺、脑、肠系膜动脉栓塞除上述保守治疗方法之外,还应进行如下处理

1.肺栓塞

勿用力、深呼吸及剧烈咳嗽。可行肺栓塞摘除术,但主要以预防为主。可行介入血管再通、预防深静脉血栓形成,下腔静脉滤网植入阻断术等。

2.脑动脉栓塞

头戴冰帽冷敷,高渗糖注射以减轻脑水肿。

3.肠系膜动脉栓塞

可行栓子摘除术、血栓内膜切除术及搭桥转流术。肠坏死者行肠切除术。

第四节　脂肪栓塞综合征的急救

脂肪栓塞综合征(fat embolism syndrom,FES)是外伤、骨折等严重伤的并发症。自 1882 年 Zenker 首次从严重外伤死亡病例肺血管床发现脂肪小滴和 1887 年 Bergmann 首次临床诊断脂肪栓塞以来,虽然已经一个世纪,并有不少人从不同角度进行过研究,但因其临床表现差异很大,有的病例来势凶猛,发病急骤,甚至在典型症状出现之前即很快死亡,有的可以没有明显的临床症状,只是在死后尸检发现。因此直至近 20 年对其病理生理才有进一步的认识。

本病发生率约 1%,男多于女,约为 3 : 1,儿童并非少见,死亡率 10% ~ 20%,昏迷者预后不良。肺栓塞是本病死亡的主要原因。

一、病因病机

(一)发病原因

脂肪栓塞综合征是由于脂肪栓子进入血流阻塞小血管,尤其是阻塞肺内毛细血管,使其发生一系列的病理改变和临床表现。由于脂肪栓子归属不同,其临床表现各异。脂肪栓子的来源、形成及去向：

1.机械学说(血管外源说)

由 Gauss 于 1924 年提出,他认为脂肪从骨髓经骨折处撕破静脉进入血流,然后机械地阻塞肺内小血管和毛细血管床。但造成栓塞必须具备三个条件：

(1)脂肪细胞膜破裂,产生游离脂质。

(2)损伤而开放的静脉。

(3)损伤局部或骨折处血肿形成,局部压力升高,促使脂肪进入破裂的静脉。

2.化学学说(血管内源说)

由于在临床上有无骨损伤却出现脂肪栓塞综合征者, 这类情况是不能用上述理论来解释的,所以 1927 年 Lelman 和 Moore 提出了化学学说。他们认为,这是由于某些因素阻碍血脂的自然乳化,使乳糜颗粒相互凝集形成较大的脂滴,从而阻塞小血管;或创伤应激状态时,交感神经系统兴奋,在神经 – 内分泌效应作用下,儿茶酚胺分泌增加,活化腺嘌呤环化酶,使 3,5– 环磷酸腺苷增加,进而使脂肪组织中脂酶活化造成机体脂肪动员。

3.脂肪栓子的去向

(1)当脂栓直径较小,并因其在血管内的可塑性,则可直接通过肺血管床进入体循环,沉积在组织器官内形成周身性脂栓,或通过肾小球随尿排出。

(2)脂肪栓子可被肺泡上皮细胞吞噬,并脱落在肺泡内随痰排出。

(3)Sevitt 认为,脂栓可经右心房通过未闭的卵圆孔,或经肺 – 支气管前毛细血管的交通支进入体循环。

(4)Peltiers 认为,直径较大的脂肪栓,必然停留在肺血管床内,在局部脂酶作用下发生水解,产生甘油和游离脂肪酸。

(二)发病机制

脂肪首先在肺部血管形成机械性阻塞,然后由于血管内皮细胞中的脂酶释放,或因伤员由于外伤应激而释放的儿茶酚胺,激活腺嘌呤环化酶从而催化血清中不活动的脂酶变成活动性脂酶,通过脂酶的作用,使中性脂肪水解成游离脂肪酸,被阻塞的肺部血管受游离脂肪酸的刺激,而发生中毒性或称化学性血管炎;使血管内皮细胞起疱变形,并与基膜分离,破坏了血管内皮细胞的完整性;使其渗透性增高,从而发生肺部弥漫性间质性肺炎、急性肺水肿。此时在临床上可出现胸闷、咳嗽、咳痰等现象,若肺部病变继续加重,则肺 X 线片上可表现出"暴风雪"样阴影,临床上也出现更加明显的呼吸功能障碍。由于肺泡换气功能受阻,故使动脉血氧张力下降。进而出现威胁伤员生命的动脉血低氧血症,从而导致中枢神经系统受损,出现神经系统症状。

故 Murray 对脂肪栓塞综合征的分类,提出应按神经系统症状的有无来决定。而有中枢神经症状者为重型,无神经症状者为轻型。

二、临床表现及诊断

(一)临床表现

脂肪栓塞综合征临床表现差异很大,Sevitt 将其分为三种类型,即暴发型、完全型(典型症状群)和不完全型(部分症状群、亚临床型)。不完全型按病变部位又可分纯肺型、纯脑型、兼有肺型和脑型两种症状者,其中以纯脑型最少见。

一般病例可有 4h 至 15 天的潜伏期(平均约为 46h)。临床出现症状时间可自伤后数小时开始至 1 周左右,80% 的病例于伤后 48h 以内发病。

1.暴发型

伤后短期清醒,又很快发生昏迷,谵妄,有时出现痉挛,手足搐动等脑症状,可于 1~3 天内死亡,由于出血点及肺部 X 线病变等典型症状不完全,临床诊断困难,很多病例尸检时才能确诊。

2.完全型(典型症状群)

伤后经过 12~24h 清醒期后,开始发热,体温突然升高,出现脉快、呼吸系统症状(呼吸快、啰音、咳脂痰)和脑症状(意识障碍、嗜睡、朦胧或昏迷),以及周身乏力,症状迅速加重,可出现抽搐或瘫痪。呼吸中枢受累时,可有呼吸不规则、潮式呼吸,严重者可呼吸骤停,皮肤有出血斑。

3.不完全型(部分症状群)

缺乏典型症状或无症状,不注意时易被忽略。这类病人如处理不当,可突然变成暴发型或成为典型症状群,尤其在搬动病人或伤肢活动时可以诱发。

多数脂肪栓塞属于不完全型(部分症状群),仅有部分症状,病情轻微,又可分为以下四型:

(1)无呼吸症状者:脑症状较轻微,病人仅有发热(体温一般超过 38℃)、心动过速(一般在 120 次/min 以上)及皮肤出血点,可有动脉氧分压下降。

(2)无脑及神经系统症状者:主要为呼吸困难、低氧血症、发热(体温一般超过 38℃)、心动过速及皮肤出血点等。

(3)无明显脑及呼吸症状者:主要表现为皮肤出血点、发热(体温一般超过 38℃)、心动过速,其中出血点可能是引起注意的要点。

(4)无皮肤出血点者:最不易确诊。

(二)特殊检查

1.实验室检查

创伤后 3~5 天每天定时检查以下几项:

(1)血气分析:动脉血氧分压连续测定呈下降趋势,如降至 60mmHg 以下,应考虑本病。

(2)血常规检查:血红蛋白下降,血小板减少,血细胞比容减少。

（3）血沉增快，一般超过 70mm/h。

（4）约 50%患者血清脂肪酶和游离脂肪酸升高。

（5）血、尿或痰中检出脂肪滴。

2. 胸部 X 线

呈典型的"暴风雪"样阴影。CT 见肺部分萎缩、部分扩张并存。

三、治疗

到目前为止，尚没有一种能溶解脂肪栓子解除脂栓的药物。对有脂肪栓塞综合征病人所采取的种种措施，均为对症处理和支持疗法，旨在防止脂肪栓塞的进一步加重，纠正脂肪栓塞综合征的缺氧和酸中毒，防止和减轻重要器官的功能损害，促进受累器官的功能恢复。脂肪栓塞综合征如能早期诊断，处理得当，可以降低病死率和病残率。

1. 纠正休克，补充有效循环血容量

休克可诱发和加重脂肪栓塞综合征的发生和发展，必须尽早纠正。在休克没有完全纠正之前，应妥善固定骨折的伤肢，切忌进行骨折的整复。否则不但会加重休克，而且将诱发或加重脂肪栓塞综合征的发生。在输液和输血的质和量上，必须时刻注意避免引起肺水肿的发生，应在血流动力学稳定后，早期达到出入时的平衡。

2. 呼吸支持

轻症者有自然痊愈倾向，而肺部病变明显的病人，经适当呼吸支持，绝大多数可自愈。因此，呼吸支持是基本的治疗措施。一般轻症者，可以鼻管或面罩给氧，使动脉血氧分压维持在 70～80mmHg（9.3～10.6kPa）以上即可。创伤后 3～5 天内应定时血气分析和胸部 X 线检查。对重症病人，应迅速建立通畅的气道，短期呼吸支持者可先行气管内插管，长期者应作气管切开。一般供氧措施若不能纠正低氧血症状态，应作呼吸机辅助呼吸。

3. 减轻脑损害

由于脑细胞对缺氧最敏感，因此脑功能的保护十分重要。对有因脑缺氧而昏迷的病人，应作头部降温，最好用冰袋或冰帽，高热病人尤应如此。头部降温可以大大降低脑组织的新陈代谢，从而相应减轻脑缺氧状态和脑细胞损害。脱水有利于减轻脑水肿，改善颅内高压状态和脑部的血液循环。有条件的病人可用高压氧治疗。

4. 抗脂肪栓塞的药物治疗

①右旋糖酐 40（低分子右旋糖酐）：有助于疏通微循环，还可预防和减轻严重脂肪栓塞综合征所并发的弥散性血管内凝血。但对伴有心衰和肺水肿的病人，应慎用。②肾上腺皮质激素：效果较好。有减轻或消除游离脂肪酸对呼吸膜的毒性作用，从而降低毛细血管通透性，减少肺间质水肿，稳定肺泡表面活性物质的作用，并减轻脑水肿。用量宜大，如氢化可的松1.0～1.5g/d，用 2～3 天，停用后副作用很小。③抑肽酶：其主要作用可降低骨折创伤后一过性高脂血症，防止脂栓对毛细血管的毒性作用；抑制骨折血肿激肽释放和组织蛋白分解，减

慢脂滴进入血流速度;可以对抗血管内高凝和纤溶活动。抑肽酶治疗剂量为 100 万 u/d,可获良好作用,副作用不大。④白蛋白:由于其和游离脂肪酸结合,使后者毒性作用大大降低,故对肺脂肪栓塞有治疗作用。脂肪栓塞综合征在骨折后并不罕见,该综合征是以肺部病变为基础,肺功能不全为中心,并有神经系统改变的一组综合征。进行性肺部病变发生呼吸衰竭,是主要的死亡原因。轻者可无死亡,或病死率低,为 0% ~ 5.5%。最高病死率多见于股骨干骨折合并多发骨折, 或合并休克者, 分别为 50%和 60%。也可因骨折部位而异, 如胫骨骨折为 3.4%,股骨干骨折为 9%,两者同时有骨折则为 20%。各类骨折后,临床脂肪栓塞综合征平均病死率为 16.3%。在治疗过程中,应从预防着手,采取治疗措施的各个环节,包括护理均应认真对待,否则常易发生不应有的治疗失误而危及病人生命。

四、预防

对骨折进行确实的外固定,操作注意采用轻柔的手法,这对预防脂肪栓塞的发生十分重要。骨折部位如果固定不良,搬动病人容易诱发本病,须加注意。有人认为骨折后立即进行内固定,其脂肪栓塞发生率较保守疗法低,可能与骨折局部异常活动减少有关。另外患肢抬高也有预防作用。手法粗暴,打髓内钉用力过猛,均可使血内栓子增加,当脂肪栓塞症状发作时,随意搬动病人,可以加重症状。

预防感染及防治休克对预防脂肪栓塞的发生均很重要。创伤后发生休克者,特别是休克时间长,程度重者,发生脂肪栓塞时症状严重。对这种病例应注意纠正低血容量,输血应以新鲜血为主。

此外,维持血液正常 pH 值,纠正酸中毒,给氧,并可使用蛋白酶抑制剂。抑肽酶(trasylol)是蛋白分解酶的阻滞药,可抑制激肽系统的活性,并可影响脂肪代谢,稳定血压,对脂栓有预防作用,重病者每天可用 40 万 KIU(抑肽酶单位)静滴 6 ~ 10h。

五、预后

症状较轻的脂肪栓塞综合征(亚临床型)早期处理,预后较好,暴发型预后不良。清醒期很短即进入昏迷的患者表示病情十分危险。病死率很难统计,发生症状的脂肪栓塞病死率约为 10% ~ 20%。死亡原因多为脂栓分解,释放游离脂酸,导致出血性肺炎。因此肺脂栓被认为是脂肪栓塞死亡的主要原因。

脂肪栓塞治疗后,有的病例可有癫痫性精神症状、性情变化、去皮质强直、尿崩症、视力障碍、心肌损害、肾功能障碍等后遗症,但发生率不高。有的病例在外伤局部可形成骨化性肌炎。

第五节 弥散性血管内凝血的急救

弥散性血管内凝血(DIC)是一个综合征,不是一个独立的疾病,是在各种致病因素的作用下,在毛细血管、小动脉、小静脉内广泛纤维蛋白沉积和血小板聚集,形成广泛的微血栓。导致循环功能和其他内脏功能障碍,消耗性凝血病,继发性纤维蛋白溶解,产生休克、出血、栓塞、溶血等临床表现。过去曾称为低纤维蛋白原血症,消耗性凝血病,最近有人认为以消耗性血栓出血性疾病为妥,但最常用的仍为弥散性血管内凝血。

一、病因病机

(一)发病原因

造成 DIC 的病因很多。根据资料分析,在我国以感染最常见,恶性肿瘤(包括急性白血病)次之,两者占病因的 2/3。国外报告则以恶性肿瘤,尤其是有转移病变的占首位。广泛组织严重创伤、体外循环及产科意外也是 DIC 发病的常见病因。DIC 的病因有涉及血液本身的及血液以外的因素,可以归纳如下:

1.血管内皮损伤和组织创伤

①感染。各种严重的细菌感染(如金黄色葡萄球菌、革兰氏阴性杆菌、中毒性菌痢、伤寒等)均可导致 DIC。细菌本身及其毒素均可损伤组织及血管内皮细胞,激活因子Ⅻ激肽释放酶及缓激肽,由此进一步激活凝血系统,后者还有强烈的舒血管作用,能使血管扩张,血压下降引起休克。激肽系统对凝血过程有强化作用。补体与凝血、纤溶及血浆激肽系统也有密切关系,也是血栓形成的因素之一。最近发现,白细胞在激活凝血的机理中也占重要地位,它受内毒素影响,可释放组织因子,与因子Ⅶ合在一起能激活因子 X 促进凝血。病毒感染(如流行性出血热、重症乙型脑炎等)、恶性疟疾、钩端螺旋体病、立克次体病及立克次体感染也均可引起 DIC。其发病的机理与细菌感染大致相似。感染是最常见的致病因素。②抗原－抗体复合物的形成。各种免疫反应及免疫性疾病能损伤血管内皮细胞,激活补体,也能引起血小板聚集及释放反应,激活凝血机制,如系统性红斑狼疮,移植物排斥反应或其他免疫性疾病。③其他。如体温升高、酸中毒、休克或持续性低血压、缺氧等均可损伤血管壁内皮细胞。

2.大量促凝物质进入血液循环

常见于产科意外,如羊水栓塞、胎盘早期剥离、死胎滞留等病例。由于羊水、胎盘等释放的组织因子大量进入血循环,诱发 DIC。严重创伤也是常见的 DIC 病因,如严重烧伤、广泛性外科手术、挤压综合征、毒蛇咬伤等均可由受损的组织中释放出大量组织因子进入血液,促发凝血。此外,在癌肿广泛转移及组织坏死(尤其是胰、胃、前列腺及支气管癌),肿瘤细胞含有的组织凝血活性物质,激活外源性凝血系统,产生大量凝血酶而促发凝血。肿瘤细胞中的蛋白酶类物质也可以激活凝血因子,起促凝作用。化疗及放疗杀灭肿瘤细胞释出其中促凝物质,DIC 更容易发生。

3.磷脂类物质

大量红细胞、血小板及白细胞的破坏或损伤红细胞及血小板破坏后释放类似组织因子的磷脂类物质,红细胞破坏后还释出红细胞素,有类似组织凝血活酶活性,血小板破坏后也可释放出一系列促凝活性物质。最近发现中性粒细胞的损伤也是 DIC 发病机理中重要一环,还可能是形成微血栓的必要条件。中性粒细胞参与 DIC 的发生可能与因子Ⅻa 激活补体的作用有关。补体被激活后可损伤粒细胞,从中释出蛋白酶类凝血活性物质,促进血液凝固。

4.其他因素

(1)单核巨噬细胞功能受损可促进 DIC 的发生。在正常情况下,单核 – 巨噬细胞系统包括肝脏的枯否氏细胞能吞噬或清除进入血液中的促凝物质,如凝血酶、纤维蛋白颗粒及内毒素等。急性肝坏死或肝硬化等病有肝功能损害,其吞噬及清除功能减弱,易发生 DIC。长期使用大量肾上腺皮质激素容易诱发 DIC 这与单核 – 巨噬细胞系统受阻有关。

(2)原健康状态患者原来的健康状态也有重要影响,如妊娠妇女常有高凝倾向,营养不良尤其是糖代谢紊乱,容易发生 DIC。

(3)纤维蛋白溶解系统受抑制如长期大量使用抗纤溶药物,如 6- 氨基己酸、止血环酸、对羧基苄胺,可诱发 DIC。

还有血流瘀滞、体内酸碱不平衡、电解质紊乱和内分泌失调等,均与 DIC 的发生有关。

(二)发病机理

当人体受到某些致病因子的作用时,体内凝血系统被激活,血液的凝血活性增高,在微循环内发生血小板聚集及纤维蛋白沉积,形成播散性微血栓。本征也称为:①去纤维蛋白综合征;②消耗性凝血病;③血管内凝血 – 纤维蛋白溶解综合征。目前统称"播散性血管内凝血。"

正常人体内有完整的凝血、抗凝及纤维蛋白溶解系统。凝血及抗凝,既对立又统一,保持着动态平衡。在正常人的血液中,如果有少量活性凝血中间产物形成,就迅速被单核 –– 巨噬细胞系统消除,或被血液中的抗凝物质中和。纤溶系统能不断溶解在小血管破损处所形成的少量纤维蛋白。DIC 的发生是由于在各种致病因素的作用下,血循环内出现了促动和激活凝血的过程,产生过量的凝血酶。血液的凝固性过高,破坏了体内凝血与抗凝的平衡。其病理变化包括:①全身微血管内有广泛的纤维蛋白沉着,形成微血栓,造成微循环障碍、红细胞机械性损伤及溶血;②当微循环内发生凝血时,大量血小板和凝血因子被消耗,从而使高凝状态转变为低凝状态;③体内的继发性纤维蛋白溶解产生大量纤溶酶,使纤维蛋白原裂解为 X 和A、B、C 裂片,再进一步裂解为 Y、D、E 裂片。这些纤维蛋白(原)降解产物的抗凝作用可加重出血。除大量出血外,微循环内的血栓可引起微循环阻塞,导致肺、肾、肝、脑、心等器官的功能衰竭。

二、临床表现及诊断

(一)DIC 的临床表现

主要为出血,多脏器功能障碍,休克和贫血。其中最常见者为出血。急性 DIC 时以前三种症状为多见:

1.出血

DIC 患者约有 70%～80%以程度不同的出血为初发症状,如紫癜、血泡、皮下血肿、采血部位出血、手术创面出血、外伤性出血和内脏出血等。

2.多系统器官功能衰竭

由于 DIC 发生的原因和受累脏器及各脏器中形成微血栓的严重程度不同,故不同器官系统发生代谢与功能障碍或缺血性坏死的程度也可不同,受累严重者可导致脏器功能不全甚至衰竭。临床上常同时或相继出现两种或两种以上脏器功能障碍的不同症状,如呼吸困难、少尿、无尿、恶心、呕吐、腹部或背部疼痛、发热、黄疸、低血压、意识障碍(严重者发生昏迷)及各种精神神经症状。DIC 时引起多器官功能衰竭(MSOF)的机制,与微血栓形成和微循环灌流障碍、缺血再灌注损伤、白细胞激活和炎症介质的损伤作用,以及器官功能障碍作为后果对其他脏器产生的影响等有关。MSOF 常是 DIC 引起死亡的重要原因。

3.休克

常为不可逆性,严重者发生血流瘀滞、组织缺氧和酸中毒,导致 DIC 的发生,反过来又加重休克,形成一恶性循环。

4.微血管病性溶血性贫血

常为继发性,可出现发热、黄疸、腰背痛、血红蛋白尿、乏力、面色苍白等表现。

(二)辅助检查

DIC 的检查项目繁多,但缺乏特异性、敏感性高而又简便、快速的方法。有些试验比较精确,但花费时间太多,难以适合急症诊断的要求。由于 DIC 病情发展快,变化大,化验结果必须及时正确,必要时还要反复检查,作动态观察,因为在 DIC 的不同阶段其检验的结果不尽相同,由于机体代偿功能强弱不同所致。当检验结果与临床表现不一致时,要恰当评价检验结果的意义。有时临床表现可能比阳性的检验结果更为重要。DIC 的实验室检查主要分以下几种:

(1)血小板计数(PC):约 95%的病例都有血小板减少,一般低于 10 万／ml。如在动态观察中发现血小板持续下降,诊断的意义较大。如 DIC 未经彻底治疗,虽经输鲜血或血小板,血小板计数仍不增加。反之,如血小板数在 15 万／ml 以上,表示 DIC 的可能性不大。有些肝病或白血病患者,血小板在 DIC 发生前已有明显降低,因此血小板计数无助于 DIC 的诊断。

(2)凝血酶原时间(CT)。延长当外源系统因子 Ⅱ、Ⅴ、Ⅶ、Ⅹ 大量消耗,血浆中纤维蛋白原降解产物及抗凝物质增多,凝血酶原时间即明显延长,阳性率可达 90%以上。除非在 DIC 发生的极早期,凝血酶原时间测定正常,一般不支持 DIC 的诊断。正常凝血酶原时间为 12.0±0.1 秒,延长 3 秒以上则有意义。

(3)纤维蛋白原含量测定(Fb)减少约在 70% 左右的 DIC 病例,纤维蛋白原低于 200mg/dl。在原有较高纤维蛋白水平或 DIC 的早期阶段,纤维蛋白原降低不显著,定量测定正常,动态观察就可见到纤维蛋白原有持续减少的倾向,一般低于 150mg/dl 时,即有诊断意义。纤维蛋白原滴定度半定量的方法简便,有实用价值。

(4)纤维蛋白(原)降解产物(FDP)增多时,均使凝血酶时间延长,但测定的结果可受到肝素治疗的影响。采用连续凝血酶时间是诊断 FDP 的一项较敏感的指标。

(5)血浆鱼精蛋白副凝固试验(简称 3P 试验)及乙醇胶试验这是反映血浆内可溶性纤维蛋白复合体的一种试验。当血管内凝血时,FDP 与纤维蛋白的单体结合形成可溶性复合物,不能被凝血酶凝固。鱼精蛋白可使复合物分离,重新析出纤维蛋白单体。结果发生纤维蛋白单体及 FDP 的自我聚合,形成肉眼可见的絮状沉淀,称为副凝固试验。乙醇胶试验与 3P 试验的原理相同,国内资料报告,3P 试验阳性率为 72.6%~88.2%,乙醇胶的阳性率低。两种方法均可有假阳性或假阴性结果。相比之下,乙醇胶试验敏感性差,但较可靠;而 3P 特异性差,假阳性多,如 FDP 裂片分子量较小时,3P 试验也可为阴性。最好能把两者相互参考比较,意义就更大。

(6)优球蛋白溶解时间。优球蛋白是血浆在酸性环境中析出的蛋白成分,其中含纤维蛋白原、纤维蛋白溶解原及其活化素,但不含纤维蛋白溶解抑制物,可用以测定纤维蛋白溶酶原激活物是否增加。正常值应超过 2h。如在 2h 内溶解,表示纤维蛋白溶解亢进。纤溶亢进时,纤溶酶原减少,纤溶酶增多,优球蛋白被大量纤溶酶加速溶解。国内资料报告阳性率为 25%~42.9%。

(7)其他新的实验方法包括

①抗凝血酶Ⅲ(ATⅢ)的含量测定:DIC 中,ATⅢ大量消耗,早期即有明显减少,测定结果不受 FDP 的影响,其测定方法有凝血活性及琼脂扩散法免疫活性两种方法。②用 51Cr 标记血小板或用 125I 标记纤维蛋白原测定血小板寿命是否缩短。③血小板 β 球蛋白(β-TG)及血小板第 4 因子(PF4)含量的测定:血小板聚集时 β-TG 及 PF4 可被释放至血循环中。β-TG 及 PF4 增高反映血管内血小板功能亢进,消耗时则见降低。④纤维蛋白分解产物的测定:当血管内有凝血及凝血酶活性增高时,纤维蛋白原的分解增加,纤维蛋白肽 A(FPA)增加。可用放射免疫法测定。在色谱分析中可发现有纤维蛋白单体、双体及多聚体增加。

三、治疗

DIC 的病情严重,病势凶险,发展迅速,必须积极抢救,否则病情即可发展为不可逆性。原发病与 DIC 两者互为因果,治疗中必须同时兼顾,严密观察临床表现及实验室化验结果的变化。

（1）消除病因及原发病的治疗治疗原发病是治疗 DIC 的根本措施,控制原发病的不利因素也有重要意义,例如积极控制感染、清除子宫内死胎,以及抗肿瘤治疗等。其他如补充血容量、防治休克、改善缺氧及纠正水、电解质紊乱等,也有积极作用。输血时更应预防溶血反应。在去除病因后,病情可迅速缓解,消除 DIC 的诱因也有利于防止 DIC 的发生和发展。

（2）肝素治疗:肝素和血液中的抗凝血酶Ⅲ（ATⅢ）形成复合体,加强 ATⅢ 对凝血酶及活性凝血因子Ⅸa、Ⅹa、Ⅺa 及Ⅻa 的灭活,发生抗凝作用。故在肝素治疗时,必须考虑到血中的 ATⅢ 水平。如 ATⅢ 水平过低时,即使给予大量肝素也不易见效。近年来发现肝素也有促进纤溶和阻碍血小板聚集的作用。关于肝素应用的指征包括:①DIC 诊断明确,包括原发病或病因不能控制或去除时,在后者作为 DIC 的对症治疗;②如已证实发生 DIC 而准备去除病因时,为防止术中或术后促凝物质进入血循环而加重 DIC,也可短期适当使用;③当准备应用纤维蛋白溶解抑制剂或补充凝血物质时,如有促凝物质已在血液中发挥作用,也应先用肝素,后给纤溶抑制剂、输血及纤维蛋白原等。对急性 DIC,特别是伴有新鲜创口、创面等病情较复杂的病例,肝素的应用要谨慎,如果使用不当,有加重出血的危险;对慢性或亚急性DIC,没有血管损伤及新鲜创面,使用比较安全。对疑似 DIC 的病人,例如有 DIC 的倾向而 3P试验或其他化验检查阴性,或 3P 试验阳性而无临床出血症状者,可暂不用肝素,待检查结果及临床表现明确支持 DIC 时,即用肝素治疗。目前对肝素应用的指征,看法尚无统一,但大多数人认为,凡诊断明确并有用药指征的,应争取早用。肝素治疗失败的因素包括:①用药指征不当,尤其是诊断不甚明确;②用药时间过晚,病情已成为不可逆性;③体内的 ATⅢ 耗竭,使肝素不能发挥正常的作用;④剂量掌握不当;⑤酸中毒未纠正,使肝素丧失活性。

有下列情况时,应用肝素要特别谨慎,以免加重出血:①在 DIC 后期,病理变化已转为以纤维蛋白溶解为主而出血主要涉及纤溶及大量 FDP 的关系,而不是凝血因子的消耗;②手术创口尚未愈合;③原有严重出血如肺结核咯血、溃疡病出血或脑溢血等;④有明显肝肾功能不良者;⑤原有造血功能障碍和血小板减少者。

肝素的剂量及用法:一般采用中等剂量,每 4~6h 静脉注射 50mg 或连续静脉滴注（每小时滴 10mg 左右）。24h 用量为 200~300mg（每 100mg=12500U）,每次静注前需测凝血时间（试管法）,使控制在 20~30min 之间,适当调整肝素剂量,一直用至 DIC 检查指标恢复正常。也有主张肝素用量不宜太大,日本多用 80~120mg/d,对仍不能控制者,可能由于 AT-Ⅲ 减少,要给输血及血浆以提高 AT-Ⅲ 的水平,才能奏效。关于肝素小剂量治疗方面,有人提出用肝素 5000U/1 次,每日皮下注射 2~3 次。也可静脉给药。用小剂量肝素后,血中浓度在 15~60min 后开始上升,1~5h 达高峰,7h 后逐渐消失,个体间可有差异。小剂量肝素治疗的优点是无出血并发症,不需要实验室的监测。有人提出对预防血栓采用超低剂量也可有效,每公斤小时皮下注射 1 单位。对肝素治疗有效者,一般在凝血缺陷纠正后,临床情况好转,如血压稳定,紫绀消失,方可停药。如果凝血时间延长超出 30min,出血加重,说明为肝素过量,应即停药,并静脉输入硫酸鱼精蛋白中和,其用量相当于最后一次肝素用量或为其 1/2 量,每

8~12h,1次,1~2次后即可纠正。停药后要随访凝血时间连续3~5d,了解有无复发情况。急性DIC经用肝素有效者,凝血酶原时间可在24h内恢复正常,纤维蛋白原等在1~3d内上升,血小板上升较慢,约需7d左右。

(3)抗血小板凝集药物常用者为潘生丁,400~600mg/d,分3次口服,或将100~200mg置于100ml葡萄糖液体中静脉滴注,每4~6h重复1次。阿司匹林1.2~1.5g/d,分3次口服。两者合用则需减少剂量。适用于轻型DIC或高度怀疑DIC而未能肯定诊断者。低分子右旋糖酐降低血液黏滞度,抑制血小板聚集,一般用量为500~1000ml静脉滴注,主要用于早期DIC,诊断尚未完全肯定者,也可与潘生丁合用。

(4)AT-Ⅲ浓缩剂及合成抗凝血酶剂的应用实验证明,AT-Ⅲ下降到一定水平时,即使增加肝素量也不能提高其抗凝作用,有人认为AT-Ⅲ水平低至正常的50%时,就应补充AT-Ⅲ。日本有人在静滴肝素10000U/d,同时静脉滴注AT-Ⅲ1500U/d,相当于血浆1500ml的含量。

(5)补充血小板及凝血因子在未用肝素前输血或给纤维蛋白原时,可为微血栓提供凝血的基质,促进DIC的发展。但如凝血因子过低时,应用肝素可加重出血。应当输血(最好鲜血)或补充纤维蛋白原,后者每克制剂可提高血浆纤维蛋白原25mg/dl,纤维蛋白原浓度超过100mg/dl时才有止血作用。

(6)抗纤溶药物的应用在DIC早期,纤溶本身是一种生理性的保护机制,故一般不主张应用抗纤溶药物。早期使用反使病情恶化可能。但在DIC后期继发性纤溶成为出血的主要矛盾时,则可适当应用抗纤溶药物。这类药物应在足量肝素治疗下应用。只有当已无凝血消耗而主要为继发性纤溶继续进行时,方可单独应用抗纤溶药物。常用的药物包括6氨基己酸(6EA-CA)2~6g/d,静脉滴注,抗纤溶芳酸(对羧基苄胺,简称PAMBA)200~400mg/d,或止血环酸(AMCHA)200~500mg/d,用葡萄糖液稀释后缓慢静脉滴注或注射。有人主张血中有大量纤溶酶时可采用抑肽酶,试用剂量为8万~10万U,静脉注射,好转后减量,每2h用1万U。

(7)中医中药常用的为活血化瘀的中药药物如复方丹参、肝芎嗪、参附注射液及刺参酸性粘多糖等,对治疗DIC中有一定疗效。

(8)其他国内在治疗DIC并发休克的病例中,有人报道用山莨菪碱,东莨菪碱或酚苄明能解除血管痉挛。低分子右旋糖酐对疏通血脉有良好疗效。也有人提出用尿激酶、换血、血浆去除术、血液透析等各种不同疗法,但疗效尚难肯定,有待进一步研究。

第六节　筋膜间室综合征的急诊救治

筋膜间室综合征(compartment syndrome,CS)又称骨筋膜间室综合征,系肢体创伤后发生在四肢特定的筋膜间室内的进行性病变,即由于间隙内容物的增加,组织压力增高,致间室内容物主要是肌肉与神经干发生进行性损坏而产生的综合病症。本病是一种严重创伤后的反应性疾病,几乎都发生在四肢,尤其以前臂、小腿为好发部位,临床上常因早期存在某些的某些假象而误认为肢体缺血情况,以致延误诊治而造成严重的不可逆后果。本病分为急性和慢性两种,后者极为罕见。

一、病因病机

(一)发病原因

凡可使筋膜间室内容物体积增加、压力增高或使筋膜间隔区的容积减小,致其内容物体积相对增加者,均可发生筋膜间隙综合征。常见的原因有:

1.肢体的挤压伤

肢体受重物砸伤、挤压伤或重物较长时间压迫,例如地震时建筑物倒塌压砸于肢体上,醉酒、CO 中毒等昏迷病人肢体压于自己的躯干或肢体之下,受压组织缺血,于压力除去后,血液再灌流,使受伤组织主要是肌肉组织出血、反应性肿胀,使间隔区内容物的体积增加,随之压力增高而发病。

2.肢体血管损伤

肢体主要血管损伤,受其供养的肌肉等组织缺血在 4h 以上,修复血管恢复血流后,肌肉等组织反应性肿胀,使间隙内容物增加,压力增高,而发生本症。例如股动脉或腘动脉损伤,在 4h 以后修复血管,可能发生小腿筋膜间室综合征。肢体创伤出血,在急救时上止血带时间较长,例如 2～3h,肢体尚未坏死,除去止血带之后,肢体反应性肿胀严重者,在下肢可发生小腿筋膜间室综合征。肱骨髁上骨折,骨折处压迫、刺激或损伤肱动脉,导致痉挛或血流淤滞,致前臂肌肉缺血,发生 Volkmann 挛缩,亦是筋膜间室综合征之一种。

3.肢体骨折内出血

肢体骨折,出血流入筋膜间隙内,由于筋膜间隙的完整结构并未受到破坏,积血无法溢出而内容物体积增加,使压力增高而发病,可见于胫骨骨折及前臂骨折等。

4.石膏或夹板固定不当

不少文献报道,外用小夹板或石膏夹板固定,由于固定过紧压力太大,使筋膜间室容积压缩,损伤组织、肿胀,亦使间室内容物增加,如不及时放松夹板或石膏,可发生本征。见于前臂或小腿骨折。

5.髂腰肌出血

因外伤或血友病出血,受肌鞘的限制,出血肿胀,压力增加,呈屈髋畸形,可压迫股神经致股四头肌麻痹。

6.其他

截石位手术时,两小腿置于托架上,小腿三头肌受压超过 5h,也可致本征。

(二)发病机理

本病主要病理变化:筋膜间室内的肌肉出血、肿胀,使间隙内容物的体积增加,由于受骨筋膜管的约束,不能向周围扩张,而使间室内压力增高。压力增高使间室内淋巴与静脉回流的阻力增加,而静脉压增高,进而使毛细血管内压力增高,从而渗出增加,更增加了间隔区内容物的体积,使间室内压进一步升高,形成恶性循环,即内容物增加→内压升高→静脉压升高→毛细血管压升高→渗出增加→内容物增加。一般情况下,间隔区内压增高,均不至大于该间室内动脉干收缩压,因而通过该间隔区供养远端的动脉血流减少,但不至中断,肢体远端脉搏减弱以至摸不清,但末端均有血运而不至坏死。由于间室内压的增高可使区内组织毛细血管压闭,微循环受阻致组织灌流减少,因缺血、缺氧而坏死。毛细血管在缺氧状态下,其通透性增加,又增加了渗出,形成恶性循环。间室外肢体表面皮肤,可有肿胀水泡,因有邻近血供,一般不发生坏死,但可由于血运减少而神经功能(皮肤感觉)减退。若组织缺血不能逆转,终将发生本征。一般横纹肌缺血 2~4h 后出现功能性改变,6~12h 后即可发生不可逆性病理改变;神经组织缺血半小时即出现功能障碍,神经传导速度降低,超过 8h 则功能永久丧失。

本症发病机理有 4 个方面:

(1)血管与组织间体液交换的平衡失调,即渗出增多,回流减少。

(2)组织压增高对循环血流的损害作用,即筋膜间室内循环血流量减少甚至消失。

(3)微循环障碍。

(4)动脉和循环侧支痉挛。

二、临床表现及诊断

(一)临床表现

筋膜间室综合征的发病一般均比较迅速,严重者大约 24h 即可形成典型的症状和体征。

1.症状

疼痛及活动障碍是主要症状。肢体损伤后一般均诉疼痛,但在筋膜间室综合征的早期,其疼痛是进行性的,该肢体不因肢体固定或经处理而减轻疼痛,肌肉因缺血而疼痛加重,直至肌肉完全坏死之前,疼痛持续加重而不缓解。由于该肌肉损伤肿胀,主动活动发生障碍。

2.体征

肿胀、压痛及肌肉被动牵拉痛是本病重要体征。肢体肿胀是最早的体征,在前臂、小腿等处,由于有较坚韧的筋膜包绕,肿胀不甚严重,但皮肤肿胀明显,常起水疱。肌腹处明显压痛是筋膜间室内肌肉缺血的重要体征。于肢体末端被动牵拉该肌,如前臂掌侧筋膜间室综合征时,被动牵拉伸直手指,则引起屈指肌的严重疼痛。

肌力减退和功能障碍 通过筋膜间隔区的动脉干供养的肢体末端,颜色大都正常,微血管充盈时间基本正常,但脉搏常减弱或摸不清。神经干对缺血的反应很敏感,缺血短时间即可出现神经传导功能障碍,表现为所支配的肢体末端的感觉减退、肌力减弱,神经传导功能完全丧失,则支配区感觉完全丧失。

晚期体征主要有肢体挛缩畸形及神经干损伤两个方面。在前臂,屈侧肌肉挛缩较伸侧为严重,故呈屈腕、屈指畸形,尺神经与正中神经支配之手内肌与指感觉麻痹。在小腿,其后侧肌群肌肉丰富,挛缩程度远较胫前肌组为严重,故多呈现固定马蹄内翻畸形。如仅后深间隔的趾屈总肌、长屈肌等挛缩,则为屈趾屈畸形。由于胫后浅间隔的小腿三头肌并未挛缩,无马蹄畸形,当足下垂时,足趾可以伸直,而于踝背屈时,则屈趾畸形出现,被动不能伸直足趾。胫后神经走行于胫后深间隔中,当其坏死时,足底感觉丧失,足内肌麻痹。腓深神经在胫前间隔区,坏死时,伸踝伸趾麻痹。腓浅神经、腓肠神经走行于小腿深筋膜之外,一般均无坏死,支配区之感觉存在。

(二)检查方法

1.实验室检查

早期白细胞正常,稍后病情加重,可有白细胞升高。

2.其他辅助检查

(1)压力测定 组织内压测定可显示肌间隙内压力可从正常的零骤升到 1.33～2.66kPa(10～20mmHg)甚至 3.99kPa(30mmHg)以上。此种压力表明需及早切开减压,否则将有可能出现不可逆转的改变(正常压力为 10mmHg 以下)。

(2)其他 MRI 及神经电生理检查亦有助于判定。并应注意与小腿动脉及神经损伤相鉴别。当然,在某些情况下,二者又构成其发病因素之一,并可相互影响形成恶势循环。

三、治疗

(一)早期治疗

1.一般治疗

(1)全身治疗:输液输血,纠正休克、酸中毒及高钾血症,防治肾衰。可用低分子右旋糖酐、激素、高压氧疗法。也可用中药宜活血化瘀,疏通脉络,消肿止痛,常用的方剂有四物汤、桃仁四物汤、复元通气散、参黄散、复元活血汤、紫金丹等。

(2)局部治疗:忌抬高患肢、热敷和按摩。

2.筋膜间室切开减压术

早期有效的切开减压是治疗本症的关键措施,必须注意压力界限及手术时间界限。即使在手术室切开,也宜用 TAT1500U 肌注。

(二)晚期治疗

(1)患肢固定于功能位,防止发生肌肉挛缩后出现肢体畸形。可采用支具或石膏,同时进行肢体功能康复训练。

(2)控制感染:应用敏感抗生素,尽早闭合创口。本症发生后若超过 4 d,因已发生肌肉、神经的变性坏死,切开后可并发严重感染,宜行非手术疗法维持肌肉无菌坏死,日后再重建功能。

(3)截肢指征:(1)全身中毒症状严重,可能发生挤压综合征者。(2)肢体无血运已超过72 h。(3)合并气性坏疽,切开冲洗无效。

（4）神经功能障碍者可应用血管扩张剂、B 族维生素药物、中药宜活血化瘀通络止痛等，可配合针灸、按摩、功能训练。

（5）缺血性肌挛缩所致畸形多种多样，可进行多种肌性或骨性矫形手术以纠正畸形。

四、并发症

筋膜间室综合征早期诊断，早期治疗，预后良好。延误病情常发生的并发症主要有三：①筋膜切开的伤口感染。②合并急性肾功能衰竭，此种并发症在单纯筋膜间室综合征病例发生者并不多。③缺血性挛缩。

第七节　挤压综合征的急救

挤压综合征（crush syndrome）指肌肉丰富的四肢或躯干部，受外力挤压或长时间自体压迫造成广泛肌肉组织损伤，而发生急性筋膜间室综合征，从而血液和组织蛋白破坏分解后的有毒中间代谢产物被吸收入血引起的外伤后急性肾小管坏死和由其引起的急性肾功能衰竭、酸中毒、肌红蛋白尿症、高钾血症。本病病情危急，死亡率可高达 50% ~ 70%。

一、病因病机

（一）发病原因

挤压综合征多发生为于房屋倒塌，工程塌方，交通事故等意外伤害中，战时或发生强烈地震等严重自然灾害时可成批出现，此外，偶见于昏迷与手术的患者，肢体长时间被固定体位的自压而致。

（二）发病机理

肌肉遭受重物砸压伤，出现出血及肿胀，肌肉组织发生坏死，并释放出大量代谢产物，肌红蛋白，钾离子，肌酸，肌酐，肌肉缺血缺氧，酸中毒等可促使钾离子从细胞内向外逸出，从而使血钾浓度迅速升高，肢体挤压伤后，出现低血容量休克使周围血管收缩，肾脏表现为缺血，肾血流量和肾小球滤过减少，肾小管主要依靠肾小球出球动脉供血，肾小球动脉收缩，可加重肾小管缺血程度，甚至坏死，休克时五羟色胺，肾素增多，可加重肾小管的损害，肌肉组织坏死后释放的大量肌红蛋白需肾小管滤过，在酸中毒，酸性尿情况下可沉积于肾小管，形成肌红蛋白管型，加重肾损害程度，终至发生急性肾功能衰竭。

二、临床表现及诊断

1.局部症状

由于皮肉受损，血离脉络，瘀血积聚，气血停滞，经络闭塞，局部出现疼痛，肢体肿胀，皮肤有压痕，变硬，皮下瘀血，皮肤张力增加，在受压皮肤周围有水泡形成，检查肢体血液循环状态时,值得注意的是如果肢体远端脉搏不减弱,肌肉组织仍有发生缺血坏死的危险,要注意检查肢体的肌肉和神经功能,主动活动与被动牵拉时可引起疼痛,对判断受累的筋膜间隔区肌群有所帮助。

2.全身症状

由于内伤气血,经络,脏腑,患者出现头目晕沉,食欲不振,面色无华,胸闷腹胀,大便秘结等症状,积瘀化热可表现发热,面赤,尿黄,舌红,苔黄腻,脉频数等,严重者心悸,气急,甚至发生面色苍白,四肢厥冷,汗出如油等脱症(休克),挤压综合征主要特征表现分述如下:

(1)休克:部分伤员早期可不出现休克,或休克期短而未发现,有些伤员因挤压伤强烈的神经刺激,广泛的组织破坏,大量的血容量丢失,可迅速产生休克,而且不断加重,

(2)肌红蛋白尿:这是诊断挤压综合征的一个重要条件,伤员在伤肢解除压力后,24h内出现褐色尿或自述血尿,应该考虑肌红蛋白尿,肌红蛋白尿在血中和尿中的浓度,在伤肢减压后3~12h达高峰,以后逐渐下降,1~2d后可自行转清,

(3)高血钾症:因为肌肉坏死,大量的细胞内钾进入循环,加之肾功能衰竭排钾困难,在少尿期血钾可以每日上升2mmol/L,甚至在24h内上升到致命水平,高血钾同时伴有高血磷,高血镁及低血钙,可以加重血钾对心肌抑制和毒性作用。

(4)酸中毒及氮质血症:肌肉缺血坏死以后,大量磷酸根、硫酸根等酸性物质释出,使体液pH值降低,致代谢性酸中毒,严重创伤后组织分解代谢旺盛,大量中间代谢产物积聚体内,非蛋白氮迅速升高,临床上可出现神志不清,呼吸深大,烦躁烦渴,恶心等酸中毒、尿毒症等一系列表现,应每日记出入量,经常测尿比重,若尿比重低于1.018以下者,是诊断主要指标。

临床分级 可按伤情的轻重,肌群受累的容量和相应的化验检查结果的不同,将挤压综合征分为三级。

①一级:肌红蛋白尿试验阳性,CPK大于1万单位(正常值130单位),而无急性肾衰等全身反应者,若伤后早期不做筋膜切开减张,则可能发生全身反应。

②二级:肌红蛋白尿试验阳性,CPK大于2万单位,血肌酐和尿素氮增高而无少尿,但有明显血浆渗入组织间,有效血容量丢失,出现低血压者。

③三级:肌红蛋白尿试验阳性,CPK明显增高,少尿或闭尿,休克,代谢性酸中毒以及高血钾者。

三、治疗

挤压综合征是骨科急重症,应及时抢救,做到早期诊断、早期伤肢切开减张与防治肾衰。

(一)现场急救处理

(1)抢救人员应迅速进入现场,力争及早解除重物压力,减少本病发生机会。

(2)伤肢制动,以减少组织分解毒素的吸收及减轻疼痛,尤其对尚能行动的伤员要说明

活动的危险性。

(3)伤肢用凉水降温或暴露在凉爽的空气中。禁止按摩与热敷,以免加重组织缺氧。

(4)伤肢不应抬高,以免降低局部血压,影响血液循环。

(5)伤肢有开放伤口和活动出血者应止血,但避免应用加压包扎和止血压带。

(6)凡受压伤员一律饮用碱性饮料(每 8g 碳酸氢钠溶于 1000～2000ml 水中,再加适量糖及食盐),既可利尿,又可碱化尿液,避免肌红蛋白在肾小管中沉积。如不能进食者,可用 5%碳酸氢钠 150ml 静脉点滴。

(二)伤肢处理

1.早期切开减张

使筋膜间隔区内组织压下降,防止或减轻挤压综合征的发生。即使肌肉已坏死,通过减张引流也可以防止有害物质侵入血流,减轻机体中毒症状。同时清除失去活力的组织,减少发生感染的机会。早期切开减张的适用症为:

(1)有明显挤压伤史。

(2)有 1 个以上筋膜间隔区受累,局部张力高,明显肿胀,有水泡及相应的运动感觉障碍者。

(3)尿液肌红蛋白试验阳性(包括无血尿时潜血阳性)。

2.截肢适应症

(1)患肢无血运或严重血运障碍,估计保留后无功能者。

(2)全身中毒症状严重,经切开减张等处理,不见症状缓解,并危及病人生命者。

(3)伤肢并发特异性感染,如气性坏疽等。

(三)中医治疗

挤压综合征应根据其临床特点,辨病与辨证相结合,予以中药治疗。

1.瘀阻下焦

治宜活血化瘀,通关开窍,清泄下焦。方用化瘀通淋汤,或桃仁四物汤加皂角通关散(皂角、知母、黄柏、小葱、路路通)。

2.水湿潴留

治宜化湿利水,益气生津,兼以活血化瘀。方用大黄白茅根汤加味(大黄、黄芪、芒硝、白茅根、桃仁);或用经验方:黑白丑各 15g、冬瓜皮 60g、大腹皮 15g、生黄芪 30g、石斛 30g、天花粉 12g、桃仁 12g。

3.气阴两虚

治宜益气养阴固肾,方用:黄精 12g、石斛 15g、芡实 12g、萸肉 12g、覆盆子 12g、五味子 9g、生黄芪 30g、党参 30g、甘草 6g、广木香 9g。

4.气血不足

治宜益气养血,通络活络。方用八珍汤加减,或用经验方:生黄芪 30gg、党参 30g、木瓜

12g、当归 9g、川芎 9g、鸡血藤 30g、桃仁 12g、广木香 9g。除此之外,肾阴虚者可用六味地黄汤、左归丸加减;肾阳虚者可用金匮肾气丸、右归丸加减;治疗氮质血症,可用琥珀 12g、白花蛇舌草 30g、玄参 30g,腰部肾区离子透入;或用生大黄、槐花各 30g 煎汤灌肠。

(四)其他疗法

对挤压综合征患者,一旦有肾功能衰竭的证据,应及早进行透析疗法。本疗法可以明显降低由于急性肾功能衰竭的高钾血症等造成的死亡,是一个很重要的治疗方法。有条件的医院可以作血透析(即人工肾)。腹膜透析操作简单,对大多数患者亦能收到良好效果。

四、预防护理

因本症的死亡率较高,所以预防是关键,一般的预防措施有:

1.伤后补乳酸林格氏液和胶体液

伤后尽快补充,如胶体液可用血浆或右旋糖酐,可按每 1%受压面积输入胶体液 80～100ml,每受压 1h,每千克体重补液 3～4ml,加 24h 所需量 1500ml 计算,为伤后第一天补液量,以后根据情况调整,但若以发生挤压综合征时,则不能按上述补液,并要控制输液量。

2.碱化尿液

因挤压综合征常有酸中毒,所以早期即应用碱性药物以碱化尿液,预防酸中毒,防止肌红蛋白与酸性尿液作用后在肾小管中沉积,静脉输入 5%碳酸氢钠,每日给予 250～300ml。

3.利尿

当血压稳定之后,可进行利尿,使在肾实质受损害前,有较多的碱性尿液通过肾小管,增加肌红蛋白等有害物质的排泄,可用 20%甘露醇快速静脉输入,其高渗透压作用可使肾脏血流增加,使肾小球滤过率增加,肾小管保持充盈状态,减轻肾间质水肿,防止肾小管中凝集物沉淀,从而保护肾功能,所以宜早期应用。

4.解除肾血管痉挛

挤压伤后,血液中肾素,组织胺等收缩血管物质浓度增加,使肾血管收缩痉挛,早期用甘露醇的同时可加血管扩张药以解除肾血管痉挛,增加肾血流。

5.切开筋膜减压释放渗出物,改善循环

切口应在肌肉肿胀最严重部位,长达肿胀区之外不必探查深部,对于肌肉已坏死的肢体,一旦出现肌红蛋白尿或其他早期肾衰竭征象,就果断截肢。

第八节　创伤伤情评分

创伤评分是将伤者的生理指标或(和)诊断名称等作为参数并将其量化和权重处理,在经数学方法计算出分值以显示伤者伤情严重程度多种方案的总称。用创伤评分能评定各种类型创伤的严重程度(包括单一伤、多部位伤、多脏器伤、多发骨关节伤、多发伤和复合伤),预测伤者的预后(生存或死亡)。创伤评分是创伤临床和研究工作不可缺少的标准,对多发伤和复合伤尤其如此。现代创伤救治包括院前急救,院内和ICU救治三个部分。

一、院前急救评分

指在事故现场或转运工具上,由救护人员根据病人的生理指标(呼吸、循环、意识等)及外伤机制、受伤部位、伤型(闭合伤或开放伤)、年龄等有关因素建立的,目的在于将患者分类,为确定其转运治疗去向提供依据。

常用评分法有:

1.创伤伤情评分

根据患者的呼吸频率、呼吸状态、收缩期血压、毛细血管充盈时间和格拉斯哥昏迷指数(GCS)等5项生理指标评定记分。

格拉斯哥昏迷指数为睁眼(自动睁眼4分、呼唤睁眼3分、刺痛睁眼2分、不睁眼1分)、语言反应(回答切题5分、回答不切题4分、答非所问3分、只能发声2分、不能发声1分)、运动反应(按指令运动6分、刺痛能定位5分、刺痛能躲避4分、刺痛后肢体能屈曲3分、刺痛后肢体能伸展2分、不能活动1分)评分之和。

创伤伤情具体评分如下:

(1)呼吸频率:

4分 10～24次/min

3分 25～35次/min

2分 >35次/min

1分 <10次/min

(2)呼吸状态:

1分 正常

0分 浅(胸部呼吸运动或唤起明显减弱)或困难(辅助肌肉或肋间肌均有收缩)

(3)收缩期血压:

4分 >90mmHg

3分 70～90mmHg

2分 50～69mmHg

1分 50mmHg

0分 0mmHg

(4)毛细血管充盈:

2分 正常(压前额或黏膜后2s内再充盈)

1分 迟钝(压前额或黏膜后2s以上再充盈)

0分 无反应

(5)格拉斯哥昏迷指数：

5分 14～15GCS

4分 11～13GCS

3分 8～10GCS

2分 5～7GCS

1分 3～4GCS

创伤总评分＝上述5项积分之和。

CRAMS评分：

1980年Gormican提出以循环(C)、呼吸(R)、胸腹部(A)、运动(M)及语言(S)等5个参数,并各分为3个档次,每个参数之和即为CRAMS分值。

CRAMS评分具体如下：

(1)循环(C)：

2分 毛细血管充盈良好或收缩压>100 mmHg

1分 毛细血管充盈迟缓或收缩压80～90mmHg

0分 无毛细血管充盈或收缩压<85mmHg

(2)呼吸(R)：

2分 正常

1分 不正常(费力、浅或>35次/min)

0分 无呼吸

(3)胸腹部(A)：

2分 胸、腹部无压痛

1分 胸、腹部有压痛

0分 腹肌紧张、连枷胸或胸腹部穿透伤

(4)运动(M)：

1分 有疼痛反应

0分 无反应或体位固定

(5)语言(S)：

2分 正常(有定向力)

1分 答非所问

0分 无或单音节

CRAMS总评分=5部分积分之和

2.院前指数(PHI)

1980年Koebler用收缩期血压、脉率、呼吸状态、意识等4项指标作为评分参数。每项分为3个或4个档次。4个参数评分之和即为院前指数(n)。胸部有穿透伤者在总分基础上再加4分。0~3者为轻伤,病死率为0,手术率为2%;4~20者为重伤,病死率为16.4%,手术率为49.1%。PHI判别重伤的灵敏度为94.4%,特异度为94.6%,如有胸腹穿透伤,总分内另加4分,使用简便且具有统计学的可靠性,均优于其他院前评分方案。

(1)血压

0分 >100mmHg

1分 85~100mmHg

2分 75~84mmHg

5分 0~74mmHg

(2)脉搏

3分 ≥120次/min

0分 51~119次/min

5分 <50次/min

(3)呼吸

0分 正常

3分 费力或浅表

5分 <10次/min或需插管

(4)意识

0分 正常

3分 混乱或挣扎或反抗

5分 言语不可理解

院前指数(PHI)=4项积分之和

二、院内急救评分

这是建立在医院内诊断基础上的评分。在伤员到达医院作出诊断之后,根据临床诊断(即解剖指标)来评估伤情的方案统称为院内评分。以简明损伤等级(AIS)为基础建立的损伤严重度评分(ISS)是应用最广的院内评分方案。

1. 简明损伤定级标准评分(AIS)

简明损伤定级标准简称 AIS,是单一伤情严重程度的院内评分方案。AIS 用国际疾病分类的诊断名称,将全身分成头颈、面、胸、腹、四肢和体表 6 个部位,每个部位中的损伤按其轻重程度分为轻度、中度、重度不危及生命、重度危及生命和危重或可存活 5 个级别,并相应定为 1、2、3、4、5 分。1988 年 Civil 等将 1985 年修订的 AIS 归纳成钝伤和穿通伤两个精简伤情表,从中可迅速查出每个损伤的 AIS 分值。钝伤精简伤情(见表 2-8-1)

表 2-8-1 AIS 85 伤情表(精简)

分值伤情 AIS	1 轻度	2 中度	3 垂危不危及生命	4 垂危危及生命	5 危重或可存活
头颈部	1. 头部外伤后头痛/头晕 2. 颈椎扭伤无骨折	1.意外事故致意识缺失 2.嗜睡、木僵、迟钝，能被语言刺激被语言刺激唤醒 3.失去知觉<1h 4.单纯颅顶骨折 5.甲状腺挫伤 6.臂丛神经损伤 7.颈椎、棘突或横突骨折 8.颈椎轻度压缩骨折（≤20%）	1.昏迷 1~6h 2.昏迷 <1h 伴有神经障碍 3.颅底骨折 4.粉碎、开放或凹陷颅顶骨折，脑挫裂伤/蛛网膜下腔出血 5.颈动脉内膜撕裂/血栓形成 6.喉、咽挫伤 7.颈髓挫伤 8.颈椎或椎板，椎弓根或关节突骨折 9.>1 个椎体的压缩骨折或前缘压缩 >20%	1. 昏迷 1~6h 伴有神经障碍 2. 昏迷 6~24h 3. 仅对疼痛刺激有恰当反应 4. 颅骨骨折凹陷 >2cm 5. 脑膜破裂或组织缺失 6.颅内血肿≤100ml 7.颈髓不全伤 8.喉压、轧伤 9.颈动脉内膜撕裂/血栓形成伴有神经障碍	1. 昏迷伴有不适当的动作 2. 昏迷 >24h 3.脑干损伤 4.颅内血肿 >100ml 5.C4 或以下的颈髓完全损伤
面部	1.角膜擦伤 2. 舌浅表裂伤 3. 鼻骨或下颌骨支骨折 4.牙齿折断撕脱或脱位	1.颧骨、眶骨、下颌骨体或髁状突下骨折 2.LEFORT Ⅰ 骨折 3.巩膜/角膜裂伤	1.视神经裂伤 2.LEFORT Ⅱ 骨折	1. LEFORT Ⅲ 骨折	
胸部	1.肋骨骨折 2.胸椎骨折 3.胸壁挫伤 4胸骨挫伤（有血气胸或血气纵膈加 1）	1. 第 2~3 肋骨骨折 2.胸骨骨折 3.胸椎脱位或棘突或横突骨折 4.胸椎轻度压缩骨折（≤20%）	1.肺挫伤/裂伤≤1 叶 2.单侧血胸或气胸 3.膈肌破裂 4.肋骨骨折≥4 5.锁骨下或无名动脉内膜裂伤/轻度裂伤/血栓形成 6.轻度吸入性烧伤 7.胸椎滑脱或椎板或椎弓根或关节突骨折 8. 椎体压缩骨折 >1 椎骨或高度 >20%	1. 多肺叶挫伤或裂伤 2.纵膈积血或积气 3.双侧血气胸 4.链枷胸 5.心肌挫伤 6.张力性气胸 7.血胸≥1000ml 8.气管断裂 9.主动脉内膜撕裂 10.锁骨下或无名动脉重度裂伤 11.脊髓不完全损伤综合征	1.重度主动脉撕裂 2.心脏裂伤 3.支气管/气管破裂 4. 链枷胸/吸入性烧伤需要机械性通气 5.喉、气管分离 6. 多肺叶裂伤伴张力性气胸，纵膈积血或积气或血胸 >1000ml 7. 脊髓裂伤或完全损害

续表2-8-1

分值伤情 AIS	1 轻度	2 中度	3 垂危不危及生命	4 垂危危及生命	5 危重或可存活
腹部	1. 擦伤/挫伤，浅表裂伤:阴囊,阴道,阴唇,会阴 2.腰扭伤 3.血尿	挫伤/浅表裂伤:胃,肠系膜,小肠膀胱,输尿管,尿道 3.挫伤:十二指肠,结肠 4.腰椎滑脱或横突或棘突骨折 5.腰椎轻度压缩骨折(≤20%) 6.神经根损伤	1.浅表裂伤:十二指肠/结肠/直肠 2.穿孔:小肠/肠系膜/膀胱/输尿管/尿道 3. 大血管重度挫伤/轻度裂伤或血腹>1000ml的肾,肝,脾,胰 4. 轻度髂动/静脉裂伤后腹膜血肿 5.腰椎脱位或椎板、椎弓根或关节突骨折 6. 椎体压缩骨折>1椎骨或>20%前缘高度	1.穿孔:胃/十二指肠/结肠/直肠 2.穿孔伴组织缺失:胃/膀胱/小肠/输尿管/尿道 3.严重肝裂伤 4. 严重髂动脉或静脉裂伤 5.不全截瘫 6.胎盘剥离	1. 重度裂伤伴组织缺失或严重污染:十二指肠/结肠/直肠 2.复杂破裂:肝,脾,肾,胰 3. 完全性脊髓损害
四肢	1。挫伤:肘,肩,腕,踝 2. 骨折/脱位:指,趾 3. 扭伤:肩锁,肩,肘,指,腕,髋,踝,趾 (开放,移位,粉碎加1)	1.骨折:肱、桡、尺、腓、胫、锁、肩胛、腕、掌、跟、跗、跖骨、耻骨支或骨盆单纯骨折 2.脱位:肘、手、肩、肩锁 3.严重肌肉/肌腱裂伤 4.内膜裂伤/轻度撕裂:腕、肱、腘动脉;腕、股、腘静脉	1.骨盆粉碎性骨折 2.股骨骨折 3.脱位:腕/踝/膝/髋 4.膝下或上肢离断 5.膝韧带断裂 6.坐骨神经撕裂 7. 内膜裂伤/轻度撕裂伤:股动脉 8.重度裂伤(+-),血栓形成,腋、腘动脉,腋、腘或股静脉	1.骨盆碾压性骨折 2.膝上外伤性离断/碾压伤 3.重度撕裂伤:股或肱动脉	1. 开放性骨盆碾压性骨折
体表	1. 擦/挫伤:≤25cm 面/手≤50cm 身体 2.浅表裂伤≤5cm 面/手≤10cm 身体 3. Ⅰ度烧伤致100% 4. Ⅱ度或Ⅲ度烧伤/脱套伤<10%体表面积	1。擦/挫伤:>25cm 面/手>50cm 身体 2. 裂伤:>5cm 面/手>10cm 身体 3. Ⅱ度或Ⅲ度烧伤/脱套伤达体表面积10%~19%	1. Ⅱ度或Ⅲ度烧伤/脱套伤达体表面积20%~29%	1.Ⅱ度或Ⅲ度烧伤/脱套伤达体表面积30%~39%	1. Ⅱ度或Ⅲ度烧伤/脱套伤达体表面积40%~49%

注:AIS=6 最大损伤:自动确定为ISS=75。

头/颈部:碾压骨折,脑干碾压撕裂,断头,颈三截以上,颈髓下轧/裂伤或完全横断,有或无骨折。

胸部:主动脉完全离断,胸部广泛碾压。

腹部:躯干横断。

体表:Ⅱ度或Ⅲ度烧伤/脱套伤>90%体表面积。

2. 损伤严重度评分(ISS)

损伤严重度评分简称 ISS,是评定多部位伤、多发伤和复合伤者伤情严重程度的院内评分方案。ISS 分值是从 AIS 6 个部位中找出 3 个部位中最重伤 AIS 分值的平方和。例如某伤员诊断为①右 3~5 肋骨骨折。②右血胸。③肝破裂。④右股骨干粉碎骨折。⑤右手挫裂伤。取胸②腹③四肢④3 个部位最重伤,其 AIS 分别为 3、4、3 分;伤员 ISS 为 $3^2+4^2+3^2=34$。许多学者常以 ISS<16 者为轻伤,≥16 者为重伤,≥25 为严重伤。ISS>20 分,病死率明显升高,ISS>50 分,存活者少。当患者存在 1 处或多处 AIS 分值 6 分时,自动确定为最高 ISS 值 75 分。ISS 评分目前国外应用仍十分广泛。

三、ICU 病房评分

ICU 病员伤情评定的方案很多,其中以 Kneus 等应用生理、生化指标,年龄和既往健康状态为参数建立的 APACHEⅡ和Ⅲ两种方案最为知名,APACHEⅡ已广为应用。

APACHEⅡ具体评分如下:

1. 生理变量

计分(见表 2-8-2)

2. 年龄评分

<44 岁为 0 分,45~55 岁为 2 分,55~64 岁为 3 分,65~74 岁为 5 分,>75 岁为 6 分。

3. 既往健康评分

(1)肝:活检证实有肝硬化和门脉高压,门脉高压致上消化道出血史,曾有肝衰、肝性脑病、肝昏迷。

(2)心血管:心功能Ⅳ级(轻微活动感心慌气短)。

(3)呼吸系统:慢性限制性、阻塞性、血管性疾病致病人活动受限,不能上楼梯或操持家务,慢性低氧症、高碳酸血症、继发性红细胞增多症、严重肺动脉高压(>48mmHg)或依赖呼吸机。

(4)肾:接受慢性透析者。

(5)免疫抑制状态:病人接受免疫抑制剂、化疗、放疗、长期大量激素或有白血病、淋巴瘤、艾滋病等抗感染能量降低的疾病。

如不能接受手术或行急诊手术加 5 分,行择期手术加 2 分。

APACHE 评分 = 上述 3 项评分总和。

表 2-8-2 生理变量计分表

项目	+4	+3	+2	+1	0	+1	+2	+3	+4
1.肛温(℃)	>41	>39				<36	<34	<32	<30
2.平均血压(kPa)	>21.3	>17.3				<9.3			<6.7
3.心率(N/min)	>180	140~179			70~109		55~69	40~54	<39
4.呼吸率(次/min)	>50	35~49	25~34	14~24		10~11	6~9		<5
5.A-Ado$_2$(FiO$_2$>0.5)	>66.5	46.6~66.3	26.6~46.4		<26.6				
6.PaO$_2$(kPa)	<7.3				>9.3	8.1~9.3		7.3~8.0	<7.3
7.pH	>7.7	7.6~7.69		7.5~7.59	7.33~7.49		7.25~7.32	7.15~7.24	<7.15
8.血清钠(mmol/L)	>180	160~179	155~159	150~154	130~149		120~129	111~119	<110
9.血清钾(mmol/L)	>7	6~6.9		5.5~5.9	3.5~5.4	3~3.4	2.5~2.9		<2.5
10.血清 Cl(mg/L)	>350		150~190		60~140		<60		
11.HCT(%)	>60		50~59.9		30~45.9		20~29.9		<20
12.白细胞(×10^6/L)	>40		20~39.9		3~14.9		1~2.9		<1
13.血清 HCO$_3^-$(mmol)	>52	41~51.9			22~31.9		18~21.9		<15

（冯晓英）

第三章 植骨术

第一节 概述

一、基本概念

骨组织的移植简称为植骨或骨移植(bone grafting, bone transplantation),是将一部分骨组织,移植到由不同原因导致骨缺损或需要加强或需要固定的骨骼处的一种手段。提供骨组织的个体为供体(dornor),接受移植骨的组织为受体(recipient)或宿主(host)。受体接受移植物的部位称为植床(recipient bed)或叫受体床。假如移植物从取出到植入始终保持活力,植入后继续成活,称为活体移植(viablegrafting)。如果移植物不能保持活力,受体得到的是失去活力的组织框架结构,有待于受体利用这个框架形成自己新的组织结构,称为结构性移植。骨组织一旦游离使供血系统中断,滋养系统很快破坏,骨细胞也将很快死亡。因此,即使是自体游离植骨,一般得到的也是死骨,是结构性移植而非活体移植。根据 Mus-chler 和 Lane 的定义,骨移植材料有下列特点:在单独应用或与其他材料并用植入体内时,可向受体提供骨生成(osteogenesis)、骨传导(osteo - conduction)或骨诱导活性(osteo -induction),从而启动骨愈合过程。骨生成材料是指含有可分化形成骨的活细胞的材料;骨传导材料可部分地起到接纳支架的作用,一般为多孔结构,促进新骨形成并使其沉淀贴附于材料表面;骨诱导材料可提供生物刺激,诱导受体床和移植骨上的细胞分化为成熟的成骨细胞。

骨移植经历了一个漫长的发展过程。1688 年,荷兰医生 Job Meekererl 施行了第 1 例骨移植术。他用犬颅骨修补一位颅骨缺损的患者,后因多种原因取出。1809 年,Merrem 在动物颅骨上植入自体骨片,获得骨愈合。这是有记载的第一例自体骨移植成功的实验。1820 年,Phillip von Walther 进行了第 1 例临床意义上的自体骨移植。1878 年,Macewen 进行了第 1 例同种骨移植。1908 年 Daniel 和 Taylor 利用血管吻合技术,进行了首例带血管的自体骨移植,用带血管的腓骨骨瓣修复胫骨大段缺损,获得成功。到 1919 年,Albee 报道有 1600 例骨移植成功。骨移植得到了广泛认可与应用。

二、植骨的作用

植骨可用于以下几个目的:①填充由于骨囊肿、肿瘤或其他原因所致的骨缺损。②进行关节融合时关节间的桥接。③桥接大的骨缺损建立长骨连续性。④促进假关节愈合。⑤在延迟愈合、畸形愈合、新鲜骨折或进行截骨术时促进愈合或填充骨缺损。移植骨是如何发生骨再生作用,Axhausen 提出了两阶段骨再生理论。该理论认为:骨生成的第 1 阶段是骨再生原处发生期,第 2 阶段是诱导期,受体床环境适宜,这两个阶段即成为一个连续过程。1898 年,Barth 提出了"爬行替代"(creeping substitution)的概念,即自体骨移植后,在未完全吸收的情况下,有芽状新骨侵入移植骨,对其进行替代。很形象地解释了骨移植后骨愈合的过程。不论是自体骨移植,还是同种异体骨移植,骨愈合的基本途径都是爬行替代。爬行替代与骨传导有相似性,都是利用骨表面延伸成骨,但在骨表面不单有骨传导,也有因骨表面吸收和表面骨形态发生蛋白释放引起的骨诱导。爬行替代是骨传导和骨诱导的共同结果。但皮质骨与松质骨由于结构的不同,其爬行替代的过程也不同。皮质骨比较致密,供爬行的骨内腔隙表面较少,因此爬行替代需要从吸收开始。首先发生的是骨表面间充质细胞和骨原细胞增殖,新出现的破骨细胞在骨表面吸收形成新的孔洞,便于毛细血管和骨原细胞的长入。在植骨后的较长时间内,死骨的吸收大于新骨的生成,因此会出现骨质疏松,骨髓腔扩大,骨强度下降。松质骨的骨小梁提供了大量骨表面,利于新骨的爬行和贴覆生长。因此不会有骨质减少,相反会有骨质致密和骨小梁增粗。

理想的植骨材料最好同时具备骨生成细胞、骨传导基质和骨诱导因子,这样有利于达到植骨的目的。

(一)骨生成(osteogenesis)

是指骨生成细胞直接沉积而形成新骨。这种骨生成细胞可以来源于植骨细胞,也可以来源于宿主区细胞。骨生成在新鲜自体骨移植中多见,特别是带血管的骨移植。松质骨形成新骨的能力大于皮质骨。但是,骨生成在骨修复中所起的作用是非常有限的,骨移植后的骨生成主要靠骨传导和骨诱导作用。

(二)骨传导(osteo－conduction)

植骨的目的是希望骨缺损和骨损伤得到修复及愈合,进而达到临床康复。骨愈合包括植入骨与宿主间的连接(union)、植入骨的内部重建(remodeling)这 2 个过程。两者都有赖于骨渗入(incorporation),骨渗入是指来自宿主的新骨将植入的供体骨穿插包绕。骨渗入过程中来自宿主的新骨细胞有 2 个来源, 一是来自植骨床周围骨表面和骨髓中的定向成骨前体细胞(inducible osteogenic precursor cells,IOPC)。IOPC 是骨内具有定向成骨能力的骨原细胞,通过它们的增殖,延伸长入植入骨表面和其腔隙,产生成骨细胞形成新骨。这种成骨方式是直接的,称为骨传导。这个过程中,毛细血管、血管周围组织和骨原细胞由宿主组织长入移植骨的腔隙,形成新骨后与移植骨结合为一体。骨传导发生的重要前提是植入物的三维结构和孔隙率,孔隙率高,骨传导进行的就快,反之就慢。从这个意义上讲,骨传导材料可以是无活性的结构或组织,它是作为被动支架提供空间的,许多天然材料或者非生物材料用于骨移植替代物,主要就是利用其骨传导作用。

（三）骨诱导（osteo－induction）

骨渗入过程中来自宿主的新骨的另一个来源是植骨床周边宿主结缔组织中的可诱导成骨前体细胞（inducible osteogerlic cells,IOC）。IOC是没有定向成骨能力的间充质细胞,它们在诱导因子如骨形态发生蛋白的作用下,可被诱导定向产生骨原细胞,经成骨细胞形成新骨。这种成骨方式是间接的,称为骨诱导。Levander于1934年首次提出了骨诱导学说,他根据Spemann的胚胎诱导细胞转化机制,进行了骨的乙醇提取液肌肉内注射实验,产生肌肉内异位骨化现象。显示骨诱导的经典实验是Urist在1965年进行的脱矿骨埋入肌肉内而形成植骨的实验,他使用经过盐酸处理的脱矿骨基质,植入动物肌肉组织内,3周后组织切片发现植入部位有大量软骨及骨组织形成,从而确定骨诱导学说在骨移植、骨再生修复研究中的重要地位。

从Levander和Urist所做的实验中我们不难发现,骨诱导成骨是有先决条件的。即:①有诱导物,如骨形态发生蛋白（BMP）、转化生长因子－β（TGF－β）和胰岛素样生长因子（IGF）等。②植骨床内环境良好。③组织中存在具有成骨潜能的活性细胞,如未分化的间充质细胞等。

三、影响植骨转归的因素

在植骨块与受体床结合的过程中,会发生以下一些现象:①血肿形成,释放细胞因子和生产因子。②发生炎性反应,间充质细胞迁徙和增殖,移植骨内及其周围形成纤维血管组织。③血管侵入移植骨,有些经由原有的哈佛管进入。④移植骨表面出现局灶性破骨细胞吸收。⑤移植骨表面有膜内和软骨内骨形成。移植骨大都可以于受体部位形成骨愈合,除非发生感染或排异反应。那么,骨愈合的快慢除与移植骨本身有关外,自然还有外界因素要对其产生影响。比如受体床局部血运情况、有无炎性反应、免疫反应等。

（一）受体床情况

受体床的血液循环和软组织生机情况以及各种成骨细胞的活力情况等,直接影响植骨的愈合进程。骨组织和周围组织修复能力很差时,骨诱导作用就会降低,间充质细胞迁徙和增殖以及移植骨内和周围组织中纤维血管组织生成缓慢,这样血管很难侵入移植骨;同时,移植骨表面破骨细胞加速破坏,使爬行替代过程变的漫长。

（二）碱性成纤维细胞因子

植骨和骨折早期,坏死细胞可以释放出bFGF,bFGF对维持软骨细胞表型起重要作用。它能促进成骨细胞增殖和胶原形成,刺激骨膜源性细胞增殖,对未分化的间充质细胞有促分裂作用。bFGF还是毛细血管增殖刺激剂,能促进毛细血管向骨折断端及骨移植物中长入,软骨岛数量增多,骨痂血管重建提前。对需要血供的软骨内骨化可以加快骨痂的成熟。局部和全身应用bFCF,可以促进软骨和骨的生成。

（三）炎症反应

植骨早期，周围血肿内的坏死细胞可以释放出成纤维细胞生长因子等多种因子。血小板衍生生长因子（PDGF）是由 A、B 两条多肽链通过二硫键联结的二聚体，由血小板颗粒释放。除具有丝裂原活性外，对成纤维细胞、平滑肌细胞及单核细胞还具有化学趋化作用，可以吸引成纤维细胞至血块，诱导其增殖。PDGF 也称创伤因子，在创伤早期，PDGF、mRNA 表达到高峰，能促使成骨细胞向成熟型分化，加快骨形成。转化生长因子－β（TGF－β）是由 2 条相同肽链组成的多肽，是一种对多种结缔组织细胞具有复杂生物效应的生长因子，作用是双相的，既能刺激细胞增殖与分化，也能进行抑制。白介素－1（IL－1）是一种细胞活素，由巨噬细胞、单核细胞和淋巴细胞等多种细胞产生，参与多种反应。不仅作用于局部，更作用于全身。白介素可以刺激骨细胞增殖，在特殊情况下也可以刺激骨吸收和骨形成细胞，并刺激有丝分裂，是炎症过程的结果。前列腺素（PG）是重要的炎性介质，有很多类型。PG 为有利的骨吸收刺激剂，大剂量可抑制不同骨形成指标，主要是通过中介骨形成与骨吸收激素的作用，来调节骨代谢。

（四）载荷影响

受体部位的力学环境对于供体再血管化核细胞分化有重要影响。与骨折的愈合过程相似，不同固定及力学条件对移植骨都有重要影响。Osullivan（1994）对成年狗胫骨骨折给予外固定治疗，并分别于不同载荷下观察骨折愈合情况，结果显示：增加载荷有明显的骨外膜骨痂增加。说明增加载荷较之减少载荷或废用，对皮质骨影响更大。

迄今为止，载荷对骨重建的影响机制尚不明了。但有资料表明：载荷导致的应变使位于骨表面的骨细胞，及其他细胞合成代谢发生变化；而无应变时会发生骨吸收。应变可改变骨小管内骨细胞突起的形状，从而直接作用于骨细胞；也可通过流体静压而间接影响骨细胞。载荷增加可伴有组织间液间隙明显扩张，髓内压力增高，液体经毛细血管滤过增加，有利于骨细胞的营养。

（五）全身情况

良好的营养状况是骨愈合的良好基础。全身营养状况的好坏对骨愈合有重要作用，机体处于负氮平衡状态或严重贫血时，骨愈合要缓慢很多。

第二节　植骨技术与适应症

随着植骨材料的改进，植骨技术也在不断变化。随着原发疾病早期的积极治疗，骨缺损、骨不愈合的发生率在减少；疑难复杂的植骨，在临床中亦逐渐减少。但植骨的作用仍是不可替代的。

一、单侧上盖覆盖植骨术

单侧上盖覆盖植骨术主要是用于治疗长管状骨不连而采取的方法。它是应用大块皮质骨块,跨越骨不连处,两端分别用 2～3 枚螺丝钉与受体长管骨固定,从而达到植骨和固定的双重目的。植骨块的大小根据骨不连的长度决定。在檀骨前要对骨不连的两端进行处理,如去除硬化骨、肉芽组织等。上盖覆盖植骨的名称首先由 Campell 提出。这种方法可以用于任何长骨的骨干骨不连,曾得到广泛应用。

用大块长皮质骨片置于需植骨处,两端分别用螺丝钉固定。

二、双侧上盖覆盖植骨术

1941 年,Body 创立使用双侧覆盖植骨术。在骨不连的相对两侧植两块皮质骨,同样用螺丝钉固定,但中间填充松质骨颗粒。由于此方法比单侧上盖覆盖植骨术复杂,主要用于复杂难治的骨不连,也可用于关节附近的骨不连或者伴有骨质疏松的患者。在手术方法上,要切除所有硬化和坏死组织,选定植骨面。要特别注意,放置两块植骨块,再加松质骨颗粒会推挤软组织,造成缝合困难,因此术前要认真设计。大块皮质骨块植骨,骨不愈合两端用螺丝钉固定。

三、大块滑移植骨术

Gill 创用这种方法。植骨块大约是长管骨周径的一半,长度以 10~15cm 为宜,分别从两侧骨折端锯取 1/2 到 1/3 厚度檀骨块。从较长的骨断端切取较长的植骨块,一般为总长度的 2/3,从较短的一侧切取较短的骨片,相当于总长度的 1/3,然后交换位置,使长植骨块跨过骨折线,短骨片植于长骨块滑移后留下的缺损处,两端用螺丝钉固定。

四、嵌入植骨术

Nicoll 提出的一种治疗长骨缺损的方法。在缺损处嵌入坚硬的松质骨块,然后行钢板固定,这种方法适用小于 2.5cm 的骨缺损。

嵌入植骨也常用于颈椎病前路减压椎体间融合,一般是将自体髂骨块或同种异体骨块植于两椎体之间,使用或不使用钢板固定。跨节段植骨融合,多采用钛网,内填塞减压切除的骨块,再加钛钢板固定。

腰椎的融合可采用椎间融合器(cage),同样内填塞减压切除的骨块或是珊瑚状羟基磷灰石。实践证明效果可靠,已得到大量病例证实。

五、腓骨段移植术

腓骨是较细的管状骨,正因为此特点以及切取时会造成新的较大损伤而限制了它的应用。最常是利用其修复尺骨缺损,也可以利用带血管的游离腓骨段治疗股骨头坏死。

六、骨段移植术

骨段移植是将整段骨移植于骨缺损处。主要是针对因肿瘤、外伤而导致的大段骨缺损，供体多采用同种异体骨。

七、带血运的骨移植术

带血运的骨移植，由于保留了移植骨的血运，使移植骨细胞成分不发生坏死，移植骨与受体骨的愈合相当于骨愈合过程。这样骨愈合速度大大加快。特别适用于一般植骨难奏效或发生失败时而选择的一种方法。由于要吻合血管，操作时间长，技术要求高，在选择病例时要慎重。

带肌蒂骨瓣移植，是保留移植骨的肌肉附力点及骨膜，利用肌蒂来维持移植骨的血运，保证植骨块的成活。目前，带肌蒂骨瓣移植广泛应用于临床。如股方肌蒂骨瓣和带缝匠肌、骨直肌蒂骨瓣移植治疗骨头坏死等，已取得很好的疗效。

八、充填植骨术

主要是利用松质骨块充填因良、恶性肿瘤切除后而形成的空腔。或因外伤造成的骨缺损。

九、表面植骨术

将松质骨条或颗粒移植于骨的表面。主要是针对骨折延迟愈合，也经常用于脊柱后路融合植骨。

第三节　自体骨植骨

一、特点

自体骨植骨是骨移植的金标准。自体骨移植效果可靠，无免疫排斥反应，无传染其他疾病的可能，能够保留生长因子的作用和骨生成细胞，骨诱导和骨生成作用最好，与受体骨床融合快。目前，临床上将其作为衡量植骨效果的金标准。但自体骨植骨有增加患者创伤、延长手术时间、增加并发症以及取骨量有限等缺点，特别是需大量植骨时不能满足临床需要。

二、自体骨取骨部位与方法

(一)腓骨植骨块的切取

由于小腿的解剖关系，腓骨近侧 2/3 可完整切除而不会引起下肢严重的功能障碍。其近端的圆钝隆起表面软组织的解剖特征，是其成为代替桡骨远 1/3 和腓骨远 1/3 的理想替代物。在大部分结构性植骨时，截取腓骨中段的 1/2 或 1/3 长度，同样不会引起下肢严重的功能障碍。

1.方法

小腿外侧纵形直切口，长度视取骨长度决定。如需切取近端，则切口近侧向后弧形走行，于腓骨长肌后缘与比目鱼肌之间分离，将腓骨肌向前翻转，显露腓骨。将腓骨肌向前翻转，剥离器由远向近端剥离。在取骨区上下各钻几个小孔,取骨宜用线锯或摆锯,尽量不用骨刀,因骨刀易导致腓骨的劈裂式骨折。切取腓骨近端时,先在股二头肌腱远端后方显露腓总神经,沿神经逐渐游离至环绕腓骨头的部分,此处腓总神经被腓骨长肌起点覆盖,切断腓骨长肌纤维,将腓总神经前移。

2.注意事项

①勿损伤腓总神经。②腓骨远端1/4应予保留,以避免影响距小腿关节的稳定性。③不要切断腓骨肌。④近端切除后要将股二头肌腱和腓侧副韧带与邻近的软组织缝合固定。⑤小心腓骨颈与胫骨之间的胫前动脉,不要损伤。

(二)胫骨植骨块的切取

胫骨是皮质骨最好也是最常选用的供骨区,胫骨骨块强度合适,取骨方便。

1.方法

于小腿前外侧做直形切口。可选用止血带以减少出血。显露胫骨前内侧面,测量取骨的范围,"T"形切开骨膜,骨膜剥离器向内外侧推开骨膜。在取骨区的4角各钻一孔,用骨刀做好记号,用电锯楔形切断皮质骨,取下骨块。在骨块从骨床上取下时,助手一定要抓好,以免掉在地上影响使用。也可根据需要用刮匙从胫骨近端取一些松质骨以备用。

2.注意事项

①保留胫骨的前缘及内侧缘,否则会影响胫骨的强度。②儿童骨膜较厚要单独缝合,成人因无法单独缝合,最好将骨膜和深层皮下组织一起缝合关闭。

(三)髂骨植骨块的切取

大量松质骨颗粒骨在植骨中应用广泛,是非常好的成骨诱导材料,松质骨植骨愈合比皮质骨要快得多。髂骨可以提供大块的松质骨和皮质—松质骨复合植骨块,髂前和髂后都是非常好的供骨区。

1.方法

俯卧位可利用髂骨后1/3取骨。如为仰卧位,则可用前1/3取骨。髂前取骨显露容易,有时出血较多。切口由髂前上棘向后上沿髂嵴方向做切口,长度视取骨量和骨块形状要求定,一般5～10cm。在臀肌和躯干肌起点与骨膜相连处,沿髂嵴在皮下的边缘做切口,直接切到髂骨,下一步视植骨目的做内或外板剥离。如果需要切取全厚带髂嵴及内外骨板的骨块,需剥离内侧的髂肌和外侧的臀肌。由于骨块带内外板及髂嵴等皮质骨,属皮质–松质骨复合植骨块,强度好,成活率高,可满足支撑性植骨的需要,如颈椎融合植骨等。多取自髂骨前1/3。如果不需要带髂嵴,作为植骨块的一部分,则可将髂嵴的内、外侧或双侧劈下,使之与骨膜、肌肉相连,从中切取松质骨颗粒骨或骨片、骨条。取骨后,将髂嵴复位缝线固定。这样可以保持外形,术后患者不会轻易觉察到髂骨的缺损。

2.注意事项

①已有多位作者报道大块全层髂骨取骨后,发生腹疝。因此,大的骨块切取后仔细修复

剩余的支撑结构非常重要,这样可以有效防止腹疝的发生。②在髂骨前部取骨时有可能损伤腹外侧皮神经及髂腹股沟神经。也可改变髂峰前部的外形,造成明显畸形。也有报道,髂峰切取手术还可发生动静脉瘘、假性动脉瘤及骨盆不稳等严重并发症。③髂后取骨时,如果解剖分离超过髂后上棘外侧 8cm 时,就有损伤臀上神经的危险,臀上血管也可能因牵拉而被坐骨小切迹挤压损伤危险。因此,一定要小心分离和牵拉。④慎用吸收性明胶海绵或骨蜡止血,尽量使用局部缝扎消灭无效腔,压迫止血。吸收性明胶海绵可造成无菌性浆液渗出,骨蜡有延迟骨愈合的报道。⑤Jones 等发现以动力锯切取的全厚髂骨块强度要高于骨刀切取的骨块,可能是因为应用骨刀切取对髂骨块造成的微骨折有关。大多数骨科医生更习惯用骨刀取骨,有条件的可选用动力锯切骨,但要注意操作中用室温的生理盐水降温,避免局部温度过高导致骨细胞的坏死。

3．并发症

据文献报道,自体髂骨植骨的并发症的发生率为 9.4%～49%。Younger 等根据对患者日常生活的影响,将并发症划分为严重并发症和轻度并发症。严重并发症临床上少见,主要特点是住院时间延长,需再次手术或导致严重残疾。轻度并发症是指那些仅需简单治疗就可以缓解,且不留后遗症。将 6 个月以内的并发症称为围术期并发症,超过 6 个月的并发症称为后期并发症。综合起来分为:①急性重度并发症,如臀上动脉损伤、坐骨神经损伤、较大的血肿、深部感染、再次手术、输尿管损伤、假性动脉瘤和动静脉漏等。②慢性重度并发症,如致残性的长期疼痛、非可见的瘢痕、感觉异常的股痛症(meralgia paraes-thesia)、骨盆骨折、取骨区疝、骶髂关节失稳和步态异常等。③急性轻度并发症,如持续 3 个月以上、6 个月以内的感觉迟钝,表浅感染需引流等问题。④慢性轻度并发症,如 6 个月以上的感觉迟钝等。

第四节　同种异体骨移植

一、概述

同种异体骨移植已有 120 多年历史,但由于免疫排斥反应而导致的临床效果欠佳而进展缓慢。直到 20 世纪 60 年代,Herdon 等发现冷冻法处理后异体骨关节免疫源性明显下降,排斥反应明显减少,临床效果明显好于新鲜骨关节移植,才使同种异体骨移植逐步开始。特别是现代骨库的建立,消毒灭菌和贮存方法的不断进步,使同种骨移植在临床应用中更加安全、方便、实用。不仅为各种骨缺损、骨不愈合提供各种形状和大小的材料,并且可以避免取骨部位的并发症。

二、采集

(一)活体采集

一般为骨科或其他外科手术的废弃骨,如髋关节成形术取下的股骨头、胸部手术取下的肋骨等。一般要求在无菌下进行采集,置于双层无菌塑料袋中,在 -20℃以下条件下保存,2 周内送入骨库进一步处理。对于死亡供体,一般要求在 6 ~ 12h,在无菌状态下取骨,关节和骨分别处理后贮存备用。

（二）禁忌症采集

有以下病史者的骨组织禁忌症采集:①骨肿瘤。②全身或骨骼系统感染。③活动性肝炎及慢性肝炎黄疸。④性病和 HIV 抗体阳性。⑤有长期吸毒史。⑥有系统结缔组织病,如系统性红斑狼疮等。⑦代谢性骨病。⑧长期大量应用类固醇激素等。

同时,血清学监测为阴性。如①乙肝表面抗原、乙肝核心抗体、丙肝表面抗原和抗体。②HIV-1、HIV-2 抗体、HIVP24 抗原。③快速血浆反应素(RDR)、类风湿因子(RF)等,均要为阴性。

三、处 理

为了减少免疫反应,取骨后要进行物理或化学方法处理。目前应用最多的方法有以下 5 种。

（一）冷冻法

冷冻法特别适宜于关节的保存。将反复冲洗的移植物包装完毕后,放置于预冷库 12h,然后转入 -30℃冷冻箱,以每分钟降温 1℃ ~ 2℃的速度降温到 -30℃,再转入 - 80℃超低温冷冻箱保存备用。快速降温法可以避免液体结晶膨胀造成的骨细胞机械性破坏。当温度降到 -80℃时,80%可得到较好的临床效果。

（二）冻干法

冻干法是先将移植骨在冻结中脱水,即冷冻干燥。分预冷、升华除掉游离水、加温解析排出结合水和产品封装 4 个步骤。先将异体骨预冷至 - 70℃,再放入真空中继续降温,至残余水分降到总量 5%以下即可。

（三）煮沸和高压消毒法

此法虽可破坏骨的抗原,但亦可损害血管生长,使基质变形,骨愈合能力减弱,故不宜采用。

（四）化学药物法

常用的为 70%乙醇软骨保存液、1:1000 硫柳汞酊等来保存异体骨。国内更多的是使用70%乙醇,将异体骨用 1%苯扎溴铵(新洁尔灭)液浸泡 20min,然后放到 70%乙醇中密封保存。每 2 个月换乙醇 1 次。使用前常规细菌培养 3 次,均为阴性方可使用。

（五）放射线照射法

同种骨辐照灭菌是 20 世纪 80 年代在我国开展起来的。多利用 60 Co 释放的射线照射来达到灭菌的目的,此种方法对同种骨组织的灭菌和降低抗原性效果都比较好。但有研究表明,辐照射线可显著减弱皮质骨力学性能,使其脆性增加,易发生骨折,对松质骨影响较小。

四、转归

Burchardt 于 1983 年将同种异体移植骨与受体的愈合分为 3 型。

Ⅰ型:愈合过程与自体骨移植相似,移植 16 周后同种异体移植骨与宿主骨连接,这种方式占 20%。

Ⅱ型:愈合缓慢。表现为如下几种。①较多发生骨不连或延迟愈合。②移植骨周边被吸收。③移植骨内部也有吸收扩大现象,延伸至间质板层。④移植骨机械强度明显下降,表面供者与宿主的组织相容性抗原(MHC)差异较大。这种方式可占 60%。

Ⅲ型:没有修复征象,移植骨被吸收。这种方式占 20%。

五、在临床中要注意几个问题

(1)同种异体骨虽然具有低抗原性,特别是冻干骨,但较自体骨仍有较强的组织反应,如渗出等。所以要放置引流,防止皮下积液和污染。

(2)同种异体骨有低度的排异反应,局部抗感染能力差,术后必须预防性应用抗生素,且时间不少于 2 周。

(3)同种异体骨愈合过程缓慢,所以要有固定,保证植骨局部的稳定性。同种异体骨至少要 6 个月才能愈合,大的皮质骨段植骨,愈合时间更长,需要 1 年到 1 年半的时间。

六、同种异体骨的免疫性

新鲜同种异体骨移植后,会发生免疫排斥现象。排斥反应强度取决于移植骨与宿主抗原的差异程度。一般是在移植后,表现为局部淋巴细胞浸润,开始是血管周围,而后是移植骨浸润,致使供体血管闭塞,毛细血管玻璃样变,胶原纤维排列紊乱,新骨形成减少,最终导致移植骨疲劳骨折,甚至疏松吸收。

目前经过处理的深低温冷冻骨和冻干骨,被看成是无免疫源性植入物。但各种实验证明,这种免疫源性较新鲜同种异体骨明显减低的低温冷冻骨和冻干骨,仍能引起受者的免疫反应。排斥反应无疑是同种骨移植成败的关键因素。

因此,消除受体的免疫反应,是长期以来同种骨移植研究的重点。目前已有学者进行了同种异体骨移植中组织配型与移植骨预后关系的研究,大多数学者认为组织配型对同种骨移植是具有重要意义的,目前组织配型主要有 HLA –A、HLA –B、HIA –C、HLA –D 配型。

七、骨库

20 世纪 80 年代以后,随着美国组织库协会(AATB)技术手册和美国红十字会组织库标准的颁布,在世界范围内建立了大量的骨库。骨库的建立为骨移植材料安全、方便地使用提供了保证,骨移植的广泛开展得益于骨库的建立。

深低温冷冻骨和冻干骨是目前骨库的常规制备。我国于 1995 年在太原举办了全国首届骨移植研究会,经讨论制订了我国的"同种骨生产技术推荐标准"。这几年有多家骨库,获得了国家医疗器械产品注册证书,投入商业运行。

事实证明,同种异体骨临床疗效确切,避免了自体骨植骨来源有限、破坏正常结构的弊端。

骨库的使用,使同种异体骨使用更方便,制备方法更科学,复合骨髓的同种异体骨移植、复合自体骨和同种异体骨的复合移植等新方法的出现,使同种异体骨的临床应用越来越广泛,效果也越来越好。

第五节　软骨移植

创伤所致的关节软骨缺损和创伤性关节炎在临床上十分常见,大骨节病（Kashin-Beckdisease,KBD）、氟性关节病等慢性地方性骨病及骨性关节炎(Ooteoarthritio,OA)和类风湿关节炎(theumatoid arthritis,RA)等中老年常见病,在我国发病率亦很高,这些疾病主要的病理改变为关节软骨损伤。关节软骨虽具有耐用性和维持自身的能力,但成熟软骨对抗外伤和各种疾病的能力十分脆弱,极易引起损伤,加之软骨组织自身修复能力很差,这些损伤往往不能自身修复,从而产生疼痛、运动障碍,影响人们的生活和健康。关节软骨损伤性疾病具有极大的社会危害性,刺激人们去寻找各种方法来促进软骨的修复。

关节软骨损伤的治疗目的是恢复关节面的完整性,改善关节功能,防止关节退变加剧,完成缺损处的生物学修复。临床上,关节软骨有损伤症状时应积极进行治疗,防止进一步退变,尽量促使局部缺损处完成透明软骨修复过程,保留关节的功能。关节软骨损伤可进行非手术治疗,包括药物治疗、物理疗法等。手术方法的选择应根据关节软骨损伤的位置、分级以及患者年龄等多种因素综合考虑。

软骨移植是用完整的正常关节软骨植入软骨缺损区,以提供一个完全形成的关节软骨基质和能产生软骨基质的活的软骨细胞,具有保持软骨生物化学和生物机械特性的优点。骨软骨移植有新鲜自体移植、新鲜异体移植、延期储存异体移植、异种移植等几种方法。

一、自体骨软骨移植

20世纪60年代,人们就开始尝试以自体软骨移植来修复关节软骨缺损。自体软骨移植取材方便,移植后组织易成活且吸收较少,动物试验及临床应用证实移植软骨成活良好且长期保持稳定。

兔自体非负重区软骨替代负重区软骨进行的软骨缺损修复表明,移植软骨与受区牢固愈合,新生软骨为透明软骨,关节间隙正常及活动度正常。采用自体髌骨外侧软骨移植治疗兔膝关节软骨缺损,术后6周植骨全部成活,16周修复面可见典型的软骨细胞,面光滑,生化测定证实移植后软骨蛋白、胶原及细胞含量与正常接近。

Jacobs等1965年就报道了临床上用从髌骨、股骨髁或腓骨近端取下的自体软骨替换关节软骨面损伤,结果损伤关节面愈合良好,患者症状减轻,随访10年后,效果满意。Gautier等对11例距骨软骨缺损病变达Ⅲ级、Ⅳ级的患者行自体骨软骨移植术,缺损面积平均18mm×10mm,术后6~12个月患者即可慢跑,1年后可进行冲撞活动,距小腿关节CT显示移植物与周围正常组织紧密结合,其中3例患者行MRI检查示缺损面被正常关节成分所覆盖。Hangody等报道了152例软骨损伤患者,面积1.5~8.5cm²,进行了关节软骨移植,随访57例,修复率达90.7%,组织学证实病损部位60%~800%由透明软骨修复,20%~40%由纤维软骨修复。

自体骨软骨移植的改良型——镶嵌式骨软骨移植法(mosaicplasty)由1997年Hangody首先报道,此技术随后得到广泛应用。他从关节周围非负重部位,如髌骨沟的边缘或股骨髁后部,取出小的圆柱状骨软骨栓,将其植入负重区软骨或骨软骨缺损处恢复关节面;实验表明自体软骨能很好地填充缺损部位,底部与骨组织紧密结合,但侧壁的融合是通过纤维骨样组织连接;临床观察患者疼痛减轻,关节功能明显改善。董启榕等对6例膝关节软骨缺损患者,关节镜下在其非负重的软骨面上,用专用器械凿取圆柱状的骨软骨,移植至缺损区,结果随访2~24个月,患者临床症状消失,关节活动度正常,MRI显示原软骨缺损区软骨表面平滑,移植的骨软骨柱位置良好。镶嵌式修补法自体软骨取材有限,移植后局部会发生结构变化,关节面对合不良,且取材处存在分散状自身关节软骨缺损,会发生退化,造成骨赘形成。

二、异体骨软骨移植

异体同种骨软骨相对容易获得,不受面积大小限制。研究表明,新鲜和冷冻的异体关节软骨可减少关节疼痛,移植物的骨性部分愈合到宿主骨,软骨部分可行使关节面的功能。

新鲜同种异体骨软骨移植的远期成功率稳定在75%~80%,其软骨通过关节滑液取得营养,软骨下骨通过爬行替代再血管化而重新形成并保持完整性。对62例膝关节软骨缺损行新鲜异体骨软骨移植患者进行的长期随访,移植物10年存活率85%,15年为74%,关节功能恢复良好,10年HSSS(hospital for special surgery knee score)评分为83。126例新鲜异体软骨移植治疗123个膝部创伤后局限性骨软骨缺损的患者,长期随访的成功率为:5年95%,10年80%,15年65%。

由于新鲜异体骨软骨受时间和量的限制,有许多学者把目光转向了冷冻异体软骨。冷冻移植物可择期完成关节重建手术,并且有充裕的时间进行多项检测,防止供者可能带来的病毒或细菌感染,且可降低免疫源性。但是,软骨组织的保存还处于研究阶段。大多数的骨库都采用超低温冷冻或冷冻干燥的方法对大块关节移植物进行保存,这样的移植物复活后其中成活的软骨细胞极少,远远达不到维持正常关节功能的要求。在进行的新鲜及冷冻同种异体软骨移植的比较实验中,同种异体软骨移植可以成活,成活的软骨为透明软骨,新鲜软骨比冷冻保存后移植的成活率高。既往的研究表明,在冷冻保存之前对软骨组织进行冷冻保护剂的预处理是必需的。Tomford等在未经冷冻保护剂预处理的冷冻软骨组织中几乎找不到存活的细胞,而经过冷冻保护剂预保护的软骨组织中约有10%的细胞存活。人们试图通过选取更理想的冷冻保护剂或改变冷冻保护剂的浓度和浸泡时间来提高细胞的存活率，但并未取得突破性进展。随着保存方法的改进、有效免疫抑制剂的研发和大量使用，异体骨软骨移植的成功率将会进一步提高。

三、同种胎儿软骨移植

幼年或胎儿软骨骨骺均属未成熟的软骨，其免疫耐受性更强，优于成年软骨。同种异体游离骨骺移植实验充分利用骨骺组织本身所具有的生理塑性、逐渐骨化和具有一定免疫屏障的生理特性，成功地修复了股骨头部分坏死、股骨头与关节软骨缺损，并于实验中发现移植骨骺表层与关节软骨具有相似的组织结构。

无论何种方法保存，胎儿软骨的细胞活力要明显优于成人。进行冷冻保存的同种异体幼兔骨骺移植研究表明，移植术后 24 周移植物仍具有骺软骨的生理功能。分别用新鲜及冷冻的同种异体胎兔软骨对 50 例家兔进行移植，结果所移植软骨均成活，成活的软骨为透明软骨，且新鲜软骨比冷冻软骨成活率高，但软骨移植后有吸收及退行性变。新鲜胎儿软骨移植取材简单，免疫源性低，免疫耐受性强，软骨细胞处于未成熟状态可继续分化发育，与宿主区域相融性好，是修补关节软骨缺损的良好材料。

四、异种软骨移植

异种软骨来源广泛，许多学者对用此移植修复软骨缺损进行了尝试。牛扶幼等采用 4 种方法（γ - 射线辐射处理、0.5% 戊二醛磷酸缓冲液浸泡、- 80℃ 深低温保存和新鲜软骨移植）处理的猪软骨行异种移植，术后定期观察检测，结果显示猪肩胛骨是可作为异种移植代用材料的最佳供体之一；按异种移植后软骨抗原性降低和被吸收、变形、轻重等情况相比较，0.5% 戊二醛磷酸缓冲液浸泡 1 个月是保存猪肩胛骨的最佳条件。

猪被认为是用于异种移植的理想动物。但目前临床多选用 2 岁以下小牛软骨作为替代物用于治疗软骨缺损，其来源广泛、取材方便，缺点是移植后易吸收变形。陈壁等采用经戊二醛处理的小牛、小猪耳软骨和肋软骨植入兔及人体皮下作为耳再造和隆鼻术的支架、唇裂鼻畸形修复及缺损填充等 65 例，经 5 ~ 6 年观察无不良反应，也未见吸收。异种移植的首要障碍是人血清中的天然抗体与供体动物组织中的异种抗原相结合所致的排斥反应，这种反应的主要靶抗原是 A- 半乳糖残基（A - Gal）。

软骨移植修复软骨缺损取得了满意的疗效，不但可以减轻症状、改善关节功能，而且产生了透明样软骨修复组织。但是目前仍存在许多问题：还没有软骨移植和其他刺激关节软骨修复方法相比较的前瞻性随机研究；缺损区修复的组织不是正常关节软骨，而仅是透明样软骨，在外形上和正常软骨相比更加白、缺乏亮度、更加不透明，这种修复组织的功能及耐用性缺乏长期效果观察；功能的改善是否就是由新组织的形成引起，新组织是否延迟和保护了退化等。这些问题尚需深入地研究。

（冯晓英）

第四章 截 肢 术

第一节 截肢的适应症

一、周围血管疾病所致的肢体缺血坏死

按年龄段统计,50～75岁年龄组截肢率最高,该年龄组的截肢主要与糖尿病性或非糖尿病性血管疾病有关。糖尿病和动脉硬化都是全身性疾病,截肢时需要考虑组织愈合差、延迟愈合、容易感染的可能。截肢便于老年患者术后尽早行走,保留膝关节对术后功能康复十分重要。

二、严重创伤

截肢第二个最常见的适应症是创伤,而在50岁以下的患者中,创伤可能是最主要的指征。需要截肢的创伤多见于男性,常发生在下肢。急性创伤时,当肢体的血供受到不可修复的破坏,或肢体严重毁损以致不能进行合理的肢体功能重建,包括机械性损伤、烧伤、冻伤和电击伤,则需要进行截肢。

三、肢体严重的感染

急性感染如暴发性气性坏疽不能控制且危及生命的,需截肢去除病灶;慢性感染并发全身反应、慢性骨髓炎或骨折不愈合并发感染致肢体的功能严重受损;经久不愈的溃疡和窦道,肢体残留的功能不如安装假肢好;慢性窦道引起的局部恶变等,可行截肢术。

四、骨与软组织恶性肿瘤

良性肿瘤极少需要截肢,但若肿瘤巨大或对组织的破坏范围很大,局部切除后肢体丧失功能,可考虑截肢。原发肢体恶性肿瘤无转移扩散依据,常以截肢作为外科治疗手段,目的是在发生转移前切除恶性病变。已发生远处转移恶性肿瘤,有恶性疼痛可作为截肢的指征;若肿瘤破溃感染或病理性骨折出现严重疼痛,可通过截肢缓解疼痛。目前多采用保肢手术方法,如节段性切除合并骨移植或假体植入,因此对较为局限的恶性肿瘤,截肢的需要有所减少。

五、神经损伤致麻痹肢体并发经久不愈的营养性溃疡

神经疾病或外伤致肢体感觉障碍,继发神经营养性溃疡并感染,肢体功能完全丧失,是截肢和安装合适假肢的明显适应症。

六、先天性畸形

对于无法挽救的下肢先天性畸形如先天性肢体短缩或巨肢症,可采取适当平面截肢并安装假肢,改善其运动功能。对于自然病程明确,预计使用假肢可获得较好功能的病变如完全性腓侧半肢畸形和胫侧半肢畸形,可一期治疗,即在婴儿期或幼儿期将先天性发育不良的肢体部分或全部切除。对于其他病变如股骨近端局限性缺如,应先将假肢安装于病变肢体上,效果证明术后假肢的使用使肢体功能明显改善,才考虑截肢手术,即二期治疗。上肢发育不良者几乎从不采取一期治疗,二期治疗也只适用于10%以下的患者。与之相反,下肢发育畸形者有50%需要采用一期或二期治疗手段。极少单纯为外观需要而进行截肢。

第二节　截肢的手术原则

残肢要安装良好的假肢才能发挥最佳的代偿功能。理想的残肢有如下要求:①残肢要有一定的长度,残肢越长对假肢的悬吊、承重和控制能力越强。②残肢无畸形,关节活动好,肌力正常。③皮肤和软组织条件良好。④皮肤感觉正常,无幻肢痛和残肢痛。因此,医师需遵循一定的截肢原则使患者获得较好的残肢。

一、止血带的使用

截肢手术需要使用止血带,使操作更容易,先用驱血带驱血再上止血带充气。但因感染或肿瘤需截肢时,不宜驱血,而应在止血带充气前抬高肢体5min;缺血性病变如闭塞性动脉炎,肢体在已确定的截肢平面以上的组织亦处在相对缺血状态,不宜用止血带。

二、残肢长度的确定

残肢的长度对于假肢的安装和装配后的功能恢复有密切关系。应根据截肢平面和残肢长度所占原肢体长度的百分比,安装不同种类的假肢。首先应测量残肢的长度,确定其百分比。按照残肢长短命名为短、中、长残肢。

(一)上肢残肢长度的确定以相对健肢长度的百分比表示

上臂短残肢:残肢长度小于上臂长度的50%。

上臂中残肢:残肢长度为50%～90%。

上臂长残肢:残肢长度大于90%。

前臂极短残肢:残肢长度小于 35%。

前臂短残肢:残肢长度为 35% ~ 55%。

前臂中残肢:残肢长度为 55% ~ 80%。

前臂长残肢:残肢长度大于 80%。

(二)下肢残肢长度的确定

国际标准化机构(ISO)发表了试行草案。在大腿截肢时取坐骨高度为测定位,测定残肢的横宽,在这位置测定的残肢长度比横宽小的称为短残肢,大于横宽 2 倍以上称为长残肢,介于两者之间的称为中残肢;在小腿横截肢时取胫骨距小腿关节面为侧定位,测定残肢的横宽,残肢长度比横宽小的称为短残肢,大于横宽 2 倍以上称为长残肢,介于两者之间的称为中残肢。

另一种下肢残肢长度的确定法:在大腿截肢中,残肢长度是按照将股骨长度分为上、中、下各 1/3 来区分的,在各范围内截肢分别称为短、中、长残肢。而在小腿截肢中,一般是将在小腿 1/2 以下截肢的称为长残肢,在小腿 1/4 以上截肢的称为短残肢,介于两者之间的部位的截肢称为中残肢。

三、截肢平面的设计

基本原则是在去除病变的前提下,尽可能保留残肢的长度。由于全面接触式接受腔的应用和精良的假肢装配技术的发展,过去提出的为装配假肢所需要的截肢平面已不再重要。截肢残端只要愈合好、无压痛、构形合适,均可满意地佩戴假肢。因此截肢的平面主要决定于通过术中的判断,尽可能地保留残肢的长度,保证截除病变或异常的肢体。但某些部位,如足踝部,其截肢平面的确定另有特殊要求。

各种截肢适应症中,对由于周围血管疾患所致的肢体缺血坏死的截肢平面最难确定。除了肢体坏死范围外,还要综合考虑皮温、皮色、营养状况、手术时皮瓣出血以及侧支循环形成的程度,判断截肢平面伤口能否顺利愈合。还可应用多普勒检测踝部血压／肱部血压指数(ABI),若 ABI 指数在 0.35 以上(糖尿病者需 0.45),行膝下截肢可愈合。严重创伤截肢,尽可能保留存活组织和残肢长度。

因肿瘤截肢者视肿瘤性质确定平面。原则上,截肢平面与恶性肿瘤的部位需隔开一个关节。

因先天性发育异常而截肢的儿童,要考虑截肢平面的确定尽可能不影响骨骼的生长。能够做关节离断者尽量不做经骨截肢术,这既可以保留骨骺以保持残肢的生长,又可防止儿童经骨截肢后骨残端的过度肥大性生长。

(一)上肢截肢平面的选择尽可能地保留残肢长度,使其功能得到最大限度发挥

(1)手掌与手指截肢:尽量保留长度,尤其是拇指更应设法保留长度。

(2)腕掌关节离断:可以保留腕关节的部分运动。

（3）前臂远端截肢腕关节离断保留桡尺骨远端，可以保留前臂全部的旋转功能，是理想的截肢部位。

（4）前臂截肢尽量保留长度，残肢越长，杠杆功能越大，旋转功能保留的也越多。

当残肢长度保留80%，残肢旋转活动角度为10°。残肢长度保留55%，残肢旋转活动仅为6°；残肢长度保留35%，残肢旋转活动角度为0°。

（5）肘部截肢：由于肱骨内、外侧髁的膨隆，有利于假肢的悬吊、控制旋转；如果可以保留肱骨远端，肘关节离断是良好的截肢部位。肘关节侧方铰链的应用使肘关节离断后假手得到有效的应用。

（6）上臂截肢：长残肢有利于对假肢的悬吊和控制，应尽量保留长度。因上臂假肢的功能取决于残肢的杠杆力臂长度、肌力和肩关节活动范围。

（7）肩部截肢：尽可能保留肱骨头，圆形的肩部外形以利于安装假肢时接受腔的适配和悬吊，有助于假肢的佩戴。从生物力学观点，肱骨头的保留有助于假手的肘关节与手的活动。

（二）下肢截肢平面的选择

（1）足部截肢：截除晦趾不影响站立和正常行走，但影响快速行走的步态，应尽量保留近节趾骨，以保留踇母短屈肌的附着点。截除第2足趾可导致踇外翻。截除其他趾中的一个对足的功能影响甚小。

跖趾关节离断、跖骨间截肢和跗跖关节离断，不装假肢可以行走，但缺少趾的后推力，快步行走会出现跛行。

后足和踝部的截肢术中，效果最好的是Syme截肢术；其次是跗骨中仅留跟骨并使之与胫骨下端融合的截肢，如Boyd及Pirogoff截肢术。Syme截肢术有很多优点，避免了跗间关节截肢所致的严重马蹄畸形，避免了Boyd和Pirogoff截肢术后跟骨和胫骨下端间骨性融合的困难；既形成了个利于负重的残肢端，又使下肢的短缩恰到好处，便于佩戴假"足踝"结构行走。

（2）踝部截肢：Syme截肢，在距小腿关节上方截骨，将距骨及跟骨切除，保留跟骨下脂肪垫，将其与胫骨截骨面相缝合。Syme截肢的优点是残端有完整、耐磨、不易破溃的足跟皮肤，负重性能好、便于安装假肢。改良的跟骨反转术Pirogoff截肢，保留了跟骨后半部，将其翻转90°与胫骨相对合，保持了患肢的长度，负重面好，且术后可不安装假肢。

（3）小腿截肢：以中下1/3交界或腓肠肌的肌与腱交界处截骨为佳，一般截肢平面在膝下12.5~17.5cm。小腿远端因软组织少、血运不好，不是理想的截肢部位。

（4）小腿近端截肢：在胫骨结节以下截肢，保留髌韧带附着，其术后假肢功能明显优于膝关节离断假肢。

（5）膝关节离断：是理想的截肢部位，股骨髁的膨隆有助于假肢悬吊，大腿截肢的残肢皮肤直接与假肢接受腔相接触，对假肢的控制能力强。但安装假肢难度大，需要膝关节接头技术。在手术方面可采取削除股骨内、外、后髁，以减小股骨髁体积，适应症安装较美观的假肢。

（6）大腿远端截肢：应尽量保留长度。假肢四联杆膝关节结构，可用于任何大腿长残肢，取得良好的步态。

(7)大腿截肢:要尽量保留残肢长度。

(8)髋部截肢:如果有条件应保留股骨头和颈,在小转子的下方截肢,而不做髋关节离断。

(9)半骨盆切除:假肢的悬吊功能差,髂嵴对接受腔的适合及悬吊非常重要,坐骨结节对负重很重要,需设法保留髂嵴和坐骨结节。

四、残端组织的处理

(一)切口的设计

残端皮肤必须有良好的血运和感觉,有适当的活动性和伸缩力,而不显得多余;软组织臃肿或较大的狗耳样皮瓣不利于假肢安装。

以往强调手术切口的瘢痕不应置于残端负重部位,避免与假肢摩擦而发生溃疡。采用全面接触式假体接受腔接触承重,瘢痕的位置已不再重要;但瘢痕不应与骨端粘连,以免引起行走时疼痛。

在不同的截肢平面,皮瓣的设计不尽相同。皮瓣长度至少是受累肢体的半径。有时为了尽可能保留残肢的长度,宁可作不典型的皮瓣设计。上肢截肢多采用前后或左右等长皮瓣,皮瓣应略长于截骨部位肢体的半径。膝上大腿截肢宜采用前后等长皮瓣。小腿截肢需要加长的后方皮瓣,其皮瓣带有腓肠肌,实际上是带有腓肠肌内外侧头的肌皮瓣。踝以下截肢,应采用后侧长的皮瓣,因小腿后侧及跖底的皮肤血液循环丰富,足底皮肤耐磨。

深筋膜的切断应随皮瓣的形状,并在其和皮肤之间避免作不必要的分离。深筋膜的作用是覆盖骨端,避免皮肤和骨端粘连,而且有助于维护皮瓣的血运。

(二)肌肉的处理传统方法

将下肢残端做成圆锥形,适应症于插入式假肢接受腔装配的需要,但缺点是影响残肢功能的发挥,并发症较多。随着全面接触式接受腔假肢的应用,使下肢传统的末端开放式接受腔改变为闭合的全面接触、全面承重式接受腔,具有承重合理、穿戴舒适、功能满意、残肢血运良好等优点。

传统的处理方法是将肌肉环形切断,不缝合肌肉,其回缩的断端与截骨端在同一水平,肌肉失去附着点,进一步萎缩、退化和变性,形成圆锥状残端。现代的肌肉处理方法如下。

(1)肌肉固定术:肌肉在截骨端远方至少5cm处切断,形成肌肉瓣,保持肌肉原有张力,将肌肉与骨端缝合固定,给肌肉创造了新的附着点,防止肌肉在骨端滑动和继续回缩,可保证了收缩功能,大大减少了失用性萎缩的发生。但是对于周围血管疾病所致的肢体缺血坏死,如果截肢处软组织的血运已处临界状态时,禁忌症使用肌肉固定术。

(2)肌肉成形术:将相对应的肌瓣互相缝合,肌肉包埋骨端,使残肢末端形成圆柱形,便于全面接触全面承重假肢接受腔的装配。

（三）骨断端处理

避免骨残端过分剥离骨膜导致环状死骨形成，宜在肌肉回缩平面，环形切开骨干的骨膜，推开远侧骨膜，在切断骨膜的平面锯断骨干；将骨断端端缘锉圆，骨嵴处削平，避免顶压软组织；骨膜瓣闭合骨端髓腔，以保持髓腔内的正常压力梯度。前臂及小腿截肢时，尺骨、腓骨不需要多截除，可与桡骨、胫骨平齐，且两骨间可做融合，有利于形成圆柱形残端和安装假肢后完全接触、负重。锯骨时形成的骨碎屑应在闭合伤口前冲洗干净。

（四）神经处理

将神经游离，轻轻向远端牵至创口内，用锋利的刀片快速整齐切断，让近侧残端回缩到截骨平面以上的健康组织中。较大的神经切断前需用0.5%普鲁卡因注射。为预防神经瘤的形成和伴行血管出血，主张将神经残端用缝线结扎，或将神经外膜纵向切开，把神经束剥离，切断神经束，再将神经外膜结扎闭锁，使神经纤维被包埋在闭锁的神经外膜管内，切断的神经残端不能向外生长。

（五）血管处理

大血管分离钳夹切断，近端双重结扎及缝扎。在缝合残端之前应该放松止血带，仔细止血，即使是细小的血管也应完全止血，以免血肿形成。

（六）切口缝合及引流冲洗创口

清除血凝块及破碎组织，修理皮瓣，缝合筋膜及皮肤。根据截肢平面的高低和伤口大小，引流物可为橡皮片、半侧橡皮管、烟卷样物或硅胶管负压引流等。切口用大棉垫包裹加压包扎，减少渗出和残端肿胀。术后48~72h取除引流。

五、开放性截肢

开放性截肢是指残肢皮肤不能一期闭合创面，至少要进行两期手术才能获得比较满意的残肢，因此必须进行延迟手术闭合创口，如二期修复术、再截肢术或成形术等。开放截肢的目的是预防和减少感染的发生，最终可以闭合残肢伤口。因此，开放截肢的手术适应症是感染肢体，有严重广泛组织创伤并有严重异物污染的肢体。

开放截肢分为两大类，即翻转皮瓣的开放截肢和环形开放截肢。一般应用翻转皮瓣的开放截肢，因为它引流充分，并且可以在10~14d后不需要缩短残肢的情况下闭合伤口。其方法是按照截肢部位的要求设计好前后方皮瓣，要比正常截肢皮瓣略长，将皮瓣边缘向内翻转，与皮瓣根部的筋膜相缝合，使皮瓣变成封闭的皮管。暴露的创面用凡士林油纱布和无菌敷料包扎，经过换药处理，创面新鲜、条件好转即可行二期手术，将皮管铺开，闭合伤口。与此相反，环形开放截肢，伤口闭合的时间要延长，因为它需要持续的牵引皮肤和软组织，直到有足够的长度覆盖残肢端，才能闭合伤口，且留有较大的瘢痕，给假肢装配造成困难。故一般环形开放截肢的二期处理方法是采用再截肢，则使残肢短缩。

第三节 截肢术术后处理

一、创口处理

术后 48～72h 无引流液,拔出引流物。术后 10～14d 切口拆除缝线。

二、关节挛缩畸形的防止

患肢抬高减轻残肢肿胀。大腿或小腿截肢后,可使用石膏或夹板将髋或膝关节固定于伸直位,但需尽早去除,以利早期关节动能锻炼。下肢截肢患者可及早扶拐下地活动,早期活动可防止关节继发性屈曲挛缩畸形,避免影响假肢的安装和使用。

三、软绷带包扎

残肢用绷带或弹性绷带加压包扎,但不能有效地加压限制血肿形成和肿胀的发生。由于残端疼痛,残肢易采取不良体位,如小腿截肢后膝关节屈曲,大腿截肢后髋关节屈曲外展,造成关节挛缩畸形。上述情况均不利于残肢尽早定型和假肢的装配。

四、硬绷带包扎

手术结束时,将残端用敷料及绷带包扎,骨突部位用毡垫保护,外层用石膏绷带包扎成假肢帽,优点是压迫均匀、固定可靠,有效地减少残肢肿胀,使残肢尽早定型,确保了肢体的正确体位,避免了关节挛缩畸形,为尽早安装正式假肢创造条件。

五、术后即装临时假肢

临时假肢的安装是在手术台上完成,称为截肢术后即装临时假肢。由于接受腔的压迫,限制了残肢肿胀,加速了残肢定型,减少了幻肢痛,术后尽早离床。

第四节 截肢术后并发症的处理

一、出血和血肿形成

由于主要血管结扎不可靠而大出血,虽然少见但需加以警惕,因此较大的截肢术后应常规在床头备好野战用止血带。重要血管的出血就在应用止血带下急送手术室手术止血。闭合前仔细止血,使用引流条或引流管可最大限度地降低血肿形成的机会。任何血肿必需抽出,并在残端受累的区域牢固加压。

二、感染

周围血管病变尤其是糖尿病患者截肢术后易并发感染,所有脓肿都必须彻底引流,选择使用合适的抗生素。

三、坏死

皮缘的轻微坏死可采取保守治疗,但可能延迟愈合。皮肤和深层组织的严重坏死常表示残端血供不足,应迅速做近端平面的再截肢术。

四、残端肿胀

术后即刻装配临时假肢,用硬的石膏绷带包扎,可明显限制和减少残肢肿胀。对没佩戴临时假肢而发生的残端肿胀,可用弹力绷带加压包扎,消肿。如仍无效,应查找肿胀的原因,是否为静脉或淋巴回流障碍、局部软组织炎症或其他元凶,分别加以解决。同时可加强残肢肌肉的功能训练、采用理疗等。

五、残肢关节挛缩

原因多是截肢后肌力不平衡、术后患肢较长时间放置在不正确的体位、护理不当以及没有及时进行功能训练等。关节挛缩畸形影响假肢的装配。术后应用石膏托保持髋、膝关节于中直位,应避免在卧位时残肢下垫枕或长时期取坐位而致的膝关节屈曲挛缩和髋关节屈曲、外展位挛缩。一旦发生轻度或中度挛缩,可通过正确放置残肢、轻柔地被动拉伸关节和加强控制关节的肌肉力量来治疗。严重挛缩需要应用楔形石膏技术或者手术松解挛缩带治疗。

六、幻肢感

几乎每个患者在截肢后都会感觉到截除的肢体仍然存在,伴有针刺感、压力感或麻木感。不影响假肢的佩戴,大多会逐渐消退。

七、幻肢痛

发生机制尚不明确,有 5%~10%患者发生此症,尤以截肢前有疼痛史,如血栓闭塞性脉管炎者,截肢后易有幻肢痛发生,为整个患肢的疼痛,持续存在,夜间尤重,与神经瘤所致疼痛不同。大多能自行消失,截肢后尽早装配临时假肢,有助于症状的消失。如疼痛剧烈,可用止痛药或对症处理。

八、神经瘤

神经的断端常会形成神经瘤,大约有 10%为痛性神经瘤。疼痛常与神经残端的血供不佳、神经纤维的种类和是否被瘢痕组织压迫和牵拉有关。可由压迫或叩击病灶部位引起,并有放射感。在近端整齐切断神经,使其回缩远离截肢端进入正常软组织,常可有效地防止出现疼痛性神经瘤。配备假肢时在神经瘤处应避免压力刺激。保守治疗失败后,应将神经瘤切除,使残端回缩至健康肌肉间隙中。

(冯晓英)

第五章 骨科微创技术

一、概述

微创技术是 20 世纪后期兴起的一项新的外科技术。自从 1985 年英国泌尿外科医生 Pay-ne 和 Wickham 首次提出"微创外科"（minimally invasive surgery，MIS）的概念，1987 年法国医生 Mouret 成功施行了世界首例腹腔镜胆囊切除术以后，"微创外科"才逐渐被接受。目前微创外科技术还没有确切的定义，通常是指以最小的侵袭和最小的生理干扰达到最佳外科疗效的一种新的外科技术，它不是独立的新学科或新的分支学科，而是一种比现行的标准外科手术具有更佳的内环境稳定状态、更小的手术切口、更轻的全身反应、更少的瘢痕愈合、更短的恢复时间、更好的心理效应的手术。随着医用手术器械高精技术、生物计算机技术、影像数码成像技术、组织工程技术、基因技术和纳米材料技术的迅猛发展，促进了微创骨科技术的发展，拓展了骨科手术种类。骨折治疗中微创技术的应用，关节镜介导的微创技术，微创全髋、全膝关节置换术，内镜辅助的脊柱微创技术，经皮椎体成形术，计算机辅助外科导航系统微创技术等在脊柱外科手术、全髋与全膝关节置换手术、股骨内固定手术、膝关节成形手术、骨盆截骨与内固定手术等临床治疗中的应用，使传统骨科手术理念前进了一大步。同时，微创技术应用于显微外科，成为减少供区破坏、保存美观的有效手段。

微创骨科的观念是在大量微创骨科意识的信息中产生。没有微创骨科意识的医生不能称为合格的骨科医生。当我们治疗一种疾病时，头脑中就应该想到如何做到微创，尽可能减少组织创伤，尽量缩短疗程，尽早恢复功能，尽可能节约费用。有了微创骨科意识才能树立明确的微创骨科观念，才会更多地思索、创造微创骨科技术。因此，微创骨科意识是一种思想、品德和境界，是微创骨科观念的基础，而微创骨科观念是微创骨科意识的升华。微创骨科观念包括"微创入路观念、微创复位观念、微创切除观念、微创固定观念、微创融合观念"。从微创骨科意识到微创骨科观念是一个质的改变，有了微创骨科观念才能挑战微创骨科技术，思索新的入路方式，设计新的手术器械，创造新的手术方法。有了微创骨科观念才会在诊断上要求更正确，在操作上要求更安全，在治疗上要求更完善。

微创骨科技术的本意是以最小损伤达到最佳治疗效果。微创骨科技术是微创骨科意识和微创骨科观念发展的必然结果。微创骨科技术是一门高精技术、科学技术。微创骨科技术并非完全代替传统骨科技术，它脱胎于传统骨科技术，而传统骨科技术的一般处理原则和操作方法仍然适用于微创骨科技术的实践。微创骨科技术能否真正取得与传统手术相同、相似或更佳的疗效，需要运用循证医学方法来分析评价其可行性、安全性、近远期效果。我们必须重视并防止开展微创骨科技术过程中所产生的负面问题。

21世纪的"微创外科"具有诱人的前景，"微创外科"作为有创手术和无创手术发展的桥梁，将外科学带入一个全新的境界，并将成为21世纪骨科领域新的生长点和技术领域，具有广阔的发展前景。与其他疾病的诊疗一样，骨科疾病的诊疗也可能会从人体、细胞、分子水平走向基因水平，外科医生的双手将从传统开刀手术中解脱出来，进入操纵内镜和微创器械的微创手术时代，进一步发展将走向由外科医生指挥机器人来完成的极微创或无创时代。这是人类社会进步和现代科技高速发展的必然，并不意味着外科医生的消亡，反而意味着对外科医生的更高要求。

二、微创技术在创伤骨科的应用

骨折治疗理念已经从坚强固定模式转移到生物固定模式，不再强调骨片间加压和骨折坚强固定，而是强调间接复位，恢复长骨的长度、轴线排列和旋转对位，提供相对稳定的固定方式，其中心是保护骨折端局部的血供，为骨折的愈合维持良好的生物学环境。由此，微创成为创伤骨科不可缺少的重要原则和治疗手段。

髓内钉固定技术可以称得上微创。因为髓内钉固定技术只需要在远离骨折部位的皮肤上做一个小切口，通过开孔器在正确部位开孔，将髓内钉插入髓腔中，对骨折进行闭合复位，既不切开骨折处的皮肤，更不剥离骨折片的骨膜，不扰乱骨折部位的生物学环境，促进骨折愈合，降低感染的发生率。在没有禁忌症的患者，髓内钉技术已经成为长骨干骨折首选的治疗手段和方法。计算机导航技术的应用，更是如虎添翼，既提高手术的准确度，又减少患者和手术医生的放射线暴露，两全其美。

用外固定支架固定骨折，固定螺钉在远离骨折的部位经皮钻入骨干，同样不扰乱骨折处生理环境，符合微创的原则。只是由于固定杆远离骨干，存在一定的力矩，加上固定螺钉的弹性，固定的稳固性存在问题，尤其是用于固定股骨干骨折时常常发生固定丧失和骨折再移位，甚至导致骨连接迟缓或不连接，因此临床上多用于开放性骨折早期处理的临时固定，为创口的处理提供方便，一旦条件适宜，就改作内固定。

对于关节内骨折和许多干骺端骨折，切开复位往往不可避免。即使在这种情况下，手术医生也不应当忘记微创的原则。临床上，越来越多的医生采用有限切开内固定结合外固定支架的方法，实现骨折的复位和固定，既最大限度地减少手术创伤对骨折片血供的破坏，又达到尽可能解剖复位满足肢体功能恢复的需要。当然，外固定支架的稳定性需要改善，这有赖于器械的改进和应用技术的完善。现在临床使用的外固定支架有多种，各有千秋，但原则是一致的，既追求稳固又不失简便，甚至有带关节的支架，更是实现动与静的结合，在提供固定的同时允许适度的活动,在很多情况下发挥独特的治疗效果。

微创稳定系统(less invasive stabilization systern,LISS)的问世,为膝关节周围,包括股骨远端、股骨髁间、胫骨平台和胫骨近端骨折的治疗提供了崭新的手段和方法。LISS 不是一种传统意义上的内固定钢板,而是一种外固定支架式的内固定钢板。它和外固定支架的相同点在于:螺钉的头部和钢板的螺孔之间有互相匹配的螺纹,螺钉旋紧后,螺钉和钢板浑然一体,为骨折提供很好的角稳定性,作用犹如外固定支架。它和外固定支架的不同点在于:LISS 是置于体内,螺钉不与体外沟通,不会产生外固定支架所固有的钉道感染的并发症。LISS 钢板的形状设计成与骨的解剖轮廓一致,骨端区域的自钻锁钉的位置与角度又经过精确的计算,和钢板组合锁定后有很强的角稳定性,特别适合于骨质疏松的患者及假体周围骨折的固定。当然,LISS 也有一定的适应症,它适用于胫骨的多段骨折,而对于胫骨中、下段的单一横形骨折,并不适合。此外,由于不暴露骨折端,对于一些相对复杂的骨折而言,要达到满意的复位可能较为困难,有时会完全依赖于手术医生的经验及技巧。不过,以 LISS 为代表的新一代微创内固定技术预示着创伤骨科的发展的未来,也许不容置疑。

内镜的临床应用开创了微创外科的先河,关节镜则是它在骨科的主要代表。从原先的膝关节镜到目前的肩、肘、腕、距小腿关节镜,关节镜技术得到了迅速的发展,在创伤骨科领域的应用前景愈加广阔。以膝关节镜而言,它不仅能简单处理半月板损伤及滑膜疾病,还可以做半月板移植、前后交叉韧带的重建及软骨缺损的移植,现在发展到关节镜监护下完成胫骨平台、胫骨髁间骨折和其他关节内骨折的复位与固定,一改传统关节内骨折切开复位内固定的手术方法,建立了微型切口、创伤小、出血少、围手术期疼痛少、住院时间短、术后康复快的关节辅助手术,体现了"微创手术"的精髓。不过,关节镜下内固定手术还存在相对比较烦琐,费用较高和适应症比较局限等问题,需要研究解决,以便使关节镜成为创伤骨科的常规技术,提高创伤微创治疗的效果和水平。

(冯晓英)

第六章　骨伤的中医疗法

中西医结合治疗骨伤科疾病是从整体观念出发,正确贯彻动静结合、筋骨并重、内外兼顾、医患合作的治疗原则。因此,在中西医结合骨伤科的治疗中,既要重视局部情况,更要重视机体整体的情况,把局部与整体、内治与外治、功能锻炼与休息固定辩证地统一起来,运用辨病治疗或辨证治疗的方法采取有针对性的治疗措施,予以治疗。临床上可根据病情的需要,正确地选用手法、手术、固定、练功、内外用药等多项治疗措施。

第一节　骨折与关节脱位的复位

治疗骨折时,必须在继承中医丰富的传统理论和经验的基础上,结合现代自然科学(如生物力学和放射学等)的成就,贯彻固定与活动统一(动静结合)、骨与软组织并重(筋骨并重)、局部与整体兼顾(内外兼治)、医疗措施与患者的主观能动性密切配合(医患合作)的治疗原则,辩证地处理好骨折治疗中的复位、固定、练功活动、内外用药的关系,尽可能做到骨折复位不增加局部组织损伤,固定骨折而不妨碍肢体活动,因而可以促进全身气血循环,增强新陈代谢,骨折愈合和功能恢复齐头并进。并可使患者痛苦轻、骨折愈合快。

复位是将移位的骨折段恢复正常或近乎正常的解剖关系,重建骨骼的支架作用。在全身情况许可下,复位越早越好。复位的方法有两类,即闭合复位法和切开复位法。闭合复位通常又可以分为手法复位和持续牵引复位。持续牵引既有复位作用,又有固定作用。

应用手法使骨折复位,称手法复位。手法复位的要求是及时、稳妥、准确、轻巧而不增加损伤,力争一次手法整复成功。

一　复位标准

1．解剖复位

骨折之畸形和移位完全纠正,恢复了骨的正常解剖关系,对位(指两骨骨折端的接触面)和对线(指两骨骨折段在轴线上的关系)完全良好,称为解剖复位。

2．功能复位

骨折复位虽尽了最大努力,某些移位仍未完全纠正,但骨折在此位置愈合后,对肢体功能无明显妨碍者,称之为功能复位。对不能到达解剖复位者,应尽力达到功能复位。但滥用粗暴方法反复多次手法复位,或轻率采用切开复位,却又会增加软组织损伤,影响骨折愈合,并可引起并发症。功能复位的要求按患者的年龄、职业和骨折部位的不同而有所区别。例如,治疗老年人骨折,首要任务是保存其生命,对骨折复位要求较低。然而,对于年轻的舞蹈演员、体育运动员,骨折的功能复位则要求很高,对位不良则影响其功能。关节内骨折,对位要求更高。

对线:骨折部的旋转移位必须完全矫正。成角移位若与关节活动方向一致,日后可在骨痂改造塑形有一定的矫正和适应症,但成年不宜超过10°,儿童不宜超过15°。成角若与关节活动方向垂直,日后不能矫正和适应症,故必须完全复位。膝关节的关节面应与地面完全平行,否则,关节内、外两侧在负重时所受压力不均,日后可以继发创伤性关节炎,引起疼痛及关节畸形。上肢骨折在不同部位,要求亦不同,肱骨干骨折一定程度成角对功能影响不大;前臂双骨折若有成角畸形将影响前臂旋转功能。

对位:长骨干骨折,对位至少应达1／3以上,干骺端骨折对位至少应达3/4左右。

长度:儿童处于发育时期,下肢骨折缩短2cm以内,若无骨骺损伤,可在生长发育过程中自行矫正,成人则要求缩短移位不超过1cm。

二、复位前准备

1．麻醉

骨折复位应采用麻醉止痛,便于复位操作。《三国志·魏书方技传》记载了汉·华佗运用麻沸散内服麻醉施行手术的实例。晋·葛洪运用羊踯躅(即闹羊花)、草乌等作麻醉药物。唐·蔺道人《仙授理伤续断秘方》认为凡整骨都要先服麻醉药。元·危亦林《世医得效方》指出:"草乌散治损伤骨节不归窠者,用此麻之,然后用手整顿","擳扑损伤,骨肉疼痛,整顿不得,先用麻药服,待其不识痛处,方可下手。"说明了麻醉整复骨折、脱位的方法。近代随着科学的发展,临床中可选用针刺麻醉、中药麻醉、局部麻醉、神经阻滞麻醉等,还可,配合应用肌肉松弛剂,对儿童必要时可采用氯胺酮麻醉或全身麻醉。但对简单骨折,完全有把握在极短时间内获得满意复位者,也可以不用麻醉。

麻醉特别是全麻前,对全身情况应有足够估计。局部麻醉是较安全实用的麻醉方法,常用于新鲜闭合性骨折的复位。局部麻醉时,无菌操作必须严格,以防骨折部感染。在骨折局部皮肤上先作少量皮内注射,将注射针逐步刺入深处,当注射针进入骨折部的血肿后,可抽出暗红色的陈旧血液,然后缓慢注入麻醉剂。四肢骨折用普鲁卡因或利多卡因注射液10～15ml。麻醉剂注入血肿后,即可均匀地分布于骨折部。裂缝骨折无明显血肿时,可在骨折部四周浸润。通常在注射后10min,即可产生麻醉作用。

2．摸诊

《医宗金鉴·正骨心法要旨》云:"摸者,用手细细摸其所伤之处,或骨断、骨碎、骨歪、骨整、骨软、骨硬,筋强、筋软、筋歪、筋正、筋断、筋走、筋粗、筋翻、筋寒、筋热以及表里虚实,并所患之新旧也。先摸其或为跌仆,或为错闪,或为打撞,然后依法治之。"

在麻醉显效后、使用手法复位前,要根据肢体畸形和 X 线照片的图像,先用手细摸其骨折部,手法宜先轻后重,从上到下,从近端到远端,要了解骨折移位情况,做到心中有数,胸有成竹,以便进行复位。

3. 复位基本手法

四肢各部分都有彼此要相互拮抗的肌肉及肌群。在复位时,应先将患肢所有关节放在肌肉松弛的位置,以利于复位。

第二节 手法治疗

手法是医者用手施行各种术式,直接作用于患者体表的特定部位,以进行治疗疾病的一种技术操作。中医传统手法对骨伤科疾病的治疗有着丰富的经验和严格的要求。如《医宗金鉴·正骨心法要旨》所言:"夫手法者,谓以两手安置所伤之筋骨,使仍复于旧也。"由此可见,中医把手法视为恢复所伤之筋骨原有的形态和功能的重要方法。

手法具有整复移位、消瘀散结、松解关节粘连、保健强身的作用,它是促进肢体功能恢复的重要方法,有时可起到药物治疗不易达到的效果。《医宗金鉴·正骨心法要旨》说:"手法者,诚正骨之首务哉。"

临床上根据手法的作用,将其分为治骨手法和治筋手法两大类。治骨手法又分为整骨手法和上髎手法两类。手法操作时应做到及时、稳妥、准确、轻巧而不加重损伤。

一、整骨手法

整复、固定和功能锻炼,是治疗骨折的三个基本步骤。骨折整复的目的在于使移位的骨折端恢复正常或接近正常的解剖位置,为重建骨骼的支架作用创造条件。骨折整复的标准有二,即解剖复位和功能复位,解剖复位是指骨折的畸形和移位完全纠正,恢复了骨的正常解剖关系,对位、对线完全良好;功能复位是指骨折在整复后,无重叠移位,或仅有轻微的重叠移位,旋转、成角畸形基本得到矫正,肢体力线基本正常,长短大致相等,骨折愈合后,肢体功能可以恢复到满意程度,不影响患者在生产和生活上的活动需要。

清·吴谦《医宗金鉴·正骨心法要旨》总结为摸、接、端、提、按、摩、推、拿八法(旧八法),现经过古代文献整理,结合西医学,通过实践,总结出新整骨八法。

(一)手摸心会

是施行手法的首要步骤,且贯穿于整复过程的始终。在骨折整复前,术者必须用手仔细地在骨折端触摸,先轻后重,由浅入深,从远到近,结合患者肢体的实际情况和 X 线片上显示的骨折端移位的方向,在术者脑中对于各种情况进行联贯起来的思索,构成一个骨折移位的立体形象,以达到"知其体相,识其部位,一旦临证,机触于外,巧生于内,手随心转,法从手出"的目的。

(二)拔伸牵引

主要是克服肌肉拉力,矫正重叠移位,恢复肢体的长度。按照"欲合先离,离而复合"的原则,由两助手分别握住骨折远近段,按肢体原来位置,即顺畸形方向进行拔伸,把刺入骨折部周围软组织内的骨折断端慢慢地拔伸出来,然后将骨折远端置于与骨折近端一致的方向进行牵引,使重叠的骨折端拉开,为施行其他手法打好基础。牵引力的大小因人、因部位而定,必要时行骨牵引,如股骨干骨折。

(三)旋转回绕

主要用于矫正有旋转及背向移位的骨折。旋转手法施用于牵引过程中,以远段对近段,使骨折的远近两段恢复在同一轴线上。回绕手法多用于骨折断端之间有软组织嵌入的股骨干或肱骨干骨折,或背对背移位的斜面骨折。回绕时注意避免损伤血管神经。手法时应先加重牵引,使骨折端分开,嵌入的软组织常可自行解脱,然后放松牵引,施行手法。

(四)屈伸收展

多用于有移位及成角畸形的关节附近的骨折,或关节内骨折。因为关节附近骨折的近关节的骨折段太短,不易用手握持固定,而且受单一方向的肌肉牵拉,因此,在操作时,在牵引的基础上,只有将远侧骨折段同与之形成一个整体关节远段肢体,采用或屈、或伸、或收、或展的手法,共同牵向近侧骨折段所指的方向. 以便能配合其他的手法用来矫正骨折的成角和移位(如单轴性关节中的肘关节、膝关节)。伸直型肱骨髁上骨折,需在拔伸牵引下屈肘,而屈曲型则需在拔伸牵引下伸肘。对多轴关节,如肩关节附近的骨折,一般在三个平面上移位(矢状面、冠状面及水平面),复位时要改变几个方向,才能将骨折复位。如肱骨外科颈内收型骨折,应先在内收内旋位拔伸牵引,而后外展,再前屈上举至头顶,最后内旋叩紧骨折,慢慢放下上举的肩关节,才能矫正骨折断端的嵌插重叠、向外向前的成角及旋转移位。

(五)成角折顶

用于矫正肌肉丰厚的横断或锯齿形骨干骨折。重叠畸形经牵引,不能矫正者,即以两拇指并列抵压骨折突出的一端,以两手其余四指重叠环抱骨折下陷的一端,在牵引下,两拇指用力挤按突出的骨端,并使骨折处的成角加大,估计骨折远近段断端的骨皮质已经对顶相接,再突然用环抱的四指将下陷的骨端猛向上提,进行反折,同时拇指继续下按突出的骨端,这样便能矫正移位的畸形。

(六)端挤提按

重叠、旋转、成角畸形矫正后,侧方移位就成为骨折的主要畸形。对侧方移位,可用拇指直接用力,作用于骨折断端迫使就位。以人体中轴为界,内、外侧移位(即左、右移位)用端挤手法;前后侧移位(即上、下移位)用提按手法。操作时,用一手固定骨折近端,另一手握住骨折远端或外端内挤或上提下按。部位要准确,用力要适当,着力点要稳。

（七）夹挤分骨

用于矫正并列部位的双骨折移位,如尺桡骨、胫腓骨等。骨折段因骨间膜的牵拉而成角移位及侧方移位致互相靠拢时,术者可用拇指及食、中、示指由骨折部的两面(掌背面或前后面),夹挤两骨间隙,使骨间膜张开,靠拢的骨折断端便分开,这样并列的双骨折就能像单骨折一样一起复位。

（八）摇摆触碰

在横形或锯齿形骨折整复时,断端之间仍可能留有裂隙,用该法可使骨折面紧密接触。术者两手固定骨折部,让牵引骨折远端的助手沿骨干纵轴方向左右或上下稍稍摇摆骨折远端,使骨擦音变小直至消失。若骨折发生在于骺端,则可沿纵轴轻叩骨折远端这有利于骨折端的紧密对合,整复可更加稳定。

二、整复脱位手法

关节脱位或称脱臼,亦称脱骱、出髎。整复关节脱位的手法谓之"上骱"、"上髎"。对急性外伤性关节脱位,应争取在适当的麻醉下早期手法复位。对绝大多数关节脱位的患者都可以通过闭合手法复位而获得满意的效果,即使某些合并有骨折的脱位,在关节脱位整复后骨折也随之复位。对陈旧性脱位在2个月以内者,如无外伤性骨化性肌炎、骨折、明显的骨质疏松等并发症,仍可试行手法复位或先行持续牵引后手法复位治疗。

正确的手法复位,可不使关节周围软组织再受损伤,对功能的恢复有着重要的意义。上骱手法从总的原则上与正骨手法相一致,但有其特点。清·胡廷光《伤科汇纂·上髎歌诀》说:"上髎不与接骨间,全凭手法及身功,宜轻宜重为高手,兼吓兼骗是上工,法使骤然人不觉,患如知也骨已拢。"突出强调拔伸牵引力量与手法灵巧的重要性。手法复位时,应根据各关节的不同结构和脱出的方向和位置,灵活选用拔伸牵引、屈伸收展、旋转回绕、端提挤按等手法,利用杠杆原理将脱位的骨端轻巧地通过关节囊破裂口返回至原来位置。

三、治筋手法

治筋手法,又称理筋手法,俗称按摩推拿疗法。治筋手法在筋伤疾病的治疗中运用十分广泛。筋伤早期,恰当地运用手法,能收到舒筋活络,宣通气血,解除肌肉痉挛、消肿止痛的良好效果。筋伤后期,手法是治疗筋伤的重点。手法具有调和气血,疏通经络,剥离粘连的作用,它是损伤后期功能恢复治疗中不可缺少的环节,能取得药物治疗不易达到的效果。

手法应用必须遵循辨证施治的原则,因人有老少,体有强弱,伤有轻重,证有虚实,肌肉有厚薄之不同,受伤组织有皮肉、筋骨、关节之分,治疗部位有大小之别。手法的轻重须适宜,以不引起患者剧烈疼痛为度。一般在急性损伤或损伤早期,手法以轻柔为主。在临床上,凡新伤肿胀较重或伴有肌肉断裂者,多不主张在局部按摩,以免加重组织损伤。陈伤治疗,除重点使用理筋手法外,有关节粘连者,应注意及时施以关节功能活动手法。肢体经络寒凝湿滞,患处喜热畏寒,遇冷痛加重者,应加强搓、摩等手法,以温煦肌肤,透达腠理。

治筋手法可分为理筋手法和关节活动手法两大部分。目前国内有不同流派上百种手法。将各种手法进行分门别类,确定其施术机制,将诸多治筋手法归纳为 20 种基本手法,即推法、拿法、按法、摩法、捋顺法、弹拨法、归挤法、滚法、戳法、揉捻法、搓法、散法、点穴法、击打法、振法、屈伸法、旋转法、摇法、扳法、抖法等。

第三节　固定方法

固定是治疗骨伤科疾病的一种重要手段。骨折整复后,必须进行固定,方能使已整复的骨折继续保持在良好的位置,直至骨折端愈合,关节脱位整复后和急性筋伤,为了有利于筋肉、关节囊的修复,常也需要进行固定。某些骨关节疾病,如骨关节结核、化脓性骨髓炎以及矫形术后和关节融合术后,亦需采用固定。固定的方法有外固定和内固定两种。

一、外固定

(一)夹板固定法

小夹板局部外固定治疗骨干骨折已有几千年的历史,积累了丰富的临床经验,随着现代科学技术的发展,夹板的规格已统一化,治疗上已趋于标准化,使并发症的产生大大减少。

1.夹板材料

多由杉树皮、柳木板、硬纸板等内加衬垫制作而成,这是因为这些材质具有一定的可塑性、韧性、弹性和易透性。对于手指、足趾、掌骨、跖骨等小骨的骨折,或婴幼儿的骨折,可使用小竹片、硬纸板或铝板。夹板固定的优点是取材方便,一般不需固定上、下关节,便于早期进行功能锻炼。同时,利用功能锻炼时肌肉的收缩力,使肢体直径增大,夹板和固定垫与肢体间的压力增大,产生固定力和一定程度的侧方挤压力,有一定程度的逐渐矫正侧方移位的作用。

夹板局部外固定是从肢体的生理功能出发,根据肢体运动学的原理,通过①布带对夹板的约束力。②夹板对骨折断端的弹性固定力。③纸压垫的效应力。④充分利用肌肉收缩活动时所产生的内在动力。⑤骨折端的啮合力,使肢体内部动力因骨折所致的不平衡重新恢复到平衡。其固定的原则是:①应用力量相等而方向相反的外固定力,抵消骨折端的移位倾向力。②以外固定"装置"的杠杆来对抗肢体的内部杠杆。③通过外固定装置和患者的自觉活动与努力,可把肌肉收缩活动由使骨折移位的消极因素转变为维持固定、矫正残余畸形的积极因素。

夹板的长度随患者肢体长度而选定,分超关节固定和不超关节固定两种。所用夹板宽度总和应小于患肢周径。约为患肢周径的 4/5,使每块夹板之间留有间隙。《仙授理伤续断秘方》指出:"凡夹缚用杉木皮数片,周围紧夹缚,留开皆一缝。"夹板过宽过窄,均可影响固定的可靠性。夹板的厚度一般为 2~4mm,股骨的夹板可以稍厚一些。

2.固定垫

利用固定垫所产生的压力或杠杆力,作用于骨折部,以维持骨折断端在整复后的良好位置。固定垫的制作,可选用质地柔软、有一定弹性及支持力、能吸水、可散热的毛边纸或棉花片。压垫应具有一定的大小和厚薄,大小和厚薄决定固定时作用力的大小。常用的固定垫有平垫、塔形垫、梯形垫、高低垫、葫芦垫、横垫、合骨垫、分骨垫等,使用时应根据骨折再移位的倾向力而定。

常用的固定垫放置法有三种。一垫固定法:直接压在骨折片或骨折部位上。多用于移位倾向较强的撕脱性骨折分离移位、或较大的骨折片,如肱骨内上髁骨折、外髁骨折(空心垫),桡骨头骨折(葫芦垫)等。二垫固定法:将两垫分别置于两骨折端原有移位的一侧,以骨折线为界,不能超过骨折线。适用于有侧方移位倾向或有残余侧方移位的骨折。三垫固定法:一垫置于骨折成角移位的角尖处,另两垫置于尽量靠近骨于两端的对侧,三垫形成加压杠杆力。用于成角倾向或残余成角移位的骨折。

固定垫的作用仅限于防止再移位的发生,临床上不可依赖固定垫进行矫正复位,否则,加压过度可造成皮肤压疮甚至肢体缺血坏死。

3.扎带

扎带的约束力是夹板外固定力的直接来源,捆扎的松紧一般以布带捆扎后能在夹板上左右移动 lcm 为标准(临床证明约为 800g),最为适宜。一般选取 1.5~2.0cm 宽的双层布带 3~4 条,用以捆绑夹板。

捆扎方法为:依次捆扎中间、远端、近端,捆扎时两手须将布带对齐,平均用力,缠绕两周后打结,活结扎在前侧或外侧,便于调整松紧。

4.夹板固定的适应症和禁忌症

(1)适应症:

①四肢闭合性骨折,股骨干骨折因大腿肌肉有较大的收缩力,常配合骨牵引。

②四肢开放性骨折,创口较小经处理者。

③四肢陈旧性骨折适合于手法复位者。

(2)禁忌症:

①较严重的开放性骨折。

②难以整复的关节内骨折。

③不易牢靠固定部位的骨折。

5.夹板固定步骤

(1)受损部位外敷药或用棉花包绕,厚薄、范围要适宜。

(2)放置固定垫:将选好的固定垫准确地放置在肢体的适当部位,最好用胶布予以固定。

(3)安放夹板:按照各部骨折的具体要求,依次安放选定的夹板。夹板安放妥当后,由助手用两手扶托固定。

(4)布带捆扎:注意松紧程度。捆扎得太紧则压伤肢体,影响患肢血液循环,太松不能起到固定的作用。

6. 夹板固定后的注意事项

(1)麻醉未消退前,因患肢肌肉无力,患者自己不能控制患肢,搬动患者时,要注意防止骨折再移位。

(2)抬高患肢,以利肢体肿胀消退。

(3)将患肢关节固定在有利于骨折稳定和功能恢复的适当位置,并注意观察肢端血运,如颜色、温度、感觉及肿胀程度等。特别在骨折后 4 天内更应注意。

(4)经常调整布带的松紧度。一般在复位固定后的 3~5 日内,因复位的继发性损伤,部分浅静脉回流受阻,局部损伤性反应,患肢功能活动未完全恢复,夹板内压力有上升趋势。应每日将布带调整一次,保持扎带在夹板上左右有 lcm 的正常移动度。以后夹板内压力日渐下降,要注意防止布带过松。2 周后肿胀消退,夹板内压力趋向平稳。

(5)骨折复位后,应定期检查夹板与固定垫的位置,如有移动,应及时调整。

(6)定期作 X 线透视或照片检查,了解骨折是否再发生移位。特别是在复位后 2 周内要勤于复查,若再发生移位,应再次进行复位。一般遵循:固定后 3 天、7 天、10 天复查拍片。

(7)注意有无固定的疼痛点。若疼痛点固定在压垫处、夹板两端或骨突处,应及时进行检查,防止产生压迫性溃疡。、

(8)指导患者进行功能锻炼,并督促其使用正确的练功方法。练功必须遵守不增加损伤为前提,以恢复肢体固有的生理功能为中心,以主动练功为主,循序渐进,持之以恒地坚持练习。

7. 夹板解除

解除时复查 X 线片,达到临床愈合标准后,可予以解除。

(二)石膏外固定法

石膏固定是骨伤科外固定方法之一,已有百余年历史,适用于全身各处。它是利用熟石膏遇水接触后,即很快吸收水分而凝固的物理性质,制作成石膏绷带缠在肢体上,从而起到固定作用。其优点是固定坚强,搬动便利;但缺点是弹性小,石膏固定后,变成一个坚硬的外壳,当肌肉收缩时,石膏壳不能随着肢体一起活动。尽管制作时比较合适,但当早期肿胀消退或晚期肌肉收缩时,石膏与肢体之间就有一定的空隙,骨折往往在石膏内变位。石膏绷带又常需固定骨折上下两关节,影响功能锻炼,甚至发生关节强直。因此,过去大部分四肢骨折用石膏固定的,在我国现在差不多为夹板固定所代替,石膏绷带在骨折治疗上已大大缩小其使用范围。但目前对于关节内骨折,手术切开复位后的骨折,骨与关节结核,化脓性骨髓炎、矫形术后以及关节融合术后,仍需采用石膏固定。

常用石膏绷带类型如下:

1．分类

（1）石膏托：将石膏绷带按需要长度折叠成石膏条带固定肢体的一侧，即石膏托。一般上肢石膏托需用 10cm 宽的石膏绷带 10～12 层，下肢石膏托需要 15cm 宽的石膏绷带 12～15 层。石膏托的宽度一般以能包围肢体周径的 2/3 左右为宜。操作时，将做好的石膏条带叠好放入温水中，直至没有气泡，完全浸透，取出轻挤两端，放在石膏台上铺开抹平后，放置在衬棉上，连同衬棉置于伤肢的背侧或后侧，衬棉侧接触皮肤，并用手托贴于肢体上，用绷带包缠固定，达到固定肢体的目的。浸透的石膏绷带应立刻使用，否则会变硬，如勉强使用，由于石膏与肢体间不能紧密接触，影响固定效果。

（2）石膏夹板：按照做石膏托的方法制作二条石膏带，分别于被固定肢体的伸侧及屈侧，按上法用绷带包绕而成。

（3）石膏管型：指用石膏绷带与石膏条带结合包缠固定肢体的方法。亦即在石膏夹板的基础上将纱布绷带改为石膏绷带，作均匀而螺旋式移动，卷带边相互重叠 1/3～2/3，切忌漏空。同时不断用手抹平和塑形，使每层之间紧密相接。使前后石膏形成一个整体，适用于上肢和下肢。通常需注明固定日期及拆除日期。

（4）躯干石膏：指采用石膏条带与石膏绷带相结合包缠固定躯干的方法，常用的躯干石膏有头颈胸石膏、石膏围领、肩人字石膏、石膏背心、石膏腰围及髋人字石膏等。

2．注意事项

（1）石膏绷带包扎前，应将肢体尽量置于功能位置。暴露肢端，利于观察血循。

（2）在石膏固定的过程中，应以手掌托扶石膏，切忌用手指压迫，以免该处凹陷，局部压力增大，而造成压迫性皮肤溃疡。

（3）石膏固定完成后，要维持体位直至完全干固，防止活动过早而折断。为加速石膏的干固，可用电吹风或红外线灯泡烘干。

（4）患者须用软垫垫好石膏。注意保持石膏清洁，勿使污染。变动体位时，应保护石膏，避免折断或骨折错位。同时应注意外露部位的保温。

（5）石膏固定期间，患者应定期行 X 线摄片检查。

3．石膏的拆除

主要针对管型石膏，常用的工具有长柄石膏剪、短柄石膏剪、石膏刀、石膏锯、撑开器、电锯等。

二、持续牵引法

持续牵引法是通过牵引装置，沿肢体长轴或躯干纵轴利用作用力和反作用力原理（悬垂之重量为作用力，身体重量为反作用力），使骨折、脱位得以复位、固定。持续牵引既是一种固定的方法，又是一种整复的方法，它可以克服肌肉的收缩力，矫正重叠移位和肢体的挛缩，可使软组织痉挛与局部疼痛得到缓解。抬高床脚可加大牵引力，或者用支架（如托马斯架）上端的圆圈抵住骨盆的坐骨结节，作为牵引时的反作用力的支撑点。常用的牵引种类有皮肤牵引、牵引带牵引和骨牵引。

（一）皮肤牵引

是用胶布贴于伤肢的皮肤周围，连接牵引重锤，通过滑轮进行牵引。其牵引力是通过皮肤，间接牵开肌肉的收缩力而作用于骨骼的。皮肤牵引简单易行，安全无痛苦，但牵引的重量有限，故牵引力较小。皮肤牵引多用于下肢。

1．适应症

（1）小儿下肢骨折。

（2）老年人肌肉萎缩的不稳定型的下肢骨折。

（3）防止或矫正髋、膝关节屈曲、挛缩畸形。

2．术前准备

（1）皮肤准备：在牵引部位剃毛，用清水洗净，以免影响胶布粘合力，并用酒精消毒，防止偶因皮肤牵引而致皮肤感染。

（2）皮肤牵引装置的准备：根据患者肢体的粗细，取宽约 6～8cm 的胶布，长度为从骨折线上方约 4cm 至足底长的二倍，再加 20cm，后者为绕过足底在木板上和留出空隙的长度，在胶布的中段贴上方形木板，并将胶布末端撕开约 10～30cm。方形木板的宽度约较两踝稍宽一些，中间有一孔，并穿入牵引绳，以备牵引。

（3）其他用品：准备复方安息酸酊一瓶，绷带数卷，牵引支架一个，牵引重量若干。

3．操作步骤

（1）在骨突起处，如内踝、外踝、腓骨小头等，要用棉花或纱布垫好保护，不使胶布直接贴该处，以免压迫皮肤形成坏死。

（2）在患肢两侧皮肤涂一层复方安息酸酊，以增加皮肤黏性，并可防止皮肤发生水疱。

（3）将预先准备好的胶布，从超过骨折线以上 4cm 处起平整的贴于肢体内、外侧皮肤上。为了适应症肢体形状，可在其边缘上剪一些斜形缺口。

（4）胶布外面用绷带自下而上地缠绕固定。但不要盖住上端，以便观察胶布有无滑脱。

（5）将患肢置于牵引架上，系上牵引重量，通过滑车进行牵引，其重量应根据患者年龄、体重和骨折移位情况而定。开始用 2～3kg 左右，以后根据情况调节牵引重量，但一般不超过6kg。牵引时间最多不超过 5～6 周。

（二）骨牵引术

骨牵引是在患肢远端的选定部位，在无菌条件及局部麻醉下，将骨圆针、克氏针或牵引钳穿入骨骼内，系上牵引装置进行牵引的方法。骨牵引为直接牵引，牵引后便于检查患肢。因牵引力是直接作用于骨骼，故可承受较大的牵引重量，牵引力较大，而且阻力小，并可持久，是持续牵引最常用的方法。

1．适应症

(1)多用于肌肉发达的成年人及需要较长时间或较大重量的牵引。尤其是不稳定性骨折、开放性骨折、骨盆骨折、髋臼骨折及股骨头坏死晚期需人工假体置换者。

(2)颈椎骨折、严重寰枢关节半脱位者。

2．准备器械

消毒的骨圆针、手摇钻(或电钻)、金属骨锤。牵引架、牵引弓、牵引绳、滑车和牵引重量。

3．牵引部位

(1)尺骨鹰嘴牵引:适用于难以复位或肿胀较重的肱骨髁上骨折,粉碎型肱骨下端骨折。体位:患者仰卧,屈肘90°,前臂中立位。进针点:尺骨鹰嘴尖端下2cm,尺骨嵴旁开一横指处。方向:由内向外,注意保护尺神经。牵引重量:2～5kg。

(2)颅骨牵引:适用于有移位的颈椎骨折脱位。体位:剃光头发后,取仰卧位,头下垫一沙袋,将头放正。进针点:二乳突之间向上画一连线(额状线),再从鼻根到枕外隆凸画一头颅矢状直线,以此两线交叉点为中心点,在离中点两侧等距处(约5～6cm)为牵引点。或者,由两侧眉分外缘向颅顶画两条平行的矢状线,两线与上述额状线相交的两点为牵引点。方向:钻头在颅骨表面斜向内侧约45°角。深度:用安全钻头,成人约4mm,儿童约3mm。牵引重量:第1、2颈椎一般用4kg,以后每下一椎增加1kg。

(3)股骨髁上牵引:适用于需要牵引力量较大的股骨干骨折、转子间骨折、髋关节中心性脱位以及骨盆骨折合并骶髂关节脱位的患者。体位:患者仰卧位膝后垫枕,膝关节屈曲40°位。进针点:髌骨上缘一横指处引一横线,再由腓骨小头前缘向上述横线引一垂线,二线之交点为穿刺点或者在内收肌结节上方2cm处进针。方向:由内向外。牵引重量:体重的1/6～1/8。

(4)胫骨结节牵引:适应症同股骨髁上牵引。体位:仰卧,患肢用枕头垫起。进针点:胫骨结节最高点向后2cm和向下2cm处。方向:由外向内侧穿针。

(5)跟骨牵引:适用于胫腓骨不稳定性骨折、膝关节屈曲挛缩畸形者。体位:小腿下方垫一沙袋使足跟抬高。进针点:自内踝尖部和足跟后下缘相连线的中点处,由内向外侧穿针。方向:由内向外,针与踝关节面呈倾斜15°,即内侧进入口低,外侧出口处高。牵引重量3～5kg。

骨牵引注意事项:保持牵引绳与肢体长轴方向一致。牵引期间,应鼓励患者经常进行功能锻炼,以防止肌肉萎缩,关节僵直,增强体质,促进骨折愈合。并注意加强护理,防止压疮的形成。

(三)牵引带牵引

牵引带牵引,是利用牵引带系于患者肢体某一部位,再用牵引绳通过滑轮连接牵引带和重锤对患部进行牵引。这种牵引对骨折和脱位有一定的复位和固定作用,还可缓解和治疗软组织痉挛、疼痛和挛缩。根据使用部位不同,有枕颌、骨盆、上肢和下肢牵引带。

(1)枕颌带牵引适应症用于颈椎病、颈椎间盘突出症和无移位的颈椎骨折与脱位等。体位:仰卧位或坐位。使用方法:将枕颌带套在患者下颌和枕骨粗隆部,捆好扎带,用扩张器将两带分开,拴好牵引绳,连接秤砣作滑动牵引,每次 20～30min,每日 1～2 次。方向:牵引角度在牵引的治疗中起着极其重要的作用。一般对颈型、神经根型颈椎病患者进行牵引时,头颈宜前屈约 30°;椎动脉型颈椎病患者多采用垂直位牵引。无关节交锁的颈椎骨折,采用头颈略后伸的卧位牵引。伸直型骨折采用中立位卧位牵引。牵引重量一般不超过 3～5kg。

(2)骨盆兜悬吊牵引适用于骨盆骨折合并耻骨联合有明显分离,髂骨翼骨折向外移位,严重的骶髂关节分离。体位:仰卧位。使用方法:将骨盆牵引兜放于腰及臀后部,于带之两端各穿一横木棍,并以绳索系于棍的两端,用铁丝"S"状钩挂于两侧牵引绳上悬吊于床架上,然后通过滑轮进行牵引。牵引重量:以能使臀部稍离开床面即可。

(3)骨盆带牵引 适用于腰椎间盘突出症、腰椎小关节紊乱症、腰肌劳损等。体位:仰卧位。使用方法:有两种,一为用骨盆牵引带包托于骨盆,两侧各一个牵引带,每侧牵引重量约 10kg(即每侧牵引的重量约为体重的 1/5 左右),足跟一端床架略为抬高(约 15°)便于对抗牵引;二为利用机械大重量间断牵引,即用胸部固定带固定胸部,将两侧腋部向上,对抗牵引,另用骨盆带包托进行牵引。牵引重量:5～12kg。每天牵引一次,每次牵引 20～30 分钟。

三、骨外固定器固定

外固定疗法的应用始于 19 世纪中叶。骨外固定是将骨圆针或带螺纹的骨针经皮钻入骨折远、近端的骨骼,再用一定类型的金属、塑料等材料制成的杆或框架结构加以连接,使骨折端得到固定的疗法。

(一)骨外固定器的适应症

(1)不稳定的新鲜骨折;开放与感染骨折,有利于创口换药和观察病情。

(2)软组织损伤肿胀严重的骨折。

(3)陈旧骨折:骨折畸形愈合、延迟愈合或不愈合。

(4)关节融合术或矫形术后。

(5)下肢短缩施行延长术后。

(二)禁忌症

小儿骨折、稳定性骨折、瘫痪肢体的骨折不宜应用。

(三)注意事项

(1)避免神经、血管等重要组织的损伤。

(2)严格遵守无菌技术操作,应在手术室内进行手术操作。

(3)保持针孔部位清洁干燥。

(4)随时检查固定针有无松动。

四、内固定

内固定是在骨折复位后,用金属内固定物维持复位的一种方法。有两种植入法:一是切开复位后植入;二是闭合复位后,在 X 线透视下植入。《仙授理伤续断秘方·口诀》指出:"凡伤损重者,大概要拔伸捺正,或取开捺正"。

(一)切开复位及内固定的适应症

(1)骨折断端间嵌有软组织,经多次整复仍不能使其离开骨断端,在复位时无骨摩擦音,或有神经嵌入骨断端应采取手术治疗。

(2)关节内骨折累及关节面,采用闭合复位不能恢复关节面平整,并影响关节功能,可采用手术治疗。

(3)合并血管、神经损伤或肌腱、韧带完全断裂的复杂骨折,在探查或修复血管、神经、肌腱及韧带时同期施行内固定。

(4)开放性骨折,在 6~8 小时之内清创,如伤口污染较轻且清创彻底者,可同时行内固定,否则延期进行。火器伤、电击伤禁忌症内固定,应选用适当外固定支架进行治疗。

(5)多发性骨折和多段骨折,为了预防严重的并发症,便于护理和患者的早期活动,可以选择多发骨折的重要部位进行适当的内固定。

(6)手法复位外固定不能维持复位后的位置而可能影响骨折愈合者,可采用内固定,如股骨颈囊内骨折。

(7)陈旧性骨折畸形愈合造成功能障碍者,在矫形术的同时应施行内固定。

(8)骨折不愈合,骨缺损在行植骨术的同时应进行内固定。

(二)并发症

(1)骨折延迟愈合或不愈合。

(2)骨感染。

(3)关节及周围组织粘连。

(4)内固定失败:发生内固定物弯曲变形、折断、松动或脱出而导致内固定失败。

(三)内固定的种类

(1)缝合线内固定,缝合线包括金属、尼龙线、丝线等。髌骨骨折、尺骨鹰嘴骨折、趾骨骨折、肱骨内外髁骨折、胫骨结节骨折常用缝合线固定。

(2)钢针内固定主要用于短小骨的骨折或近关节的骨折,如掌骨、指骨骨折或跖骨、趾骨骨折、肱骨内外髁骨折。

(3)螺丝钉内固定主要用于关节内骨折的固定和管状骨的斜形骨折,固定螺钉应当与骨干垂直,手术后需要外固定。

(4)髓内针内固定主要用于较大的骨折,如股骨、肱骨、尺骨、桡骨及胫骨的横断骨折和螺旋骨折。根据髓内针的形态可分为可氏针、骨圆针、弹性针、交锁髓内钉等。

(5)钢板螺丝钉内固定适应症于骨干骨折。钢板应当够长,骨干直径大的,钢板应当相应的长些。骨折线的两端应当各有 3~4 枚螺钉,螺钉方向应当与骨干垂直,以穿透两侧皮质为度。

（6）特殊内固定针如股骨颈骨折用的三翼钉、空心加压螺丝钉，转子间骨折用的 DHS、伽马钉、PFNA 钉，以及各种特异接骨钢板等。

第四节　练功疗法

练功疗法又称功能锻炼，古称导引。张介宾曾说："导引，谓摇筋骨，动肢节，以行气血也。"它是通过肢体自身的运动来防治骨伤科疾病，促使肢体功能得到锻炼，从而加速骨伤疾病康复的一种治疗方法。

练功疗法是贯彻以"动静结合"为治疗原则的一项重要手段，是治疗骨伤疾病的主要治疗方法之一，尤其是在损伤后遗症的治疗中占有重要的地位，对骨关节疾病和骨关节手术后的康复也有很好的作用，也是伤残患者重新获得生活和工作能力的重要途径。因此，它不仅是骨伤科中的重要疗法之一，在现代康复医学中也占有相当重要的地位。

一、练功疗法的原则

（1）练功活动应以不加重局部组织的损伤为前提。

（2）练功活动应以恢复和增强肢体的固有生理功能为中心。

（3）练功活动应以徒手锻炼、主动锻炼为主，以器械锻炼、被动锻炼为辅。

二、练功疗法的分类

徒手练功（分局部和全身）、器械锻炼两种。骨伤科以局部锻炼为主，全身锻炼和器械锻炼为辅。

三、练功疗法的作用

（1）活血化瘀、消肿定痛，促进伤部肿胀的消退和加速骨折愈合。

（2）濡养患肢关节筋络，防止肌肉萎缩，促进关节功能的恢复。

（3）避免关节粘连和骨质疏松。

（4）防止骨质疏松。

（5）有利于伤残患者重新获得生活和工作能力。

四、练功的注意事项

（1）制订练功计划，鼓励患者自觉地、主动的进行练功。

（2）医师认真地指导练功。

（3）练功应循序渐进，持之以恒，坚持练功。

（4）避风寒，保温暖。

五、各部位练功术式

（1）颈项部练功法　与项争力；往后观瞧；颈项侧弯；前俯后仰；回头望月；颈椎环转。

（2）腰背部练功法　按摩腰眼；前屈后伸；左右侧屈；风摆荷叶（腰部旋转）；转腰推碑；仰卧起坐；俯卧背伸（飞燕点水）；仰卧拱桥；摇椅活动。

（3）上肢练功法　上提下按；双手托天；左右开弓；按胸摇肩；双臂旋转；弯肱拔刀；双肩外展；屈肘挎篮；箭步云手；手指爬墙；反臂拉手；旋前旋后；抓空增力。

（4）下肢练功法　举腿蹬足法；仰卧举腿；旋转摇膝；行者下坐；左右下伏；屈膝下蹲；四面摆踢；搓滚舒筋；侧卧外摆。

第五节　中药疗法

中药疗法是中医骨伤科的重要疗法之一，它是在辨证论治的基础上具体贯彻内外兼治，即局部与整体兼顾的主要手段。《正体类要·序》述："肢体损于外，则气血伤于内，营卫有所不贯，脏腑由之不和，岂可纯任手法，而不求之脉理，审其虚实，以施补泻哉？"中药在骨伤科方面的应用可以促进肿胀的消退、疼痛缓解、软组织修复、骨折愈合和功能恢复，特别是大面积软组织损伤应用中药治疗更显优势。骨伤科的中药治疗分内治法和外治法两类，临床可根据病情有针对性地选用。

一、内治法

内治法是通过内服药物以达到全身治疗的方法，故亦可称为药物内服法。局部皮肉筋骨损伤或疾病，亦可导致气血、津液、脏腑、经络的功能紊乱，外伤与内损、局部与整体之间有着密不可分的关系。所以，在诊治过程中，应从整体观点出发，以四诊八纲为依据，对皮肉筋骨、气血津液、脏腑经络之间的生理病理关系加以分析，根据疾病的虚实、久暂、轻重、缓急以及患者的内在因素等情况，选用不同的治法，实施正确的治疗。骨伤科常用三期辨证论治法：

（一）初期治法

适应症于骨伤疾病早期而致的蓄血、瘀血和出血等病证，以"下"、"消"法为主，常用的治法有攻下逐瘀法，行气消瘀法，活血止痛法、软坚散结法和调血止血法等。

（1）攻下逐瘀法本法适用于筋骨损伤早期蓄瘀证。症见胸腹胀满、大便不通、腹胀、舌红、苔黄厚、脉数的内热燥实患者。常用方剂有桃仁承气汤、鸡鸣散、大成汤、黎洞丸等。

攻下逐瘀法属于"下"法，常用苦寒通下以攻逐瘀血，通泄大便，排除积滞的治法，药性相当峻猛，临床不可滥用。对年老体弱、气血虚衰、失血过多，素有宿疾者及妇女妊娠，产后及月经期间应当禁用或慎用。

（2）行气消瘀法本法适用于损伤早期，气滞血瘀、局部肿痛，无里实热证，或宿伤而有瘀血内结,或有某种禁忌症而不能猛攻急下者。症见:损伤后肢体胀痛、聚散无常、游走不定,可因呼吸、咳嗽等动作而加剧疼痛;或疼痛稍有固定、经久不愈,痛处拒按,多呈胀痛或刺痛,局部可有青紫瘀斑或血肿等症状。常用方剂有:以消瘀活血为主的复元活血汤、活血止痛汤、活血化瘀汤;以行气为主的柴胡疏肝散、加味乌药汤、金铃子散;以及行气活血并重的膈下逐瘀汤、顺气活血汤、血府逐瘀汤等。

行气消瘀法属"消"法,有消散和破散的作用。行气消瘀方剂一般并不峻猛,对于禀赋体弱或妊娠、月经期间不宜使用破散者,可酌情使用。

(3)清热凉血法适用于筋骨损伤后热毒蕴结于内引起血热错经妄行者。若因血热妄行者,治宜凉血止血,方用十灰散、四生丸等;出血兼有瘀滞者应当配伍活血祛瘀之品,可用田三七、蒲黄等,以防止留滞;若因脾阳不足所致的出血证,宜用温阳止血,方用黄土汤等;若突然大出血者,宜补气摄血,方用独参汤、当归补血汤等,以防气随血脱;损伤失血严重者,还应当结合输液、输血等疗法。

清热凉血法属"消"法,是用性味寒凉药物以清泄邪热而止血的一种治法。清法须以人虚实而用。

(4)开窍通关法是用辛香走窜,开窍通关的药物,以治疗标证的救急方法。常用方剂有苏合香丸、安宫牛黄丸、紫雪丹、至宝丹、行军散等。

(二)中期治法

损伤诸症经过初期治疗,肿痛减轻,但瘀肿尚未消尽,即可改用中期的各种治法。中期治法以"和"法为主,常用的治法有:和营止痛法、接骨续筋法、舒筋活络法等。

(1)和营止痛法适用于损伤中期,虽用"消"、"下"法治疗,而仍有瘀凝气滞,肿痛尚未消尽,而继续用攻下之法又恐伤正气者。常用方剂有和营止痛汤、定痛和血汤、正骨紫金丹、和营通气散、七厘散等。

(2)接骨续筋法适用于骨折中期,骨位已正,筋已理顺,瘀肿渐消,筋骨已有连接但未坚实,尚有瘀血未去的患者。瘀血不去则新血不生,新血不生则骨不能合、筋不能续,故主要作用接骨续筋药,佐以活血化瘀之药,以起到活血化瘀、接骨续筋的作用。常用方剂有续骨活血汤、新伤续断汤、接骨紫金丹等。

(3)舒筋活络法适用于损伤肿痛稳定后而有瘀血凝滞、筋膜粘连的伤筋中期,或兼有风湿,或受伤之处筋络发生挛缩、强直,关节屈伸不利等证,或气血不得通畅,肢体痹痛者。常用方剂有舒筋活血汤、蠲痹汤、独活寄生汤等。

(三)后期治法

损伤后期治疗较常用的有三种方法,主要以补养为主,包括补气养血、补养脾胃及补益肝肾三种补法。

(1)补气养血法适用于内伤气血,外伤筋骨,以及各种损伤后期长期卧床不起的患者,出现筋骨萎弱,创口经久不愈,损伤肿胀不消,身体日渐虚弱,舌淡、苔薄、脉弦细弱的患者。常用的方剂四君子汤、四物汤、八珍汤、十全大补汤等。

（2）补养脾胃法适用于损伤后期，损伤日久、耗伤正气、气血脏腑亏损，或长期卧床，缺少活动，而导致脾胃虚弱、运化失职、饮食不消、营养之源日绌的患者。常用的方剂有补中益气汤、参苓白术散、健脾养胃汤、归脾汤等。

（3）补益肝肾适用于筋骨及腰部损伤的后期，骨折迟缓愈合，骨病筋骨萎缩，骨质疏松，以及老年体弱，肝肾虚损的患者。因肝主筋，肾主骨、主腰脚。常用方剂有壮筋养血汤、生血补髓汤、六味地黄丸、金匮肾气丸、健步虎潜丸、左归丸、右归丸等。

二、外用药物

外用药物是指对病变部位的局部用药。骨伤科外用药物种类较多，内容丰富，其临床应用剂型主要有敷贴药、搽擦药、熏洗药和热熨药等类型。因局部用药，药力可直达病所，取效迅速，疗效确切。

（一）敷贴药

是将药物制剂直接敷贴在病变局部，使药力发挥作用，可收到较好的疗效。常用的有药膏、膏药、药散。

1. 药膏又称敷药或软膏

（1）药膏的配制：将药物碾成细末，然后选用蜂蜜、饴糖、香油、酒、醋、水、鲜药汁或凡士林等，调和均匀如厚糊状，按损伤部位的大小摊在相应的棉垫或桑皮纸于敷于患处。为减少药物对皮肤刺激和换药时易取下，可在药面加一张极薄的棉纸。

（2）药膏的种类：消瘀退肿止痛类、舒筋活血类、接骨续筋类、温经通络类、消热解毒类、生肌拔毒长肉类。

（3）临床应用注意事项：①换药的时间可根据病情的变化、肿胀消退的程度、天气的冷热来决定，一般是 2~4 天换药一次，后期患者亦可酌情延长。古人的经验是"春三、夏二、秋三、冬四"。生肌拔毒长肉类应根据创面情况，每隔 1~2 天换药一次，以免脓水浸淫皮肤。②药膏一般应随调随用。凡用水、酒、鲜药汁调敷药时，因其易蒸发，所以应勤换药。用饴糖调敷的药膏，室温下药膏容易发酵，梅雨季节易发霉，故一般一次不宜调制太多。③少数患者对外敷药膏后过敏而产生接触性皮炎，皮肤奇痒或有丘疹水疱出现时，应注意及早停药，并给予脱敏药物外擦。

2. 膏药古称薄贴，是中医外用药中的一种特殊剂型

（1）膏药的配制：是将药物碾成细末，配合香油、黄丹或蜂蜡等基质炼制而成。

熬膏药：将药物配齐浸于植物油中，主要用香油，即芝麻油。通过加热熬炼后，再加入铅丹，又称黄丹或东丹，其主要成分为四氧化三铅，也有用主要成分为一氧化铅的密陀僧制膏的。经过"下丹收膏"制成膏药，以老嫩合度，富有黏性，烊化后能固定于患处，贴之即粘、揭之易落者为佳。膏药熬成后浸入水缸中浸泡数天，再藏于地窖阴暗处以去火毒，可减少对皮肤的刺激,防止发生接触性皮炎。

摊膏药:用时将膏药置于小锅中用文火加热烊化,然后摊在膏药皮纸或布上备用,摊膏时应注意四面留边。

膏药内掺药的用法:一是熬膏药时将药料浸在油中,使有效成分溶于油中;二是将小部分具有挥发性,不耐高温的药物(如乳香、没药、樟脑、冰片、丁香、肉桂等)先研成细末,待膏药在小锅中烊化后加入,搅拌均匀,再摊膏药。贵重的芳香开窍药物,或特殊需要增加的药物,临贴时可加在膏药上。

(2)膏药的种类:

①橡皮膏药:现代市售的橡皮膏药,是以橡胶为主要基质,与树脂、脂肪或类脂性辅料与药物混合后,摊涂在布或其他裱背材料上而制成的外用制剂,如伤湿祛痛膏等。

②黑膏药:①治损伤与寒湿类:适用于损伤者,有坚骨壮筋膏;适用于风湿者,有狗皮膏、伤湿宝珍膏等;适用于损伤兼风湿者,有万灵膏、万应膏、损伤风湿膏等;适用于陈伤气血凝滞筋膜粘连者,有化坚膏等。②提腐拔毒类:适用于创面溃疡者,有太乙膏、陀僧膏,一般常在创面另加药粉。

(3)膏药的临床应用注意事项:①骨伤科膏药的配伍多数由较多的药物组成,有的专攻一证,有的照顾全面,适应症多种疾患。②膏药遇温则烊化而具有黏性,能粘贴在患处,应用方便,药效持久。使用时将膏药烘烤烊化后趁热贴于患处,但须注意温度适当,以免烫伤皮肤,一般3~5天换药一次。③一般多用于肢体筋伤、骨折后期或患有筋骨痹痛者,对于新伤初期肿胀不明显者,亦可应用;用于创面溃疡者,一般常在创面上另加药粉,如九一丹、生肌散等。④对含有丹类药粉的膏药,由于X线不能穿透,所以X线检查时宜取下。

3. 药散(又称掺药)

(1)药散的制作:是将药物碾成极细的粉末,收贮瓶内备用。

(2)药散的种类:止血收口类、祛腐拔毒类、生肌长肉类、温经散寒类、活血止痛类。

(3)药散的使用:使用时将药散掺撒在膏药或软膏上,外敷贴患处,或直接掺撒在创口上。

(二)搽擦药

将药物制成液状药剂,直接涂擦或配合推擦手法使用在患部的一种外用药物剂型。

搽擦药的种类如下:

(1)酒剂指外用药酒或外用伤药水,是用药与白酒、醋浸制而成,一般酒醋之比为8:2,也有单用酒或乙醇溶液浸泡。常用的有活血酒、舒筋药水等。具有活血止痛、舒筋活络、追风祛寒作用。

(2)油膏与油剂用香油把药物熬煎去渣后制成油剂,也可加黄蜡收膏而成油膏,具有温经通络、消散瘀血的作用。适用于关节筋络寒湿冷痛等证,也可在手法及练功前后作局部搽擦。常用的有伤油膏、跌打万花油、活络油膏等。

（三）熏洗湿敷药

（1）热敷熏洗古称淋拓、淋渫、淋洗与淋浴，是将药物置于锅或盆中加热煮沸后，先用热气熏蒸患处，水温稍减后用药水浸洗患处的一种方法。冬季：可在患肢上加盖棉垫，使热能持久，每日 2 次，每次 20 ~ 30 分钟。适用于关节强直拘挛、酸痛麻木或损伤兼夹风湿者。多用于四肢关节的损伤，对腰背部可视具体情况而酌用。根据熏洗澡药的功用可分为：活血散瘀类、温经通络类。

使用熏洗法应注意：①伤处红肿热痛者不用。②熏洗时防止烫伤患处。③熏洗后伤部注意保暖，并适当结合练功。

（2）湿敷洗涤古称溻渍、洗伤等。多用于创伤。是将药物制成水溶液，供创口或感染伤口湿敷洗涤用。常用野菊花煎水、黄柏溶液以及蒲公英鲜药煎汁等。

（四）热熨药

热熨法是一种借助物理热疗促进药物吸收的局部治疗方法。临床上常选用温经散寒、祛风止痛、行气活血的中药，加热后用布包裹，热熨患处。适用于风寒湿型的筋骨疼痛、陈旧性损伤、腹胀痛、尿潴留等症。主要用于腰背躯体部位，亦可用于四肢肌肉丰厚处和关节周围，主要有下列几种。

（1）熨药又称腾药。将药置于布袋中，扎好袋口放在锅中，蒸气加热后熨患处，适用于各种风寒湿肿痛证，常用的有正骨烫药。

（2）坎离砂 又称风寒砂。系用铁砂加熟后与醋水煎成的药汁搅拌后制成。临床用时加醋少许拌匀置布袋中。坎离砂加醋后，可慢慢地产生化学变化而发热，发热的温度慢慢升高，最高可达 80 ~ 90℃，用于热熨患处。适应症于慢性腰痛和关节炎症。

（3）简便热熨药如用粗盐、黄砂、米糠、麸皮、吴茱萸等炒热后装入布袋中，热熨患处，简便有效。适用于各种风寒湿型筋骨痹痛、陈旧性损伤、腹胀痛、尿潴留等症。

（五）中药离子导入

是通过直流电疗机将药物离子引入人体的一种局部治疗方法。此法由于兼有直流电的电疗和药物的双重作用，目前已在临床上广泛应用，成为常用的中药外用疗法之一，对骨关节的慢性损伤性疾病疗效较好。

第六节　其他疗法

一、针灸疗法

是运用针刺或艾灸人体相应的穴位，从而达到治疗疾病的一种方法。针灸具有调和阴阳、舒筋活络、活血祛瘀、行气止痛、祛风除湿等作用。针灸在骨伤科疾病的治疗中应用的范围很广。一般新伤取穴"以痛为腧"，或结合邻近取穴，在疼痛剧烈处进针可收到止痛消肿，舒筋活络等效果;陈伤主要是以循经取穴为主,辨证论治。若因损伤而致昏厥不省人事者,可取人中、十宣或涌泉等穴急救。

针灸的内容和方法很多。常用的针法有毫针法、电针法、水针法和耳针法等,灸法有艾条灸和温针灸等,在应用时就根据临床病症的不同选择使用。

二、小针刀疗法

小针刀疗法是以中医针刺疗法和西医学的局部解剖、病理生理学知识为基础,与现代外科手术和软组织外科松解理论相结合而形成的一崭新的治疗方法。这种治疗方法痛苦少、方便经济、见效快。它以痛为腧,用小针刀刺入病所,以治疗肌肉、筋膜、韧带、关节滑膜等软组织损伤方面的疾病。

1．适应症

主要适用于肌肉、筋膜、韧带等软组织损伤后因粘连而引起的固定性疼痛,韧带积累性劳损,各种腱鞘炎、滑囊炎以及跟骨痛等。

2．禁忌症

主要的禁忌症为有发热症状的患者,有严重心脏病的患者,施术部位有皮肤感染以及患有疖肿,施术部位有重要的神经血管或重要的器官而无法避开者,患有血液性疾病的患者,以及年老体弱或高血压病患者,均宜禁用或慎用小针刀治疗。

3．小针刀手术八法

(1)纵行疏通剥离法。

(2)横行剥离法。

(3)切开剥离法。

(4)铲磨削平法。

(5)疤痕刮除法。

(6)骨痂凿开法。

(7)通透剥离法。

(8)切割肌纤维法。

三、封闭疗法

封闭疗法是根据不同疾病,将药物注射于某一特定部位或压痛点的一种方法。它具有抑制炎症的渗出,改善局部营养状况,消肿止痛等作用。此法只要诊断明确,适应症选择合适,注射部位准确,可取得明显疗效。

1．适应症和禁忌症

身体各部位的肌肉、韧带、筋膜、腱鞘、滑膜的急慢性损伤或退行性变所引起的局部疼痛性疾病,都适合应用封闭疗法。有时也可用于某些疼痛性疾病的诊断与鉴别诊断。

封闭疗法对于骨关节结核、化脓性关节炎及骨髓炎、骨肿瘤禁止使用。全身状况不佳、心血管系统有严重病变者应慎用,以防发生意外。

2．常用药物

(1)1%～2%普鲁卡因3～5ml(使用前必须作皮试)或0.5%～1%利多卡因2～6ml,类固醇类药物(醋酸强的松龙12.5mg,每周1次;曲安奈德5～l0mg,每周1次;地塞米松5～l0mg,3天1次)

(2)中药制剂,常单独使用。

①复方当归注射液2～6ml,隔日1次,10次为一疗程。

②复方丹参注射液2～6ml,隔日1次,10次为一疗程。

③威灵仙注射液2～6ml,隔日1次,10次为一疗程。

3．封闭方法

压痛点封闭;腱鞘内封闭;椎管内硬膜外封闭;神经根封闭。

四、物理疗法

物理疗法是利用各种物理因子(如电、磁、声、光、冷与热等)作用于机体,引起机体内一系列生物学效应,从而达到调节、增强或恢复各种生理功能,影响病理过程,以达到康复目的的一种疗法。还被广泛地应用于疾病的诊断,如肌电图、超声波、红外线热像图等。

1．物理疗法

物理疗法在疾病的治疗和康复中具有十分重要的作用。它具有因物理因子直接引起局部组织的生物物理和生物化学变化的直接作用, 以及因物理因子作用人体后而引起体液改变,或通过神经反射,或通过经络穴位而发挥的间接作用。物理疗法对骨伤科疾病治疗的主要作用如下:

(1)消炎作用。

(2)镇痛作用。

(3)减少疤痕和粘连的形成。

(4)避免或减少并发症和后遗症。

2．物理疗法的种类

(1)电疗法:包括直流电疗法、低频脉冲电疗法、中频脉冲电疗法和高频电疗法。

(2)光疗法:凡是应用白光或人工光源治疗疾病的方法称为光疗法。现代应用人工光源的有可见光、红外线、紫外线和激光等。用于消炎、镇痛治疗的多选用红外线、紫外线。

(3)超声波疗法。

(4)磁疗法。

(5)温热疗法。

(6)冷疗法。

(冯晓英)

第七章 开放性骨折治疗

开放性骨折往往是由高能量创伤造成,并能导致严重的长期并发症和功能障碍。开放性骨折的定义是骨折并合并与之相连的皮肤损伤。骨折部位与外界环境连通,如果不能很好地判断和进行处理容易导致较高比例的感染、畸形愈合和骨不连发生率。

在此之前的 19 世纪 50 年代,因为败血症和坏疽是常见的开放性骨折的后果,大多数外科医生会选择早期截肢。直到 20 世纪初,无菌技术才被广泛接受,大部分功劳要归功于英国外科医生 Joseph Lister。他也被称为无菌手术之父,是第一个在手术过程中认识到无菌技术的重要性的外科医生。在他 1867 年发表的《柳叶刀》的文章"论外科实践中的无菌原则"中,Lister 报道了一组他在开放性骨折中使用的石炭酸对伤口、器械和布巾消毒的方法。采用该技术,他将死亡率从原先的 25% 至 50% 下降到 9%。

今天,一个多世纪过去了,虽然开放性骨折伤害不再是死亡率上升的原因,但它们仍然会导致创伤后出现严重的并发症并且造成残疾。

一、病因

开放性骨折可由多种损伤造成。常见的直接损伤机制包括高能量的创伤,如车祸,枪弹伤,高处摔伤。间接损伤机制包括低能量的扭伤,如那些运动损伤,从站立高度摔倒。创伤的严重程度与受伤部位受到的暴力程度直接相关。

二、流行病学

挤压伤是开放性骨折的最常见的原因,其次是平地摔伤和道路交通事故。男性要比女性更容易发生开放性骨折,男女发生比例 7∶3,相应的平均年龄为 40.8 和 56 岁。手指的指骨骨折是最常见的开放性骨折类型,几乎占了所有开放性骨折的一半,普通人群每 10 万人中每年就有 14 人会发生指骨开放性骨折。胫骨骨折和桡骨远端骨折是第二和第三常见开放性骨折类型。普通人群每 10 万人中每年分别就会有 3.4 人和 2.4 人会发生该种开放性骨折。

三、分类

有许多分类方法被制定用以描述开放性骨折,包括 Gustilo 分型、Tscherne 分型,以及创伤骨科学会分型（OTA 分型）。Gustilo 分型是骨科文献中最被广泛引用的分型方法（见表7-0-1）。首次出版于 1976 年，然后在 1984 年进行修订。这个分型系统将开放性骨折便根据损伤机制、污染程度、软组织损伤情况和骨折的粉碎程度进行划分以判断预后（见表7-0-2）。在后续的研究中，Gustilo 等人发现，感染的风险直接与骨折分型密切相关。尽管Gustilo 分型获得了广泛使用，展示了它判断预后的价值，但是该分型系统也并非没有缺陷。Kim 和 Leopold 报告了一系列研究，发现了不同观察者判断 Gustilo 分型之间的组内可靠性较差，组内一致性仅仅只有 53%到 60%。从逻辑上他们得出的推论是：皮肤表面的损伤大小并不一定能够真实反映深部软组织损伤程度。该研究使得许多学者开始认为最好是手术室内对开放性骨折进行评估以得到真正的 Gustilo 分型。

表 7-0-1 开放性骨折 Gustilo 分型系统的精简版

类型	描述
I	伤口<1cm,清洁伤口
II	伤口>1cm,没有严重的软组织损伤
IIIA	广泛的软组织损伤,但是软组织覆盖良好
IIIB	广泛的软组织损伤,软组织覆盖不良
IIIC	合并需要修复的血管损伤

表 7-0-2 开放骨折的 Gustilo 分型系统的扩展版本

特征	骨折分型				
	I	II	III	IIIB	IIIC
伤口大小(cm)	小于1	大于1	大于1	大于1	大于1
能量	低能量	中能量	高能量	高能量	高能量
污染程度	轻度	中度	重度	重度	重度
骨折粉碎程度	轻度	中度	重度/节段性	重度/节段性	重度/节段性
骨膜剥离程度	无	无	有	有	有
局部软组织覆盖	良好	良好	不良	不良	不良
神经血管损伤	无	无	无	无	有
感染发生率	0%~2%	2%~7%	7%	10%~15%	25%~50%

四、初次评估

在处理创伤病人,包括那些开放性骨折病人时,最关键的首要目标是拯救生命。应在现场或者急诊室里即刻按照高级创伤生命支持协议(ATLS)进行抢救。当直接危及生命的情况已经稳定下来后就应尽快进行骨科的评估和处理。了解损伤的机制是对于获知患者所受暴力能量大小以及污染的程度非常重要。每个肢体都应进行系统性的检查。如果检查医生没有暴露整个下肢,那么就有可能漏诊开放性骨折。

在进行复位或/和石膏固定之前,应记录开放性伤口的尺寸大小、位置和软组织损伤程度。应进行一个完整的神经血管检查,并且如果有必要的话,对于可疑血管损伤患者应进行相应的血管辅助检查。这对于高度怀疑骨筋膜间室综合征的患者尤其是那些高能量损伤的患者非常重要。骨筋膜间室综合征的发病率是与 Gustilo 分型密切相关。据文献报道在胫骨骨折中的发生率高达 9.1%。如果临床上怀疑存在骨筋膜间室综合征而患者又不能配合检查时，应测量筋膜间室压力。

五、初期处理

虽然没有证据支持应该即刻在床边对开放性伤口进行初步的清创，但还是应该去除污染物例如树叶和衣物等可能的感染源，这些异物在进行骨折复位时有可能进入机体深部。对伤口进行拍照也会有利于减少反复多次的检查，那样会增加患者的痛苦。在进行清创之后采用湿 - 干敷料进行包扎有利于促进伤口愈合避免感染。Chaby 等人进行的一项关于新鲜伤口和陈旧伤口的系统回顾研究显示，和传统的盐水敷料相比，没有任何一种新型敷料（例如亲水性纤维敷料和泡沫敷料）的效果会更好。然后复位骨折，并使用夹板固定。在复位前后记录血管搏动情况。

六、伤口培养

在 1980 年代之前，在清创之前需要常规进行伤口细菌培养，但是近年以来该做法一直受到质疑。在一项 86 例儿童下肢开放性骨折的回顾性研究中，Kreder 和 Armstong 发现清创前和清创后的细菌培养阳性率分别为 29% 和 60%。该结果在成人开放性骨折中也是如此。一些回顾性研究和前瞻性研究同样发现清创前的细菌培养阳性率只有 22%。因此，不再建议在清创前进行细菌培养。

目前并不清楚清创术后的细菌培养是否具有意义。Lenarz 等人根据 422 例开放性骨折清创后细菌培养的结果研究伤口闭合的时间与深部感染风险之间的关系。无论细菌培养是阳性还是阴性，深部感染的发生率并没有太大差别。但是，由于受到后续失访、使用抗生素等因素的影响该研究的意义受到限制。一般来讲，在伤口愈合之前都会根据细菌培养结果常规给予敏感抗生素的治疗。

七、破伤风预防措施

破伤风类毒素疫苗和破伤风免疫球蛋白被用于增强对破伤风杆菌这一土壤中的厌氧革兰氏阳性杆菌的免疫应答。最初的接种破伤风疫苗系列包括 3 种不同剂量的破伤风类毒素。初始剂量通常是破伤风类毒素 / 白喉类毒素（TD）的组合，建议每隔 10 年注射一次，因为循环抗毒素可能低于最低保护水平。虽然没有研究来评估破伤风预防治疗对于开放性骨折的好处，但是由于破伤风疾病的严重程度以及给药后的最小的发病率，对于开放性骨折还是应常规使用破伤风疫苗预防。

要根据伤口污染的程度和患者的破伤风疫苗免疫状态进行正确的处理（疫苗接种，加强治疗和 / 或免疫球蛋白）。在一般情况下，破伤风疫苗被提供给不完整的 / 不确定接种史的患者。那些有 10 年以上的疫苗接种史的患者给予加强治疗。但在存在污染伤口的情况下，如果自上次接种破伤风疫苗的时间超过 5 年以上的患者也应给予加强治疗。接种史不完整或不确定的严重污染的伤口患者应给予破伤风免疫球蛋白。单次肌肉注射破伤风免疫球蛋白 3000 到 5000 单位就可提供即刻的免疫效果。

八、抗生素预防

(一)使用指证

Gustilo 和 Anderson 发现 70%的开放性伤口存在细菌污染，他们认为常规使用抗生素作为治疗手段而不仅仅是作为预防措施。同样，在对 1104 例儿童和成年开放性骨折患者的前瞻性随机对照研究中，Patzakis 和 Wilkins 发现开放性骨折存在较高的细菌污染率，早期使用抗生素可以显著降低感染的发生率。在开放性长骨骨折中使用抗生素预防感染的有效性在近期得到了一项 meta 分析研究的证实。纳入 I 级和 II 级证据的研究，他们发现在术前或者术中使用抗生素可以减少 43%的感染。但是亚组分析发现对于几乎占到所有开放性骨折一半的指骨开放性骨折抗生素的使用具有这么好的效果。此外，外科感染协会目前的指南提出了一个 I 级证据的建议，对于低速民用枪支造成的开放性骨折，如果不需要进行手术固定则反对使用预防性抗生素治疗。

(二)开始时间

Patzakis 和 Wilkins 报道在受伤 3 小时内给与抗生素治疗的感染率为 4.7%，当时间超过 3h 后给予抗生素的感染率为 7.4%，虽然并不具有统计学差异，但也有明显差别。目前，还缺少 I 级或 II 级证据来指出抗生素治疗的最佳时间窗。但是，从临床时间来看，限定给药时间窗可能并没有多大意义，因为预防性治疗就意味着要在感染发生前给药。因此应尽可能早的给予抗生素治疗。

(三)药物选择

1974 年，Patzakis 等人进行了第一个随机、安慰剂对照试验，研究发现第一代的头孢菌素可以有效降低开放性骨折的感染发生率。从那之后，在许多不包括开放性指骨骨折和低速枪弹伤 I 级证据和 II 证据的研究中都显示了第一代头孢菌素对于开放性骨折有良好作用。在美国，头孢唑啉是唯一可以静脉注射的第一代头孢菌素。它可以有效对抗大多数的革兰氏阳性球菌以及革兰氏阴性杆菌，如大肠杆菌、变形杆菌、克雷伯氏菌和肺炎球菌。

虽然并无证据支持，但是对于 Gustilo III 型开放性骨折常常使用抗菌谱超过革兰氏阳性菌的药物。这一做法来自于既往 Gustilo 的感染报道的 III 型开放性骨折中革兰氏阴性菌产生的较高感染发生率。作者建议对于 III 型开放性骨折联合使用第一代的头孢菌素和氨基糖甙类药物，或者使用第三代头孢菌素。虽然正常皮肤菌群和金黄色葡萄球菌是开放性伤口细菌培养发现的最常见的细菌。但是医院获得性革兰阴性杆菌，如绿脓杆菌则更容易造成伤口感染，尤其是当 III 型开放性骨折伤口延迟愈合的时候。因此，为了针对潜在的院内阴性杆菌,可以联合使用氨基糖苷类和头孢唑啉或者直接使用第三代头孢菌素。在一项前瞻性随机对照研究中,比较 II 型和 III 型开放性骨折使用的第一代和第三代头孢菌素类的效果,Johnson 等人发现,在 2 个治疗组之间的感染的发生率无统计学意义。

加入青霉素预防气性坏疽预防是另外一个有争议的做法。在一项随机安慰剂对照试验中,作者探讨预防性应用抗生素对开放性骨折的疗效。Patzakis 等人发现在 311 例开放性骨折中存在 2 例气性坏疽,建议常规使用青霉素对抗厌氧菌。然而,这 2 例气性坏疽均发生在未使用抗生素的安慰剂组。最近的研究报告说,比较少见的对产气荚膜梭菌这一气性坏疽的致病微生物对标准预防性抗生素治疗方案(第一代头孢菌素类)耐药,因此即使是高风险的损伤患者也应避免使用青霉素。

(四)给药持续时间

抗生素过程中的最佳给药持续时间尚未明确。目前还没有证据表明,延长抗生素使用超过 24h 可以降低感染发生率,特别是 II 型和 III 开放性骨折。在 248 例 14~65 岁之间的随机双盲试验中,Dellinger 等人发现在接受第一代头孢菌素一天治疗的患者与接受 5 天第一代或者第二代头孢菌素的患者在骨折部位感染率方面并无显著差异。同样,Pazakis 和 Wilkins 研究发现延长抗生素使用时间超过 3 天也并不会减少感染的风险。严重创伤患者使用超过 1 种以上抗生素时间超过 24 小时反而会增加药物耐药性。

九 外科治疗

(一)清创

充分的清创是预防感染促进骨折愈合的重要步骤。其目的是清除所有的污染组织和失活组织,包括皮肤、皮下脂肪、肌肉和骨骼。根据损伤部位将伤口纵向延长进行探查。要对骨髓腔进行清理去除所有的失活组织以及没有软组织附着的骨骼。Edwards 等人研究发现去除死骨可以明显降低开放性骨折的感染率。虽然可以根据渗血情况判断骨骼和皮肤的血运情况,但是对于肌肉的活力还是应该按照 Artz 等人介绍的标准进行评估,它包括 4C(颜色、收缩力、循环情况、肌肉韧性)。当对软组织活性和清创是否足够存在怀疑时,应该再次进行清创。

(二)手术时机

清创手术的最佳时间还存在争议。从历史上看,按照 1976 年 Gustilo 和 Anderson 报告的那样,开放性骨折应在受伤 6h 内进行清创手术。这个说法是受到 1898 年 Paul Leopold Friedrich 报告的影响,他当时在豚鼠上建立了灰尘感染模型。在豚鼠创面给予灰尘后 6 ~ 8 小时起污染微生物就达到了感染的情况,因此理论上说在这个时间段进行清创是最佳的。虽然早期的研究确实发现在 II 型和 III 型开放性骨折中急诊清创是有帮助,但是近期的一些研究则发现在给予抗生素治疗之后 6h 内清创变的并不那么重要。Skaggs 进行了一项多中心的回顾性研究,纳入 554 例儿童开放性骨折患者,平均年龄 8.8 岁。所有的患者在到达急诊室时就给予抗生素治疗,但是从受伤和进行清创手术的时间不同。结果显示无论 Gustilo 伤口分型如何,6h 内进行清创手术的患者与延迟到 72h 后进行手术的患者在感染发生率方面并无显著差异。

同样,Spencer 等人进行了一项 5 年的前瞻性研究,试图了解清创时间与感染发生率之间的关系。纳入 103 例患者 115 处开放性长骨骨折。60%的患者在受伤 6h 内进行清创手术,40%的患者时在 6h 后进行手术。两组患者的感染发生率分别为 10.1%和 10.8%,并无统计学差异。他们总结认为对于开放性骨折最好是在正常的工作时间由经验丰富的医生团队进行常规手术,延迟手术并不会增加感染发生率。近期的一项 meta 分析也显示延迟到 12 小时后手术并不会增加开放性长骨骨折的感染率。

（三）冲洗方案

因为相关的研究太少,什么才是最佳的冲洗液尚未确定。Anglen 对 400 例 458 个放性骨折随机使用杆菌肽抗生素生理盐水或肥皂液生理盐水进行冲洗。2 组患者之间的感染率没有差别,但是杆菌肽抗生素盐水组中的伤口愈合并发症的风险较高（9.5%比 4%;P = 0.03）。Fernandez 和 Griffiths 等人进行的一项 Cochrane 荟萃分析发现在开放性骨折中使用等渗盐水冲洗和其他各种形式的液体冲洗对感染率的发生并无显著差异。Crowley 的感染进行的文献回顾也建议使用无添加剂的生理盐水冲洗,主要是担心毒性反应和影响愈合。

（四）冲洗压力

人们普遍认为采用高压冲洗可能会损坏骨与软组织,并将污染物组织推到机体的更深部位。这种观点主要源于体外和动物模型的研究。低压脉冲灌洗(LPPL)或单向冲洗在去除污染 4h 后的细菌方面与高压脉冲灌洗(HPPL)效果相似。然而,当冲洗时间被推迟到 4h 之后,LPPL 则无法有效去除细菌。

近日,FLOW 实验(开放性伤口冲洗)已经在研究开放性伤口的最优冲洗液和压力。在这个多中心双盲研究中,开放性骨折患者被随机分配使用 LPPL 或 HPPL 连接肥皂液或生理盐水冲洗。主要的观察指标是因为感染的二次手术发生率、伤口愈合问题、或骨折不愈合。虽然该实验的 111 例患者显示出 LPPL 的效果更好,但是并不具有统计学差异。

（五）冲洗液液体量

在 1990 有 Gustilo 等人提出的专家意见建议对于开放性骨折使用 5~10L 生理盐水或蒸馏水进行冲洗,然后再用 2L 杆菌肽抗生素溶液冲洗。但是十多年过去了,还不明确最佳的冲洗液用量。近期,Anglen 提出的专家意见建议根据开放性骨折的严重程度使用不同剂量的冲洗液。I 型骨折用 3L,II 型骨折用 6 L,III 型骨折用 9 L。

（六）含抗生素装置

采用含抗生素的装置可以减少开放性骨折的感染。一些研究发现采用全身性抗生素的效果和局部使用抗生素相似。Ostermann 等人回顾性分析 1085 例开放性骨折患者,其中 240 例只接受全身性抗生素治疗,另外 845 例在全身性抗生素治疗的同时接受局部妥布霉素浸渍聚甲基丙烯酸甲酯链珠（PMMA）。作者发现 PMMA 组 II 型和 IIIC 骨折患者的急性感染率明显下降。PMMA 组 II 型和 IIIB 型骨折患者的局部骨髓炎发生率也明显下降。

除了在骨折部位使用抗生素链珠和间隔器 spacers 之外，带抗生素涂层的髓内钉也被研制出来。在兔的开放性胫骨骨折植入金黄色葡萄球菌之后，Darouiche 等人采用涂有氯己定和氯二甲酚的髓内钉进行治疗，和无抗生素的髓内钉相比，带有抗生素的髓内钉组的感染率下降了接近 7 倍。最近的一项 meta 分析显示无论属于哪种级别的开放性骨折，在开放性胫骨骨折中使用局部抗生素可以明显降低开放性骨折的感染发生率，尤其是 III 型开放性骨折。

（七）骨折的处理

骨折的早期稳定可以减轻疼痛、利于下床活动，防止进一步的软组织损伤，并促进骨折愈合。对于关节内骨折而言早期稳定更为重要，有利于关节的早期活动。要根据血流动力学情况、骨折位置和类型以及软组织损伤的程度选择不同的治疗方法。

1.外固定

外固定是多发创伤患者尤其是合并软组织缺损患者的有效临时固定方法。也可用于确定性治疗取得良好疗效。Edwards 等人采用外固定治疗 202 例 III 型开放性胫骨骨折患者，平均随访 9 个月，93%的患者获得骨折愈合。同样，在一项前瞻性随机研究中，Tornetta 等人纳入 29 例 IIIB 型开放性骨折患者，分别使用外固定或非扩髓髓内钉进行治疗，结果显示两组患者在骨折愈合时间、关节活动度、感染发生率方面并无显著差异。

关于儿童开放性骨折固定的研究主要集中在胫骨骨折。在一项系统回顾中，Baldwin 等人发现对于 I 型和 II 型开放性骨折人们倾向于使用石膏固定而不是外固定，但是在 IIIB 型和 IIIC 型骨折外固定则得到了广泛使用。Gougoulisa 等人进行的另外一项系统回顾同样发现这个情况，51.7%的儿童开放性胫骨骨折使用闭合复位石膏固定，26.9%的患者使用外固定，19.5%的患者使用内固定。

2. 交锁髓内钉

和外固定相比，髓内钉有助于缩短负重时间减少后续手术次数，患者的依从性更好，对位畸形的发生率更低。原先，开放性长骨骨折一般使用非扩髓交锁髓内钉，因为人们认为扩髓会破坏髓腔内的内膜血供进一步损伤骨骼的血供，从而导致骨不连发生率升高。近期，有一项评估扩髓和非扩髓胫骨髓内钉的多中心的随机对照 SPRINT 实验（前瞻性评估胫骨骨折髓内钉效果），它们支持使用非扩髓髓内钉。虽然两组开放性患者在临床结果方面并无显著差异，但是扩髓组的二次手术发生率较高。

但是在一些股骨开放性骨折髓内钉固定的研究中，却又未发现扩髓与非扩髓髓内钉在感染发生率和骨不连发生率方面存在什么不同。对于多发损伤患者尤其需要注意扩髓时的问题，一般认为扩髓会造成机体的二次打击。在受伤之后（第一次打击），机体会释放许多炎症介质，如果再受到二次打击如扩髓髓内钉，那么全身性的炎症反应就会激化，从而造成患者易于出现包括急性呼吸窘迫综合征在内的创伤后并发症。这一概念已经成为是否选择创伤控制(DCO)和早期确定性治疗(EDC)的基础。

3.钢板螺钉内固定

由于开放性胫骨骨折常常合并广泛的软组织缺损，传统的钢板技术组间不太适于该种类型骨折的治疗。Bach 和 Hansen 比较钢板内固定和外固定支架在 II 型和 III 型开放性胫骨骨折的治疗，结果发现钢板组严重骨髓炎的发生率是外固定架组的 6 倍。但是新型的微创钢板技术进行钢板内固定再次成为开放性胫骨骨折的一种治疗选择。在一项纳入 56 例胫骨近端关节外骨折的研究中，Lindvall 等人比较了交锁髓内钉和经皮锁定钢板在骨折愈合率、畸形愈合率、复位不良、感染发生率、内固定去除率方面的结果。交锁髓内钉组开放性骨折占 55%(12/22)，经皮锁定钢板组开放性骨折占 35%(12/34)。交锁髓内钉组和经皮锁定钢板组分别有 4 例患者出现了感染，感染发生率相同均为 33%。

在一项胫骨干骨折髓内钉和钢板螺钉内固定比较的前瞻性随机对照研究中，Vallier 等人发现开放性骨折的感染几率很高，83%的患者出现了感染，但是两组不同内固定组的感染率、骨不连发生率和二次手术发生率却很相似。

(八)植骨

植骨可以促进骨折的修复和骨质缺损的重建。对于 I 型和 II 型开放性骨折而言可以在关闭伤口的同时进行植骨手术。但是对于 III 型开放性骨折，由于广泛的骨膜剥离、软组织损伤以及创伤带来的血供差等问题，最好是等到伤口愈合之后再进行植骨手术。在最终闭合伤口的时候也可以使用重组人骨形态发生蛋白 2（rhBMP-2）来促进骨折愈合。在 2002 年，Govender 等人发表了 BESTT 项目(胫骨骨折手术中的 rhBMP-2 运用)研究结果，对开放性胫骨骨折中使用 rhBMP-2 的有效性和安全性进行评估。

在这个前瞻性随机单盲实验中，共纳入 421 例患者随机分为 3 组，髓内钉固定组，髓内钉联合 6mg rhBMP-2 组和髓内钉联合 12mg rhBMP-2 组。主要的疗效评估结果是因为延迟愈合或者不愈合而进行的二次手术发生率。一年随访时，和低剂量 rhBMP-2 和单纯髓内钉固定组患者相比，12mgrhBMP-2 组患者二次手术的发生率要小 44%，骨折愈合时间更短。在 BESTT 项目之后，美国食品药品监督局开始批准在开放性胫骨干骨折的初次治疗中使用 rhBMP-2。

(九)伤口处理

伤口延迟愈合会增加院内感染革兰氏阴性微生物如假单胞菌属、肠杆菌属以及耐甲氧西林的风险。在一项开放性骨折软组织覆盖良好双盲随机对照试验研究中，Benson 等人如果对严重污染的患者给予抗生素治疗和手术清创，即使伤口愈合时间延迟 5 天，感染的风险也不会明显增加。对于伤口广泛组织缺失的患者(IIIB 和 IIIC 型损伤)Gopal 等人主张早期进行骨折内固定和皮瓣覆盖(72h 内)。他们认为当皮瓣覆盖会导致较高的感染率。但他们也承认这种感染率差异并无统计学显著。

（十）伤口负压治疗

I 型开放性骨折的合并伤口通常经过二次手术或者在第一次手术中就可以关闭,也不会增加感染的风险。但是高能量损伤(II 型和 III 型开放性骨折)可能就需要在多次的清创手术期间和进行皮瓣转移手术之前对伤口进行包扎覆盖。在一项前瞻性随机研究中,Stannard 等人发现和传统的盐水纱布覆盖相比,在伤口关闭前的清创手术期间采用伤口负压治疗 NPWT 可以将感染发生率降低 5 倍。但是 Bhattacharyya 等人回顾性分析 38 例 IIIB 型开放性胫骨骨折患者,却发现使用 NWPT 时并不允许延迟皮瓣覆盖手术。当伤口皮瓣手术平均延迟 4.8 天后感染发生率就会明显上升。

十、结论

开放性骨折的急诊处理对于骨科医生而言还是一种挑战。有确凿的证据显示尽可能早的预防性应用抗生素(例如第一代头孢菌素)可以减少深部感染的风险。紧急手术清创冲洗是标准处理方法,通常在白天由经验丰富的团队进行。手术的目标是达到彻底清创、稳定骨折和重建软组织覆盖。在冲洗溶液、冲洗压力、伤口闭合时间和术后清创伤细菌培养的价值等方面还存在许多争议。多种固定技术都可以用于开放性骨折,每个都有其优点和缺点。诸如带抗生素的装置、rhBMP-2 和清创手术间隙中使用的伤口负压治疗在内的辅助治疗方法正在不断出现。

{冯晓英}

第八章 创伤骨科其他常见疗法

第一节 清创技术

一、清洗伤肢

先从创口周围开始,逐步超越上、下关节,用无菌毛刷及肥皂液刷洗 2～3 次,每次都用大量温开水或无菌生理盐水冲洗,每次冲洗后要更换毛刷。刷洗时用无菌纱布覆盖创面,勿使冲洗液流入创口内。创口内部一般不用刷洗,如污染较重,可用无菌棉花、纱布或软毛刷轻柔地进行清洗。最后用无菌生理盐水将创口彻底冲洗干净(最好用喷射脉冲冲洗法)。然后,用无菌纱布擦干,再用碘酒、酒精消毒皮肤,注意勿流入创口内,最后铺巾。

二、止血带的应用

最好不用止血带(大血管破裂时除外),因为用止血带有下列缺点:

(1)创口缺血后无法辨别有血液供应的健康组织和失去血液供应的组织。

(2)创口内的组织因血液供应阻断,存活率降低。

(3)因创口缺血,促使厌氧性细菌生长。

三、切除创口边缘

用有齿镊子夹住皮肤边缘,沿一定方向依次切除已撕裂的、挫伤的皮肤边缘。对仍有血液供应者,只切除 1～2mm 的污染区域,切除后用无菌纱布将皮肤边缘盖妥。

四、清除创腔或创袋

从浅层到深层、从近处到远处进行清创,要彻底,勿遗漏。若皮肤剥离甚广,皮下创腔或创袋有隧道深入远处,应将其表面皮肤切开,仔细检查创腔、创袋,清除存留的异物。切开皮肤时要注意皮瓣的血供及日后的肢体功能。

五、皮下组织与皮下脂肪的处理

已污染的及失去活力的组织应切除。脂肪组织的血液供应较差,容易引起感染,可多切除。

六、深筋膜

沿肢体纵轴切开深筋膜,以防组织肿胀,造成内压增加而导致组织缺血。肘部、膝部远端有严重外伤或大血管重建术后,筋膜切开术对防止筋膜间隔综合征的发生尤为重要。一切已撕碎、压烂的筋膜都要彻底清除。

七、肌肉肌腱

失去活力的肌肉如不彻底清除,极易发生感染。色泽鲜红、切割时切面渗血、钳夹时有收缩力、有一定韧性是肌肉保持活力的良好标志。如色泽暗红无张力、切时不出血、钳夹时不收缩,表明肌肉已无生机,应予切除。对于撕裂的肌肉,因其多已丧失功能,愈合后多形成瘢痕组织,清创时不应忽略。

已污染和挫压的肌腱,不可随意切除,如仅沾染一些异物,可切除肌腱周围一薄层被污染的腱周组织,注意保留肌腱功能,尽可能争取一期缝合。污染严重失去生机的肌腱,可以切除。

八、血管神经

未断裂而仅受污染的血管不要随便切除,可将血管的外膜小心剥离,清除污物。如果不影响患肢血供,清除时可以结扎而不必吻合。如为主要血管损伤,清除后应在无张力下一期吻合,必要时应行自体血管移植。

神经断裂如无功能影响,清创后可不吻合;如为神经干损伤,清创彻底可一期修复。但当有缺损或断端回缩不易吻合时,清创时不必单纯为了探查神经进行广泛暴露,可以留待二期处理。

九、关节周围韧带与关节囊的处理

已被污染与损伤的韧带及关节囊应尽可能修复。

十、骨外膜及骨折断端

骨外膜为骨折愈合的重要组织,应尽量保留。

骨折端已污染的表层可用骨凿凿去或用咬骨钳咬除。用毛刷洗刷污染骨是不适宜的,因为可能将污物或细菌挤入深处。已暴露而又污染的骨髓,应注意彻底清除干净,必要时可用小刮匙伸入骨髓腔刮除。粉碎性骨折与周围组织尚有联系的小碎片不可除去。大块游离骨片在清洁后,用1%苯扎溴铵或5%碘附浸泡,再用生理盐水清洗后放回原处。

十一、异物及组织碎片

创口中的异物、组织碎片、血凝块等,均应彻底清除。但异物如铁片、弹丸等无机物质投射部位深,亦可暂不取出,留待二期处理。

十二、最后对创口处理

彻底清理后,用无菌盐水再次清洗创口及其周围,然后用1%苯扎溴铵或3%过氧化氢溶液清洗创口,再用生理盐水冲洗。在创口周围再铺无菌治疗巾,以便下一步修复手术。

第二节　常见伤口处理技巧

一、伤口处理

(1)清洁伤口用安尔碘消毒,刺激小,效果好;对于清洁、新生肉芽创面,还可加用凡士林油纱覆盖以减轻换药时患者的痛苦,并减少组织液渗出、丢失。血供丰富,感染机会小的伤口可用生理盐水简单湿润一下,无菌辅料包扎即可。对于有皮肤缺损的伤口,缺损区用盐水反复冲洗,周围可用碘伏常规消毒,消毒后,用盐水纱布或凡士林纱布覆盖,盐水纱布有利于保持创面的新鲜、干燥,凡士林纱布有利于创面的肉芽生长。

(2)感染或污染伤口原则是引流排脓,必要时扩大伤口,彻底引流,伤口内可用双氧水和生理盐水反复冲洗,有坏死组织的应给予清创,局部是否应用敏感抗生素仍有争议,伤口的周围不要长期用碘伏消毒,容易引起湿疹,最好75%医用酒精消毒。可用75%医用酒精纱布伤口湿敷。

(3)褥疮感染伤口:安尔碘消毒创口周围,而创口以双氧水、生理盐水冲洗,双黄连粉针敷料覆盖。

(4)对于骨髓炎及有骨外露伤口换药首先要勤,因为渗出很多,且敷料要多。在换药过程中,应随时清除坏死组织,髓腔内可以放置引流条。经验方法是先用盐水冲洗创面,再用0.1%碘伏冲洗,再用双氧水冲洗,最后用干敷料覆盖。当创面肉芽新鲜,渗出较少时,行适宜术式处理骨髓炎,采用合适的肌皮瓣覆盖创面。

(5)开放性骨折行外固定的患者换药多选75%医用酒精消毒(同时清理切除坏死组织),必要时用双氧水、生理盐水冲洗伤口,干敷料覆盖创面。等待其肉芽生长,创面愈合。

(6)切口的脂肪液化:在脂肪丰富的地方易出现脂肪液化,此时广泛的敞开切口(脂肪液化的区域全部打开),加强清洁换药,待创口渗出明显减少后可用玉红油纱刺激肉芽生长,新鲜后二期缝合或植皮。

(7)久溃不愈的伤口,要采用内服中药以扶助正气,托毒排脓;外用常规方法换药,伤口局部通常早期用八二丹或九一丹＋玉红油膏,提腐去脓,后期用生肌散＋玉红油膏收口,即使是绿脓杆菌或耐药金葡菌感染都能很好治愈。

(8)对污染性油性伤口,我们这用松节油洗去油渍。

(9)对于陈旧性肉芽创面:此种肉芽组织再生能力差(颜色暗红,不新鲜,高低不平,有时呈陈旧性出血貌),周围组织不易愈合,以刮匙将表面肉芽组织刮除或剪除,使之出血,露出新鲜肉芽,必要时植皮闭合创面。

(10)对于绿脓杆菌感染的伤口:特点是脓液为淡绿色,有一种特殊的甜腥臭味,如果创面结痂,痂下积脓,有坏死组织的,要清除痂皮、脓液和坏死组织,待创面新鲜再植皮。

二、伤口换药注意事项

(1)无菌一期伤口换药一般在24h、72h常规观察局部肿胀渗出情况。

(2)开放伤术后争取24h、48h、72h连续三天换药,特别注意容易出现血肿或引流情况及时排除险情比较关键。

(3)骨科创面较多见感染创面就是皮肤坏死、褥疮创面,高渗盐水一般在某一时期,用在感染重、渗出较多的创面,可以快速减轻创面及肉芽组织水肿,减少渗出。

(4)再植手术或吻合血管的皮瓣手术最好能用与体温相近的呋喃西林溶液换药,手指换药纱布应避免环形包扎,局部最好用碎纱布填充。

(5)对于大面积创面,首先注意清创,对于已经坏死的组织包括坏死的肌腱及血管组织不要姑息,争取在几次换药中,界线一旦明显则果断切除。勉强留下,只会延缓肉芽生长,甚至造成感染。

(6)对于已清除大部分坏死组织的创口,要注意爱护肉芽的生长,肉芽组织本身有抗感染的能力,如果没有明显渗出,则不要用抗生素或其他药水换药,只用安尔碘消毒创缘皮肤,用纱布覆盖即可。

(7)油纱条不要放到创面上,会使创面渗出较多排泄不畅,易形成脓苔,应该放在盐水纱布上,既可以保湿,又防止脓苔形成。

(8)有感染的创面注意先做一个细菌培养+药敏再换药,以免以后被动。

三、换药常用药品

1. 盐水

有增进肉芽组织营养及吸附创面分泌物的作用,对肉芽组织无不良刺激。等渗盐水棉球及纱布用于冲洗清洁创面,创面湿敷,充填脓腔;3%~10%高渗盐水具有较强脱水作用,用于肉芽水肿明显的创面。

2. 3%双氧水

与组织接触后分解释放出氧,具有杀菌作用。用于冲洗开放伤口、化脓或有结核感染的伤口,尤其适用于厌氧菌感染的伤口。

3. 0.02%高锰酸钾溶液

分解释放氧缓慢,但作用持久,具有清洁、除臭、防腐和杀菌作用。用于洗涤腐烂恶臭、感染的伤口,尤其适用于疑有厌氧菌感染、肛门和会阴部伤口。临床上常采用1:5000溶液进行湿敷。

4．1%～2%苯氧乙醇溶液

对绿脓杆菌具有杀菌作用,效果最好,采用创面连续湿敷。

5．油剂纱布

具有引流、保护创面、敷料不易干燥以及延长换药时间等作用。创面分泌物少者,可2～3天更换一次。常用有:①凡士林纱布;②鱼肝油纱布:具有营养和促进肉芽、上皮生长等作用,用于愈合缓慢的伤口。

6．安尔碘、酒精只能用在表皮完整的地方

葡萄糖加胰岛素是为创面肉芽提供营养,高渗盐水则有使水肿肉芽脱水的作用,生理盐水只是起到湿敷的作用,肉芽生长过旺高出皮面则要用硝酸银之类的腐蚀.肉芽生长很好时可用凡士林纱布保护

7．中药类

如玉红油膏、生肌散、生肌玉红膏、紫花烧伤膏、湿润烧伤膏、大青膏等,具有止痛、拔毒生肌、排脓去腐等作用。

换药的原则是要明确进行外科换药的目的,对于用什么换药则需根据伤口情况定。

（冯晓英）

第九章 骨折内固定手术的护理

第一节 骨折患者的一般护理

一、护理目标

(1)维持呼吸、循环等正常生理功能。

(2)保证骨折固定效果,确保外固定满意。

(3)缓解疼痛,减轻患者的痛苦。

(4)科学地指导功能锻炼,使患肢功能恢复与骨折愈合同步发展。

(5)照顾生活,满足生理、文化等生活需求。

(6)合理安排营养饮食,保持机体营养代谢需要。

(7)有效地预防全身及局部并发症。

(8)加强心理护理,保持心理健康,并指导提高自我护理、自我照顾能力。

二、护理观察

(1) 一般项目:如精神、情绪、饮食、睡眠、营养状况、大小便及体温、脉搏、呼吸、血压等。

(2)外固定情况:外固定装置是否有效,夹板松紧度是否适宜,石膏有无断裂、石膏筒内肢体是否松动或挤压,牵引重量是否适宜、牵引滑轮是否灵活、牵引锤是否落地等。

(3)肢端血液循环。

(4)疼痛:①了解疼痛的性质及程度,确定引起疼痛的病因。②观察发生疼痛时患者的状况及伴随症状,观察全身及局部情况,检查有无发热、水肿、出血、感觉异常、放射痛、意识障碍等体征。③通过应用缓解疼痛的有效方法,如制动肢体、矫正体位、解除外部压迫等进一步确定引起疼痛的原因。

(5)体位:体位是否正确,肢体是否按治疗要求摆放与固定。

(6)患肢外固定处与身体受压处皮肤有无红肿、水泡、破溃,有无胶布过敏反应,骨牵引针孔有无红肿、脓液渗出。

(7)手术后患者除体温、脉搏、呼吸、血压等生命体征外,伤口有无渗血、出血及感染征象。

(8)功能锻炼后的反应:锻炼时是否伴有疼痛及疼痛的性质,是否伴有肿胀、麻木等不适。

三、一般护理

一般护理包括心理护理、饮食营养护理、生活护理及预防褥疮、泌尿系感染、呼吸道感染等并发症。

四、常见护理问题及措施

【护理问题1】 生命体征异常改变。

严重创伤引起多处骨折、开放性骨折、多脏器损伤时会影响生命体征改变,严重骨折后并发症如休克、脂肪栓塞综合征、成人呼吸窘迫综合征、挤压综合征等,甚至造成患者死亡。

护理措施:

(1)危重患者应尽快转送ICU病房,如果条件不具备,亦应动用各类监护设备,严密观察病情变化及生命体征的改变。

(2)熟悉各种严重创伤、创伤并发症的病理变化及临床表现,一旦发现异常能早期做出正确判断,及时提出相应的治疗护理措施。

(3)监护由专人负责,制定严密的护理观察计划及护理方案,严格履行交接班制度。

(4)建立有效静脉通道,以保证输血输液及抢救用药。

(5)认真做好观察记录,对患者神志、呼吸、脉搏、体温、血压、贫血征象、尿量、尿质、中心静脉压、肺动脉楔压、用药、吸氧情况及反应等均做出详尽的记录。

【护理问题2】 疼痛。

除创伤、骨折引起患者疼痛以外,固定不满意、创口感染、组织受压、缺血也会引起疼痛。由于病因不同,疼痛的性质也不同。

护理措施:

(1)加强临床观察,辨别疼痛的不同性质及临床表现,以确定引起疼痛的不同原因。一般来说,手术伤口疼痛于术后1~3日剧烈,并逐日递减缓解;创伤、骨折引起的疼痛多在整复固定后明显减轻,并随着肿胀消退而日趋缓解;开放性损伤合并感染多发生在创伤2～4天后,疼痛进行性加重或呈搏动性疼痛,感染处皮肤红、肿、热,伤口可有脓液渗出或臭味,形成脓肿时可出现波动;缺血性疼痛为外固定物包扎过紧或患肢严重肿胀所致,表现为受压组织处或肢体远端剧烈疼痛,并伴有皮肤苍白、麻木、温度降低,缺血范围较大或较严重者可表现出被动伸指(趾)时疼痛加剧。

(2)针对引起疼痛的不同原因对症处理。创伤、骨折伤员在现场急救时予以临时固定,以减轻转运途中的疼痛,并争取及时清创、整复;发现感染时通知医生处理伤口,开放引流,并全身应用有效抗生素;缺血性疼痛须及时解除压迫,松解外固定物,如已发生压疮应及时行褥疮护理;如发生骨筋膜室综合征须及时手术,彻底切开减压。

(3)对疼痛严重而诊断已明确者,在局部对症处理前可应用吗啡、哌替啶、布桂嗪(强痛定)等镇痛药物,减轻患者的痛苦。

(4)在进行各项护理操作时动作要轻柔、准确,防止粗暴剧烈,引起或加重患者疼痛。

(5)如治疗护理必须移动患者时,应事先向患者说明必要性,取得患者配合。在移动过程中,对损伤部位重点托扶保护,缓慢移至舒适体位,争取一次性完成。

(6)断肢(指)再植术后患者肢体疼痛应及时判明情况,有效镇痛,防止因疼痛刺激血管痉挛而影响再植肢体的成活。

(7)截肢术后如患肢疼痛,应向患者耐心解释,一般可随时间的推移而自行消失,不须应用镇痛药物镇痛。

(8)采用非侵袭性镇痛方法,如控制焦虑,建立良好的护患关系,利用视觉或触觉分散法分散或转移患者的注意力。另外,利用冷敷、热敷、按摩及皮肤搽剂,也能起到骨折患者镇痛效果。

【护理问题3】 肿胀。

骨折或软组织损伤后伤肢局部发生反应性水肿,另外骨折局部内出血、感染、血循环障碍等也会造成伤肢不同程度的肿胀。

护理措施:

(1)迅速查明引起肿胀的原因,及时对症处理。

(2)适当抬高患肢,如无禁忌症应早期恢复肌肉关节的功能锻炼,促进损伤局部血液循环,以利静脉血液及淋巴液回流,防止、减轻或及早消除肢体肿胀。

(3)损伤早期局部可冷敷,降低毛细血管通透性,减少渗出。使损伤破裂的小血管及时凝固止血,减轻肿胀。

(4)如肢端肿胀伴有血循环障碍,应检查夹板、石膏等外固定物是否过紧,若固定过紧应及时解除压迫。

(5)对严重的肢体肿胀,要警惕骨筋膜室综合征发生,及时通知医生做相应处理。

(6)断肢再植术后引起肢体肿胀的原因很多,包括:①静脉回流不足。②清创不彻底、反应性肿胀剧烈。③肢体断面巨大血肿。④离断肢体缺血时间过长,造成相应的细胞肿胀和组织间隙水肿。⑤创面感染、体位不当、淋巴回流障碍等。一旦发生,应及时通知主管医生,仔细查明原因,对症处理。

(7)因感染引起的组织肿胀,除通知医生处理局部伤口,拆线、引流、抗生素湿敷外,应及时应用有效的抗生素。

【护理问题4】 患肢血液循环异常。

患肢血液循环异常除骨折时合并主要动静脉血管损伤外,止血带应用不合理,包扎固定过紧,肢体自身肿胀严重等都是造成患肢血液循环障碍的重要原因,观察和防止患肢血液循环障碍,是护理骨折患者的重要内容,对四肢骨折患者尤为重要。

护理措施:

(1)由于骨折后的固定包扎,往往不能直接观察受伤部位血液循环状况,而肢体远端能间接反映患肢血供情况,因此视为观察重点。

(2)严密观察肢端有无剧烈疼痛、肿胀、麻木感,皮肤有无温度降低、苍白或青紫。发生以上情况说明肢端血液循环障碍,须立即查明原因,对症治疗。

(3)肢端甲床充血时间延长和脉搏改变,是患肢动脉损伤或受压受阻后的临床表现。但由于动脉压力高,其症状往往迟于静脉受压后的临床表现。因此,此项指标不能作为早期诊斯的依据。

(4)肢体局部受压,如夹板的棉压垫、石膏内层皱褶或肢体骨凸处可表现为持久性局限性疼痛。当皮肤组织坏死后,疼痛可缓解。因此,对任何异常疼痛应提高警惕,必要时打开外固定物直接观察。

(5)对血液循环不良的肢体,除对症治疗外,肢体抬高略高于心脏水平。如位置过高,会加重缺血,并严禁热敷、按摩、理疗,以免加重组织缺血、损伤。

【护理问题 5】 科学指导功能锻炼。

护理措施:

(1)向患者宣传锻炼的意义和方法,使患者充分认识功能锻炼的重要性,消除思想顾虑,主动运动锻炼。

(2)认真制订锻炼计划,并在治疗过程中,根据患者的全身状况、骨折愈合进度、功能锻炼后的反应等各项指标不断修订锻炼计划,增删锻炼内容。

(3)一切练功活动均须在医护人员指导下进行。随着骨折部位稳定程度的增长及周围损伤软组织的逐步修复,循序渐进地进行功能锻炼,活动范围由小到大,次数由少渐多,时间由短至长,强度由弱增强。具体方式方法大体可分为 3 个阶段。

骨折早期:伤后 1～2 周内,伤肢肿胀疼痛,骨折端不稳定,容易再移位。此期功能锻炼的主要形式是患肢肌肉舒缩运动,如前臂骨折时做握拳和手指屈伸活动,股骨骨折做股四头肌舒缩运动,原则上骨折部上、下关节不活动,身体其他部位均应进行正常活动。此期间功能锻炼的主要目的是促进患肢血液循环,以利消肿和稳定骨折。

骨折中期:伤肢肿胀消退,疼痛减轻,骨折端纤维连接,并逐渐形成骨痂,骨折部趋于稳定。此期锻炼的形式除继续增强患肢肌肉舒缩活动外,在医护人员或健肢的帮助下逐步恢复骨折部上、下关节的活动,并逐渐由被动活动转为主动活动。伤后 5～6 周,骨折部有足够的骨痂时,可以进一步扩大活动范围和力量,防止肌肉萎缩,避免关节僵硬。

骨折后期:骨折临近愈合后,功能锻炼的主要形式是加强患肢关节的主动活动和负重锻炼,使各关节迅速恢复正常活动范围和肢体正常力量。

(4)功能锻炼以患者不感到疲劳,骨折部位不发生疼痛为度。锻炼时患肢轻度肿胀,经晚间休息后能够消肿的可以坚持锻炼,如果肿胀较重并伴有疼痛,则应减少活动,抬高患肢,待肿胀疼痛消失后再恢复锻炼。如果疼痛肿胀逐渐加重,经对症治疗无明显好转并伴关节活动范围减小,或骨折部位突发的疼痛时,均应警惕发生新的损伤,暂时停止锻炼并及时做进一步的检查处理。

（5）功能锻炼以恢复肢体的固有生理功能为中心。上肢要围绕增强手的握力进行活动；下肢重点训练负重行走能力。

（6）功能锻炼不能干扰骨折的固定，更不能做不利于骨折愈合的活动，如外展型肱骨外科颈骨折不能做上肢外展运动；内收型肱骨外科颈骨折不能做上肢内收运动；尺桡骨干骨折不能做前臂旋转运动；胫腓骨干骨折不能做足的内外旋转运动。

【护理问题6】　肢体功能障碍。

骨折、脱位、神经血管肌肉肌腱损伤都会造成肢体不同程度的功能障碍，骨折后期各种并发症也会导致功能障碍发生。

护理措施：

（1）创伤后及时正确的急救与治疗是减少日后发生功能障碍的关键。

（2）保证有效的固定，及时检查调整外固定，使骨折顺利愈合。

（3）及时正确的功能锻炼是促进骨折愈合，防止关节僵硬、肌肉萎缩、骨质疏松等并发症的重要措施。

（4）对肢体永久性功能丧失（如截瘫、截肢）的患者及时行康复治疗，加强其他肢体的功能代偿训练。

【护理问题7】　伤口感染。

伤口感染发生在开放性骨折未得到清创或清创不彻底时，重者可引起化脓性骨髓炎，影响骨折愈合，严重者合并全身性感染，威胁患者生命。

护理措施：

（1）现场急救及时正确，避免伤口二次污染及细菌进入深层组织。

（2）争取时间，早期实施清创术。

（3）增强患者体质，注意加强营养，及时治疗贫血、低蛋白、营养不良及糖尿病等疾病，增强机体抗病能力。

（4）使用有效抗生素积极控制感染。

（5）注意观察伤口，伤口疼痛性质的改变常为最早期征象。此外，注意观察伤口有无红肿、波动感，一旦发生感染，应及时进行伤口处理。

（6）对伤口污染或感染严重者，应及时拆除缝线敞开伤口，并实施引流，抗生素湿敷等治疗。

【护理问题8】　缺乏手术治疗的知识。

部分骨折患者需要采取手术治疗，亦有部分患者取得功能复位后没有手术的必要。因此，是否采取手术治疗应根据病情、治疗等情况决定。

护理措施：

（1）对经非手术治疗虽未能达到解剖复位，而已经功能复位达到治疗效果的患者，应体谅其恳切手术的心情,并向其解释治疗的意义及目的,并讲清手术可能带来的不利影响,使患者解除思想顾虑,安心治疗。

(2)对须手术的患者应讲明手术治疗的目的、意义和重要性,通过成功病例的宣传,打消患者顾虑,树立战胜疾病的信心,取得患者的配合。

(3)向患者讲述术前的注意事项,以保证术前有稳定的情绪和良好的睡眠;戒除不良生活习惯如禁烟、禁酒,术前应根据条件做好洗头、擦浴、更换衣服等卫生准备。

(4)向患者介绍术后注意事项,以保证术后能主动配合,如练习深呼吸、床上大小便等。

(5)根据患者的种种顾虑做相应的解释工作,如担心麻醉意外、医生技术水平等,解除患者的盲目担忧。

(6)向患者家属说明手术中可能出现的问题,使患者家属有充分的思想准备。

【护理问题9】 应激的心理反应。

因患者的个人性格、年龄、职业、文化修养、社会环境的不同,其心理表现差异很大。特别是伤势较重,可能会遗留较严重的生理功能减退或障碍者,其精神状态势必会受到影响,如忧郁、消沉、悲观失望,过多地考虑到家庭和个人前途等问题,不利于治疗。

护理措施:

(1)有针对性地进行医疗卫生知识宣传教育,及时了解患者的思想情绪活动,通过谈心、聊天,有的放矢地进行思想工作和心理护理。

(2)对截肢、截瘫等遗留严重残疾的患者,要注意保护他们的自尊心,使之既要敢于面对现实承认残疾,又要树立勇气战胜伤残。

(3)认真帮助患者找出不利于疾病恢复的因素和解决克服的措施,使患者能自觉配合治疗护理。

(4)尽可能早期恢复功能锻炼及康复治疗,鼓励患者从事力所能及的活动,使他们树立生活的信心和勇气。

(5)护理操作要轻柔认真,在患者面前谈话适当,每天注意向患者报告病情好转的佳音,包括微小的病情进展,不讲有损患者情绪的话。

(6)生活上多关心患者,帮助其解决实际困难。对家庭经济较困难而顾虑重重的患者,应同医生协商,从各方面注意节约费用,尽量减少经济负担。

(7)保持生活规律,动员患者积极参与文化生活,如聊天、看书看报、收听广播或录音、看电视、下棋打扑克,以及外出活动等。使患者生活内容丰富多彩,分散精力、克服不良心理。

【护理问题10】 恐惧。

突然意外的创伤易使患者产生恐惧心理。

护理措施:

(1)护理人员在患者面前切忌表现出惊慌、忙乱、烦躁或不屑一顾的轻视态度,应以良好认真的服务态度、从容镇定的神情、熟练准确的操作技术取得患者的信任。

（2）及时止血、镇痛,使患者脱离生理痛苦反应,从而稳定情绪。

（3）对患者进行有针对性的卫生宣传,简单介绍病情和同类患者救治成功的病例、医院救治的经验及伤病良性转归的可能,使患者建立安全感。

【护理问题 11】　长期卧床引起的畸形。

骨折后长期卧床患者肌张力持续减少,肌肉废用性萎缩,导致挛缩畸形,重则成为永久性畸形。

护理措施:

（1）长期卧床患者应睡硬板床,忌用各种软床。

（2）除根据病情及治疗需要安置特殊体位以外,四肢关节一般应摆放于功能位。

（3）长期卧床患者用沙袋、木板及约束带将足趾固定于功能位,被子等物不要压在足趾上,防止发生垂足畸形。

（4）对瘫痪肢体的关节肌肉要经常按摩、理疗,并注意坚持被动活动锻炼,防止发生关节挛缩、肌肉萎缩等畸形。

（5）骨折患者如病情无禁忌症应及早开始功能锻炼,以防止日后发生骨质疏松、关节僵硬等并发症。

【护理问题 12】　生活自理能力下降。

严重骨折、下肢骨折、牵引、手术、截肢、截瘫等患者生活自理能力均有不同程度的下降。

护理措施:

（1）在生活上热情关心患者,尽量满足患者的生活要求,取得患者的信任和依赖。

（2）认真帮助患者饮水、进食、排便、翻身、读书、阅报,直至能生活自理。

（3）做好病室、病床、口腔及皮肤的清洁卫生工作,定期为患者擦浴、洗头、剪指甲、更换衣服床单,使患者感到舒适。

（4）对长期卧床患者,定时翻身、按摩、做好皮肤护理。

（5）注意调节饮食,加强营养。

（6）积极鼓励、协助患者功能锻炼和生活训练,使其早日能够生活自理。

【护理问题 13】　营养代谢失调。

护理措施:

（1）尽快纠正患者的悲观、消沉、紧张、恐惧等不良情绪,建立正常心态,保持健康的心理。

（2）建立规律的生活习惯,定时就餐,定时排便。

（3）鼓励患者进食,伤病或手术早期供给较清淡的饮食;病情稳定后及时调整高蛋白、高热量、高维生素饮食。

（4）根据患者的生活习惯及口味适当调整饮食,尽可能在患者喜欢的基础上调整营养结构,并保证食物结构多样化。

（5）多食用水果及含维生素多的蔬菜,避免进食易产气的食物,如牛奶、糖等。

（6）注意多饮水，防止便秘。

【护理问题 14】 家庭不能配合。

包括家庭不和睦，探视人员多，擅自将其他医院或含迷信色彩的治疗方法施用于患者。

护理措施：

（1）及时与家属建立联系，取得家属配合，向家属宣传配合治疗的意义，指出家庭关系紧张对患者所造成的危害，使家属明白家庭因素在治疗护理过程中的重要作用，从而取得家属的密切配合。

（2）治疗期间应严格限制探视人员，即使病情稳定康复治疗时，也应限制探视人员的人数、探视时间，并要使家属明白过多打扰患者将影响治疗护理工作的正常进行，不利于患者的休息及伤病恢复。

（3）绝不允许擅自将其他药物、偏方等应用于患者，干扰正常系统的治疗，并要在早期向家属进行宣传，让家属了解这种做法的危害性。

【护理问题 15】 骨折搬动。

护理措施：

（1）骨折患者先固定、后搬动，搬动时严密观察病情，避免加重骨折的程度。

（2）怀疑脊柱骨折者，搬动时应保持头颈与躯干成一直线。

（3）颈椎骨折、脱位者，应在颈部两侧放置沙袋制动，搬动时专人固定头部，防脊髓损伤。

（4）肿胀肢体搬动时，可剪开衣袖或裤管。

（5）四肢骨折明显移位的伤员，可临时用小夹板固定，再搬动。

第二节　术前及术后的一般护理

一、术前宣教

手术是治疗骨科疾病的重要手段之一。术前的准备工作是否完善，患者术前的全身情况如何，术前的功能锻炼、康复指导和卫生宣教等方面完成如何，均是保证手术成功的关键。因此，护理人员应从以下方面着手：

（1）肌肉锻炼：入院后第二天开始，训练股四头肌舒缩练习和踝泵运动，防止肌肉萎缩和腓总神经损伤。每日 3 组，每组 20～30 个。

① 股四头肌舒缩练习：即静力练习，收缩 10 秒，放松 10 秒，交替进行。

② 踝泵运动：即踝关节背伸、跖屈练习。

（2）呼吸道训练：吸烟患者要求手术前 2 周戒烟，进行深呼吸练习，以增加肺活量，减少残余肺气量。每日 2 组，每组 10～20 个。鼓励患者有效咳嗽、咳痰，减少肺部感染，每日 2 次。

（3）床上大小便训练：择期手术患者往往因手术后体位和排便方式的改变，加之手术后切口疼痛,情绪紧张等因素,引起排便困难,甚至尿潴留。因此,术前训练正确的床上大小便方法,可减少术后尿潴留和便秘的发生率,大大减轻患者的痛苦。

(4)卫生宣教:术前护理人员应督促检查患者做好个人卫生,保证"三短",即:指甲短,胡须短,头发短;"六洁",即:头发、口腔、手足,会阴、肛门、皮肤清洁无异味。卧床患者应协助床上擦浴,防止皮肤压疮,预防皮肤病,指导患者饭后 0.9%生理盐水或漱口液漱口,禁食患者做到每日口腔护理 1~2 次,协助女患者早晚进行会阴冲洗或擦洗。

二、术前护理准备

1. 协助医生完成手术前各项常规检查

(1)血、尿常规,肝肾功,电解质,乙肝两对半,血凝 4 项,血型,HIV 抗体等。

(2)心电图。

(3)X 片胸片。

2. 皮肤准备

(1)目的:①暴露手术区域、便于消毒。②清洁手术区域皮肤,减少皮肤潜在性污染。③预防切口感染,降低创口感染率。

(2)方法:①清洁皮肤,擦浴。②备皮,剔除毛发。③检查有无疖子、毛囊炎等皮肤炎症。

3. 遵医嘱

按医嘱术前 1 日给予青霉素及普鲁卡因过敏实验,术前晚间遵医嘱按要求灌肠,不能入睡者,可遵医嘱给予适量安眠镇静药物,保证患者充分休息。

4. 饮食要求

骨科手术一般术前 12h 禁饮食,术前 6h 禁水,避免在麻醉过程中出现呕吐、误吸而引起窒息或吸入性肺炎等意外。

5. 术前准备

(1)术日晨禁食、水,测体温、血压、脉搏。

(2)询问女患者有无月经来潮,发现及时报告医生,重新安排手术日期。

(3)去手术室前嘱患者提前 15~30min 排空大小便,必要时遵医嘱给予留置尿管。

(4)术前用镇静药物:阿托品 0.5mg,苯巴比妥 0.1g 术前 30min 肌内注射。

(5)去手术室前去掉假牙、手表、饰物等物品,并交其家属保管,防止丢失。

三、手术后一般护理

1. 床单位准备

(1)室内应安静,空气清新,光线柔和,温湿度适中,室温保持在 18℃~20℃,湿度 50%~60%。

(2)按麻醉种类要求准备床单位,臀下及患肢切口处垫一次性尿布或天宁垫,避免切口渗血污染床单。

(3)根据患肢术后体位要求准备不同的体位垫,以达到保持肢体功能位或抬高患肢的目的。

(4)根据病情、手术及麻醉的需要准备用物,如大手术后需要准备心电监护仪、吸氧装置等,全麻患者还需要准备负压吸引器、急救车等抢救用物,股骨颈骨折术后准备中立位鞋(防旋鞋)及弹力绷带,显微外科术后准备烤灯和室温计,截肢术后准备止血带及沙袋等。其他还应根据需要准备牵引装置、输液架、一次性尿垫、一次性负压引流袋、别针等物品。

2.交接患者的护理

(1)皮肤交接:病房护士应对手术后患者的皮肤进行认真检查,针对不同手术进行重点检查,发现问题应随时与手术室护士和手术医生联系,给予及时正确处理。①时间较长的手术,术后重点检查骶尾部及骨突处部位皮肤有无压伤。②取俯卧位手术的,应检查两侧髂前上棘及面颊处皮肤有无压伤。③四肢骨折手术应检查扎止血带部位皮肤有无损伤。④术中牵引复位者应检查会阴部位皮肤有无挤压充血等。

(2)管道交接:

①伤口引流管:为骨科手术最常见,护士应严格无菌操作,在引流管末端接一次性负压吸引装置,固定于患肢同侧床旁,注意保持通畅,防止脱出、打折,观察引流液量、性状,并准确记录。

②静脉留置套管针:检查留置针穿刺点有无红肿、渗漏、脱出,固定是否牢靠,护理人员应根据病情和患者情况调节输液速度。大手术后,术中失血较多致血容量不足的患者,应加快输液速度 80 ~ 100 滴 / min。小儿、老人、心功能不全的患者应适当减慢输液速度为 20 ~ 40 滴 / min。

③留置尿管的护理:A.妥善固定尿管,将尿管从大腿下方接尿袋,固定于床旁,并用胶布将尿管近端外露部分固定于大腿内侧,减少因牵拉尿管而引起的不适感。B.尿袋应低于膀胱水平位,防止逆行感染。C.定时检查尿管是否通畅,观察尿色、量和性质,并准确记录。D.每日用 1：1000 苯扎溴铵清洁尿道口,隔日更换 1 次性尿袋。E.夹闭尿管,每 2 ~ 3h 开放一次,训练膀胱正常收缩功能,争取尽早拔除尿管。

(3)病情交接:①手术后患者安置正确卧位后,首先应判断其神志是否清醒。②测量体温,脉搏,血压,全麻患者应监测呼吸情况。③观察切口敷料有无渗血。④检查肢体末梢的血运及感觉运动功能,保持肢体功能位,并抬高患肢,高于心脏水平,以利于静脉回流减轻肿胀。⑤了解术中病情及出血情况,根据术中失血量,生命体征,术后尿量及患者全身情况调节输液速度。⑥及时做好护理记录,必要时写交接记录。

3.麻醉后护理

(1)全麻术后护理:①去枕平卧位,头偏向一侧,准备弯盘和纱布,给予保暖,低流量吸氧 2L / min,给予禁食水。②判断患者意识,未清醒者应设专人看护,监测患者呼吸,观察有无舌后坠,呼吸道有无分泌物,必要时给予吸痰,防止发生窒息,同时可以指压眶上神经刺激患者尽快清醒。③观察患者全身情况,测量生命体征,尤其注意呼吸的频率、节律强度等,小儿或呼吸较弱的患者可在鼻翼上方用胶布固定少许棉絮,有利于观察呼吸情况,发现异常应及时报告医师,给予处理。④防止患者发生安全意外,某些麻醉药物如氯胺酮麻醉患者未完全苏醒前,可出现烦躁不安,出现幻觉等,应及时给予保护措施,设专人看护,约束带固定肢体,加床档等,防止坠床、管道脱落等意外的发生。⑤保持皮肤完整性:全麻未清醒及麻醉恢复期,由于麻醉药作用未消失,患者感觉、运动功能尚未恢复,应注意检查骨突出部位皮肤,防止出现压疮,并定时按摩受压部位。⑥麻醉苏醒后 4 ~ 6h,麻醉药作用基本消失,可进流食。

(2)硬膜外麻醉或腰麻后护理:①去枕平卧 4 ~ 6h。②观察麻醉平面消失情况,检查下肢感觉运动功能是否恢复,如果术后 4h 仍未恢复,甚至进行性加重及大小便失禁,应警惕有无脊髓损伤的可能。护士应及时报告医生进行处理。③及时观察病情变化。测量体温、脉搏、血压,并做好护理记录。④术后 6h 内,由于麻醉药作用未完全消失,未留置尿管的患者应酌情控制输液速度,警惕尿潴留的发生,必要时给予诱导排尿或给予导尿,防止膀胱破裂。⑤术后常规禁食水,4 ~ 6h 后进流食。

(3)臂丛麻醉后护理:主要是并发症的观察。①麻醉药物毒性反应:主要因麻醉药误入血管所致,表现为患者面色苍白,烦躁不安,恶心,呕吐等。②喉返神经阻滞:表现为患者声音嘶哑或失音,呼吸困难,主要因进针太深,阻滞迷走神经所致。③膈神经麻痹:患者出现胸闷、气短等缺氧症状,应及时给予吸氧,改善呼吸。④霍纳综合征:表现为一侧面部眼睑下垂,瞳孔缩小,眼球下陷,眼结膜充血,鼻塞,面微红及不出汗等。一般不用处理,待麻醉作用消失后可自行恢复。

(4)局部麻醉后护理:局麻药毒性反应表现为面色苍白,烦躁不安,恶心呕吐等。如出现上述症状,应立即给予吸氧,并报告医生。

四、病情观察及护理

1.生命体征的观察

(1)密切观察血压、脉搏、体温、呼吸的变化,重症者每 15 ~ 30min 测量一次,并准确记录。

(2)观察尿色及尿量,如果每小时尿量小于 30ml,同时伴有脉搏细速,甚至血压下降,应警惕血容量不足,及时报告医生,加快输液速度,增加补液量及胶体溶液。

(3)了解术中出血量和补液情况,根据病情给予心电监护、吸氧等。

(4)做好护理记录和出入量记录。

2.伤口引流管护理

(1)将引流管安置妥当,防止管道受压、打折或脱出。

(2)负压引流瓶应挂于床沿,位置低于伤口水平线,避免倒流,引起逆行性感染。

(3)观察引流液的颜色、性状、液量,如果术后 2h 内引流液量大于 400ml,应密切观察生命体征变化,警惕低血容量的发生,及时报告医生,给予补充胶体溶液或血制品。

(4)必要时将负压吸引改为正压,以减少出血量。

(5)准确记录引流液量。

(6)更换引流袋或倾倒引流液时,严格执行无菌操作。

3．切口护理

(1)密切观察切口出血情况,若出血较多应及时更换敷料,预防感染。

(2)注意患者体温变化及切口情况,若体温上升,切口红肿热痛,提示感染发生,应立即报告医生。

4．专科护理

(1)术后患者取正确卧位,患肢应给予抬高,并高于心脏水平,以利于肢体静脉回流,减轻肢体肿胀。

(2)注意患肢有无神经压迫症状及循环、感觉、运动功能障碍。

五、疼痛护理

疼痛是人体内外各种伤害性刺激的一种生理反应,痛觉神经末梢遍布机体的每一个区域,无论是机械性的、物理性、化学性或生物性刺激,只要达到一定的强度都会引起疼痛,骨科患者疼痛的常见原因有:创伤,炎症,急性缺血,恶性肿瘤,神经性疼痛和截肢性疼痛。

1．疼痛产生原因和临床表现

(1)创伤:由创伤刺激引起。其特点为受伤部位疼痛明显,局部及临近部位活动时疼痛加重,制动后减轻,受伤初期疼痛剧烈,但随着致伤因素的解除,疼痛逐渐缓解,一般情况下,创伤后2～3日疼痛可缓解。

(2)炎症:引起感染的致病菌不同,炎症疼痛的特点也不同。

化脓性感染:疼痛由炎症刺激引起,随着炎症程度加重而加重。局部可出现持续性疼痛,形成脓肿时,局部出现胀痛或跳痛,常常伴有局部红、肿、热、压痛。严重时伴有不同程度的全身中毒症状。

骨与关节结核:疼痛开始较轻,随着骨与关节破坏程度加重而加重,形成全关节结核时,常出现剧痛,严重时也可伴全身中毒症状。本病好发于胸腰椎、髋及膝关节。

气性坏疽:发病时患者自觉患肢沉重或疼痛,如包扎过紧的感觉,随着感染加重疼痛也持续加重,可出现剧烈胀痛,有极度割裂感和分离感,一般止痛剂无效。常伴有局部剧烈肿胀、压痛和全身中毒症状。

(3)急性缺血:疼痛因肢体急性缺血引起,常见于骨筋膜室综合征和动脉痉挛等。表现为患肢迅速出现进行性加重的疼痛,伴有肢体肿胀,苍白,麻木,手指(足趾)被牵拉时剧烈疼痛。血循环及时改善后,疼痛可迅速缓解。

(4)骨肿瘤:早期一般无疼痛,随着肿瘤的增长,对周围组织破坏和压迫的增加,疼痛由轻到重,愈到晚期疼痛愈难以忍受,一般镇痛药物难以奏效。

(5)神经性疼痛:疼痛局限于某一确切神经分布区域,呈放射状。起初疼痛为间歇性,逐渐变为持续性,整个病程中疼痛时轻时重,但总的趋势是进行性加重。有明确压痛点,并伴有该神经分布突出症、颈椎病等。

(6)截肢后疼痛:在截肢术后一段时间内,患者仍会感觉到患肢端有持续性疼痛,且不缓解,应考虑断端神经瘤或幻肢痛的可能。

断端神经瘤:由切断神经的断端再生神经纤维形成,如瘤体不被碰触可无疼痛,如瘤体一旦被碰触,即可产生针刺样剧痛,且沿神经放射。

幻肢痛:是患者对截断肢体产生的一种幻觉,感觉肢体仍然存在并疼痛,与情绪有关,疼痛呈持续性钝痛,夜间尤甚。常被认为是一种精神心理因素密切相关的疼痛。

2．疼痛的评估

疼痛的评估对了解患者的疼痛程度,以及是否达到止痛的目的有重要的意义。目前国际上常用的疼痛程度评估法有3种:

(1)视觉模拟评分法:方法是在纸上画一长10cm的横线,左端表示无痛,右端表示剧痛,中间代表不同程度的疼痛,但不标出级别,而是请患者根据自我感觉在横线上做标记。

(2)口述评分法:让患者自己叙述疼痛程度,按0~10分次序报告,0为无痛,10为剧痛。

(3)MeGill疼痛问答法:将疼痛分为5级,既0为无痛;1为有疼痛感,但不严重;2为轻微疼痛,患者不舒服;3为疼痛,患者痛苦;4为疼痛较剧,有恐惧感;5为剧痛。

除了解患者对疼痛的感觉以外,还应观察患者的表情活动、睡眠及饮食等。儿童因表达能力有限,父母不能客观准确评估孩子的疼痛,护士应细心观察患儿的表情,了解疼痛的程度;老年人由于生理功能下降,痛觉迟钝,加之肝肾功能降低,药物排泄减慢等因素,护士应注意观察老年人的痛觉反应和用药后的反应。

3．疼痛护理

(1)为患者创造安全舒适的环境。

(2)理解患者的感受,关心患者的病情。

(3)了解患者疼痛的原因、程度、部位,及时报告医生给予对症处理。如调整体位,心理安慰及应用止痛药物等。

4．镇痛药物的使用

过去人们普遍认为,疼痛是所有疾病的共同特点,并不影响病情,加之镇痛药物的不良反应大,因此,要求患者面对疼痛首先应该是忍痛,然后才使用镇痛药物。近年来随着整体护理的深入开展,护理观念的不断更新,护理人员对疼痛护理的观点也随之转变。现代护理观念认为,护理对象针对的是人而不单单是疾病,患者面对疼痛应该是无痛而不是忍痛,要为患者解除疼痛,缓解疼痛,使患者感到舒适,消除恐惧和紧张情绪,增强患者康复的自信心,积极配合治疗。实践证明,积极放松的心理环境,有利于伤口愈合和疾病的尽快康复。

目前止痛药物种类繁多,主要包括阿片类、非阿片类及人工合成镇痛药物等。

（1）阿片类药物：阿片类药物有强大的镇痛和明显的镇静作用，但其不良反应较大，易产生耐受性，对呼吸中枢有抑制作用，胃肠道有恶心呕吐等不良反应，连续使用易成瘾，过量可引起急性中毒，属于毒麻类药物，临床上限制使用。

该类药物主要作用于癌症晚期及腰椎手术后患者的镇痛，包括吗啡、哌替啶、芬太尼等。目前临床上常用的药物有美施康定，即硫酸吗啡控释片，为阿片受体激动剂，适用于癌痛等重度疼痛的止痛。

（2）非阿片类药物：该类药物无成瘾性，具有退热、缓解疼痛及消炎的作用，适用于发热及轻中度疼痛，如肌肉痛、关节痛及神经痛等。

常用的药物有复方阿司匹林、阿尼利定、吲哚美辛栓等。近年来常用布洛芬、双氯芬酸钠、萘普生等药物，对关节炎性疼痛、慢性疼痛均有较好作用，但对中度以上尤其急性疼痛、锐痛、灼痛无明显效果。

临床报道中此类药物的不良反应亦不少见，常见有皮肤过敏，胃肠道反应，白细胞下降，甚至窒息休克等。

（3）人工合成镇痛药物：常用盐酸曲马多缓释片，镇痛疗效确定，使用安全，不良反应少，不易成瘾，临床上使用较为广泛。

适用于癌痛、骨折或术后疼痛等各种中度至重度疼痛。

常见不良反应有恶心、呕吐等胃肠道反应和皮肤过敏反应。

5．自控式止痛泵的使用

控式止痛泵，经静脉或硬膜外腔途径给药，通过患者自行控制，达到镇痛的目的。常用药物包括吗啡、芬太尼、布比卡因等，一般使用 48 ～72h，镇痛效果较好，目前已普遍在术后72h 内使用。不良反应有：恶心，呕吐，皮肤瘙痒，尿潴留，以及呼吸抑制。对于尿潴留患者，最好在解除后 6 ～8h 后（镇痛麻醉药物作用基本消失后）再拔除尿管。临床观察静脉止痛泵对排尿影响较硬膜外腔止痛泵小或不影响排尿。

六、便秘护理

便秘是指个体排便次数减少，粪便干硬，伴有排便费力。查体可触及左下腹部包块。

1．相关因素

（1）躯体或肢体制动，长期卧床，活动减少。

（2）中枢神经系统脊髓损伤或病变，引起排泄反应障碍。

（3）骨盆骨折，肠蠕动反射障碍。

（4）缓泻剂使用时间过长，造成药物依赖。

（5）机械性障碍，腹部、盆腔及膈肌等肌肉软弱。

（6）排便时痔疮疼痛，出血。

（7）年老体弱，缺乏 B 族维生素，低钾。

（8）在床上排便，排便习惯及环境改变。

（9）液体摄入不足，或谷类、蔬菜等粗纤维食物摄入不足。

（10）心理因素：担心排便后搬动导致邻近会阴部的伤口敷料移位，引起出血、疼痛，或者担心床上排便污染房间空气而遭他人嫌弃或不愿给他人添麻烦等而未定时排便。

2．护理措施

（1）建立正常排便习惯：定时排便，注意便意，尤其在饭后，由于胃结肠反射肠蠕动加快。

（2）合理饮食：①指导患者多食用促进排便的粗粮、新鲜蔬菜、水果等，如玉米、芹菜、香蕉。（多摄取充足水分，多于 2500ml/d；②避免食用刺激性食物，如辣椒、生姜等。

（3）加强宣教，嘱患者坚持功能锻炼，进行力所能及的活动。

（4）排便时可指导患者及家属自右向左按摩腹部，促进肠蠕动。

（5）创造合适的排便环境，可用屏风遮挡，减少外界影响。

（6）必要时使用甘油灌肠剂灌肠，润滑肠道，刺激肠蠕动。

（7）有粪结石者，可口服大黄碳酸氢钠，软化粪结石。

（8）硬结粪便在肛门口排不出来时，护士可戴手套抠出粪便（此时使用甘油灌肠剂起不到润滑肠道的作用），同时注意防止损伤黏膜或导致痔疮出血。

（9）积极配合医生治疗引起便秘的直接因素，如骨盆骨折等。

（10）有痔疮者，给予局部用药，防止影响排便。

（11）患者大便后给予清洁肛门周围，更换污染床单。

第三节　引流护理要点及创伤性骨折休克的护理

一、负压引流管的护理要点

（1）按无菌技术将引流管接无菌负压引流瓶，用别针固定于床旁，防止移位脱落。

（2）术后 1～2 天内特别是 24h 内要密切观察引流液的量、颜色和性质。色浓，血色素成分多，量多，提示有活动性出血；色淡，量多，提示有脑脊液漏（腰椎术后）。术后 24h 量一般不超过 500ml，如引流液过多，要警惕有无潜在失血性休克，严密观察血压、脉搏、尿量及意识，有异常立即报告医生，及时处理。

（3）保持引流管通畅固定，搬动患者或翻身时，注意保护引流管防止受压，扭曲，打折，经常检查引流管有无漏气或导管脱出。

（4）负压吸引瓶应保持负压状态，腰椎术后引流，怀疑有脑脊液漏者，应将负压改为正压引流。

（5）保持切口敷料清洁干燥，有渗血、渗液及时更换。

（6）严格无菌操作，倾倒引流前，先用止血钳夹闭引流管，防止引流液逆流，造成逆行感染,接口处消毒后方可倾倒。

(7)各班准确记录引流液的量,关节置换术后,必要时前 2h 按每小时记录,及时报告医生处置。

二、创伤性骨折休克的护理

1.临床表现

创伤性休克的典型表现为"四肢寒冷型低血压症",其特点是皮肤苍白,出汗,四肢发凉,心搏过速,昏厥及全身虚脱。临床上将其分为轻、中、重 3 度。

创伤性休克的临床分期:

(1)休克前期:失血量小于 15%,动脉收缩压(kPa)正常,脉压(kPa)缩小 2.66 ~ 3.99,脉率(次分)正常或异常,一般尚好,口渴恶心,有兴奋不安,肤色正常或苍白,皮肤发凉,浅表静脉轻度萎陷,毛细血管充盈时间稍延长。

(2)轻度休克:失血量小于 20%,动脉收缩压(kPa)稍高,正常或稍低,脉压(kPa)明显缩小 1.33 ~ 2.66,脉率(次 / 分)为 100 ~ 110,烦躁,口渴,呼吸深快,肤色苍白,肢端厥冷,浅表静脉明显萎陷,毛细血管充盈时间延长。

(3)中度休克:失血量小于 35%,动脉收缩压 10.64kPa,脉压(kPa)明显缩小,脉率(次 / min)约 120,表情淡漠,反应迟钝,呼吸浅快,或紫斑,四肢厥冷,且有冷湿感,浅表静脉萎陷如条索,毛细血管充盈时间明显延长。

(4)重度休克:失血量小于 45%,动脉收缩压 6.65kPa 或测不到,脉压(kPa)小于 1.33 或测不到,脉率(次 / 分)大于 120,意识模糊,甚至昏迷,肤色灰紫。

休克的早期诊断:出现以下征象时提醒我们患者已进入休克状态:

一看:烦躁不安,唇色苍白。

二摸:皮肤发凉,脉速增快。

三测:血压正常,脉压减小,尿量减少。

2.失血量的估计

(1)一侧肱骨干骨折:失血量为 200 ~ 400ml。

(2)一侧尺桡骨双骨折:失血量为 200 ~ 400ml。

(3)一侧股骨干骨折:失血量为 600 ~ 1000ml。

(4)一侧胫腓骨双骨折:失血量为 500 ~ 800ml。

(5)骨盆骨折:失血量为 800 ~ 1200ml。

(6)多发肋骨骨折,血气胸:失血量为 500 ~ 1500ml,

(7)大面积软组织挫伤及剥脱:失血量为 1000 ~ 2000ml。

(8)四肢动脉损伤:失血量可多达 1000ml 以上。

(9)腹腔脏器损伤:出血量为 400 ~ 1000ml。

（10）严重开放颅脑损伤：失血量可达 1000ml 左右。

3．治疗原则

（1）尽早消除引起休克的病因。

（2）恢复有效的循环血量，纠正酸碱平衡失调，合理应用血管活性药物，改善组织灌注。

（3）保持呼吸道通畅，保证氧气的有效吸入。

（4）积极防治感染。

（5）在搬运及抢救中还应特别注意以下几个方面：维持呼吸功能，及时止血、止痛，包扎固定，尽可能避免颠簸及体位改变，及时补充液体。

4．功能锻炼的临床应用

（1）促进肿胀消失：肿胀是外伤后的炎症反应。

（2）减少肌肉萎缩程度。

（3）防止关节僵硬粘连。

（4）促进骨愈合过程的正常发展。

第四节　骨折固定的护理

一、骨折夹板固定护理

夹板固定是中西结合治疗骨折的一种方法，一般适用于长骨闭合性骨折，其优点是骨折愈合快，功能恢复好。骨折复位后先在皮肤表面包 2～3 层绷带，然后将压力垫用胶布固定在皮肤表面的绷带上，以防止移动，外面再用纱布平整地包扎患肢。根据骨折的不同部位，肢体的长短和弯曲度，选用相应的夹板，放在一定的固定位置。夹板外面用布带扎 3～4 道，结扎的松紧，以能上下移动约 1cm 为度。骨折后数天内，因为肢体肿胀明显，应注意患肢的血液循环和神经压迫症状。如发现患肢肿胀、肤色青紫、感觉麻木、皮肤温度下降，应及时放松包扎绷带。一般放置患肢可略高于心脏水平，上肢可用三角巾托起并悬吊于胸前，下肢在踝关节及膝关节处可用软垫垫高，以利于静脉回流，亦可减轻肢体肿胀，每天应检查扎带的松紧，并进行正确的调节。调整的时候，不可同时松掉所有的布带，而应逐条调整。骨折经过复位固定后 3～5 天，肢体肿胀逐渐消退，此时尤其应注意夹板的松紧度，注意不要过紧或过松，过松会造成骨折移位，过紧会引起局部坏死及缺血性肌挛缩。

二、石膏固定护理

1．石膏固定前的护理

（1）向患者讲明意义及注意事项。

（2）清洁皮肤，如有伤口可先换药。

（3）指导患者练习床上大小便，便秘者给缓泻剂，必要时给予灌肠。

2．石膏固定后的护理

（1）石膏固定后的肢体应抬高 20～30cm 水平或高于心脏，以利血液循环，减轻肿胀及疼痛。上臂悬吊石膏应采取半卧位，使石膏悬垂，不可加垫。

（2）注意观察肢体远端血液供应情况，上肢观察桡动脉搏动，手指温度、颜色及感觉、运动；下肢观察足背动脉搏动，足趾温度、颜色、感觉和运动，如有异常，及时与医生联系处理。

（3）鼓励患者活动未固定的关节，防止关节僵硬、强直。

（4）躯干石膏固定，平卧硬板床，腰部垫薄枕，以保持脊柱的生理曲度。石膏干后，每 3h 翻身一次，以防止肺部感染及褥疮发生。

（5）为加快石膏干固，根据室温和季节应用电风扇或烤灯促干。

（6）定时变换体位，如有腹胀可电针足三里、胃肠减压，必要时腹部石膏开窗，以防止石膏综合征发生。

（7）指导患者借助拉手架进行床上功能锻炼。

三、牵引术

1．皮牵引

（1）用物：牵引架，皮牵引带，重锤，绳，床脚垫。

（2）护理：

①患者平卧于专用牵引床。

②选择适合的牵引带，妥善固定，牵引带下缘距足跟 2～3cm，跟腱部用棉垫垫起，以防压疮。

③保持患肢外展中立位，防止内收及外旋，腘窝处置一薄枕使膝关节微曲。

④下肢牵引床脚抬高 20～30cm，保持反牵引力。

⑤根据医嘱定时开放牵引带，按摩患肢，由下而上，以利静脉回流。秤砣不得随意提起，松动。

⑥观察患肢血液循环、颜色、温度。冬季注意患肢保暖。

⑦预防褥疮和肺部感染。

2．四肢骨牵引

（1）用物：骨牵引包，无菌手套，1%普鲁卡因，治疗盘，牵引架，重锤，绳，床脚垫。

（2）护理：

①按骨科一般护理。

②了解疾病的性质，牵引的目的、重量、方向、位置及治疗计划。

③骨牵引前，常规准备皮肤。

④根据不同牵引部位采用不同的重量，但主要根据测量肢体长度和 X 线提示骨折复位

的情况调整牵引重量。

⑤下肢牵引,床脚抬高 20 ~ 30cm,以保持反牵引力,患肢保持外展20° ~ 30° 中立位。

⑥牵引绳保持在滑轮上,并与患肢力线一致,不得随意托起重锤并避免碰撞。

⑦防止骨隆突部发生褥疮。

⑧定期测量肢体长度,并仔细记录测量时间、健侧患侧肢体长度。

⑼预防局部感染,牵引钢针的皮肤出入孔处,应用酒精纱布缠绕保护,每日或隔日用75%酒精 2 ~ 3ml 滴注,并及时更换纱布。

⑩经常旋紧牵引弓螺帽,以防松动、脱落。钢针两端用小瓶保护,以防钩住被子使钢针移动。

⑪指导患者进行早期肌肉和关节活动,以防肌肉萎缩、关节僵直。

⑫冬季注意患肢保暖。

3. 枕颌带牵引

(1)用物:牵引架,枕颌带,重锤,绳,棉垫,沙袋,床脚垫。

(2)护理:

①牵引带放置位置及松紧应合适,勿压迫颈部及面部。

②床头抬高 20 ~ 30cm,保持反牵引力。

③颈部翻动,每 3 小时翻身 1 次,翻身时保持头颈躯干一致,勿扭转屈曲。

④防止牵引部位压疮,颌下、枕部定时用 25%乙醇按摩,枕颌带潮湿污染时及时更换。

⑤注意观察呼吸情况,如有异常,先松开枕颌带,立即报告医生。

4. 颅骨牵引

(1)用物:颅骨牵引包,无菌手套,1%普鲁卡因,治疗盘,牵引架,绳,重锤,棉垫,沙袋。

(2)术前护理:①向患者讲明牵引的目的意义,做好心理护理。②理发、清洁皮肤。③指导患者练习床上大小便。

(3)术后护理:①按骨牵引护理。②按枕颌带牵引护理。③牵引位置应按病情需要给予中立位或过伸位,颈部两侧放沙袋固定头部。④经常检查冰钳螺丝,如有松动应及时旋紧,以防滑脱。⑤牵引绳须在滑轮上并与颈部力线一致,避免冰钳接触滑车,秤砣应悬空。⑥按时按摩枕部,以防褥疮发生。⑦合并截瘫者,按截瘫护理。

四、截瘫患者护理

(1)按骨科一般护理。

(2)加强营养,指导协助患者用餐。

(3)保持床铺清洁、干燥。

(4)颈椎损伤者,翻身时要保持头、颈及躯干成一条直线。胸椎、腰椎损伤者切忌屈曲,搬运时要保持肩关节与髋关节同一水平。

（5）骨隆突部位垫气圈、海绵垫、棉垫。

（6）每2~3h翻身、叩背、按摩1次，如皮肤红肿，用25%乙醇、滑石粉按摩，如有破溃，创面Ⅰ~Ⅱ，保持干燥。Ⅱ~Ⅲ，对症处理。

（7）保持呼吸道通畅，高位截瘫患者要密切观察呼吸变化，备好氧气、气管切开包、吸痰器等。

（8）预防泌尿系感染及结石：①尿潴留者或尿失禁者，须留置导尿管，每3~4h放尿1次。尿管及尿袋每周更换1~2次。拔管前，将膀胱排空，用1∶5000呋喃西林液冲洗，拔管时边拔边注入呋喃西林液，拔管后间隔4~6h，待膀胱充盈后重新插管。②鼓励患者多饮水，抬高床头，防止长期卧床骨质脱钙致结石形成。③如泌尿系感染发热时，应开放尿管，持续引流。

（9）保持大便通畅，便秘者给缓泻剂，训练定时排便习惯，3天以上无大便者给通便剂或灌肠。大便失禁者，保持肛门周围清洁，如有糜烂可涂氧化锌软膏。

（10）预防关节畸形，肌肉萎缩，每日定时按摩并活动肢体，平卧时，下肢置护架，穿矫形鞋，以防足下垂。

（11）做皮肤按摩及关节活动时，应注意患者感觉、运动恢复情况，指导患者肢体主动运动。

（12）如需热敷时，要严密观察护理，以防烫伤。

（13）做好出院指导（大小便自理及肢体被动活动等方法）。

（14）中立位鞋（防旋鞋及弹力绷带），显微外科术后准备烤灯和室温计，截肢术后准备止血带及沙袋等。其他还应根据需要准备牵引装置，输液架，一次性尿垫，一次性负压引流袋，别针等物品。

第五节　各部位骨折的护理

一、锁骨骨折

间接暴力多因跌倒时肩部外侧着地引起，有时跌倒时手或肘先着地，外力沿上肢骨传达到锁骨，也可引起骨折。成人多为短斜骨折，儿童多为青枝骨折。直接暴力如打击、撞击等，多造成横断或粉碎骨折。

1．术前护理及非手术治疗的护理

（1）给患者讲解保持正确卧位的重要性，取得合作。

（2）了解患者心理活动和需要，给予安慰、鼓励和帮助。

（3）局部以"8"字绷带或锁骨带固定的患者，经常检查固定情况，保持有效固定，切不能压迫腋窝过紧，防止压疮发生。

(4)注意观察局部血运和手指活动情况。

2．术后护理

(1)术后根据麻醉方式采取相应卧位。

(2)观察局部敷料包扎,伤口有无渗出。

(3)麻醉恢复后可指导患者手及前臂的伸屈活动。

(4)观察有无并发症发生,并及时处理:

气胸:患者出现憋气、呼吸频率加快、呼吸困难,应高度警惕气胸的发生。

臂丛神经损伤:观察患侧肢体、手指的感觉及运动功能,有异常时及时报告医生。

血管损伤(主要是锁骨下动静脉、腋动脉损伤):观察局部皮下有无血肿、淤斑,肢体远端动脉搏动情况及末梢血运等。

(5)局部固定后应保持挺胸提肩姿势,练习手部及腕、肘关节的各种活动,并叮嘱练习肩关节外展、后伸,如做挺胸、双手叉腰动作。除了必须以卧位保持复位和固定的患者外,均可下地活动,但要禁忌症做肩前屈、内收等动作。

(6)解除外固定后,开始全面练习肩关节活动。一般可按如下步骤进行锻炼:首先分别练习肩关节各个方向的动作,重点练习薄弱方面,如肩前屈。活动范围由小到大,次数由少到多。然后进行各方向的综合练习,如肩关节旋转活动、两臂做划船动作等。

(7)护理人员应对患者关心、体贴,日常生活中主动给予必要的帮助。

(8)督促鼓励患者自己料理生活。凡整复固定后,只要没有其他禁忌症,应尽量下床活动,自己逐步料理生活,做力所能及的事情,如整理床铺衣物、个人清洁卫生等。

3．护理问题

主要的护理问题有:①不易保持正确卧位。②不了解功能锻炼的正确方法。③生活自理能力下降。④疼痛。⑤知识缺乏。

二、肱骨近端骨折

肱骨近端是指肱骨头、解剖颈、外科颈、大小结节及肱骨干上端等解剖结构。此处骨稍细,松质骨和坚质骨相邻,是骨折好发部位。

1．术前护理

(1)按创伤外科护理常规。

(2)完善术前的各种化验、检查。

(3)术前指导:伤后3～7天进行手术,术前指导患者正确应用前臂吊带。

(4)指导手、腕及肘部的功能锻炼,以促进血液循环、消除肿胀、减轻疼痛。

2．术后护理

(1)遵医嘱正确卧位,患肢应屈肘置于胸前。

(2)观察引流管是否通畅、引流液的量、敷料的渗出及包扎情况。

(3)密切观察肢体远端动脉搏动及手指的感觉、运动活动。

(4)早期发现并发症,并及时妥善处理。

三、肱骨干骨折

肱骨干骨折是指肱骨外科颈下 1cm 至肱骨上 2cm 之间的骨折。肱骨干为一长管状骨,中段以上呈圆形,以下逐渐变细,至下 1/3 逐渐变成扁三角状。其中下 1/3 段交界处后外侧有桡神经沟,沟内有桡神经紧贴。此处骨折,可伤及桡神经。

1．术前护理

(1)术前完善各项化验、检查及术前准备。

(2)应用颈腕吊带制动,减轻疼痛和骨折移位。

(3)观察前臂及手部的血液循环、运动及感觉功能。

(4)指导患者做握拳动作,促进血液循环。

2．术后护理

(1)术后抬高患肢前臂。

(2)密切观察引流液的量、色及性质,并保持引流管通畅。

(3)密切观察手指的运动及感觉功能。

(4)局部麻醉患者可下地活动。

(5)根据病情需要选择合适的镇痛药物。

3．指导功能锻炼

(1)复位固定后开始练习指、掌、腕关节活动,并做上臂肌肉的主动收缩练习,以加强两骨折端在纵轴上的挤压力。禁止做上臂旋转活动。

(2)2-3 周后开始练习肩、肘关节活动。

(3)解除外固定后的功能锻炼,全面练习肩关节活动。

(4)帮助患者不断提高生活自理能力。早、中期禁做上臂旋转活动,外固定解除后,逐步达到生活自理。

4．护理问题

护理问题主要有:①焦虑。②疼痛。③功能障碍。④不了解功能锻炼的正确方法。

四、股骨颈骨折

股骨颈骨折是一种常见的老年人的损伤,指由股骨头下至股骨颈基底部之间的骨折,可能发生在股骨头下、颈中部或基底部。

1．术前护理

(1)术前准备:同创伤外科一般护理。

(2)心理护理:患者易恐惧、疑虑,护士讲明手术的目的、意义及注意事项,解除疑虑,积极配合治疗。

（3）饮食护理：指导患者进食高营养、高维生素、易消化食物，保持心情舒畅，增进食欲；在床上进行适当的活动，促进胃肠蠕动。

（4）检查患者有无全身感染灶，如疖子、毛囊炎等，防止术后血行感染。

2．术后护理

（1）按硬膜外麻醉后护理。

（2）观察生命体征：术后每 15～30min 测血压、脉搏、呼吸一次，平稳后每 4h 一次，并注意患者意识状态。

（3）体位：髋关节置换术后，患肢穿中立位鞋，膝关节屈曲 30°，保持外展中立位，不宜翻身，定时抬臀、按摩骶尾部，防止术后发生髋关节脱位。

（4）留置尿管护理：嘱患者多喝水，夹闭尿管定时开放，争取 3d 之内拔除尿管，防止泌尿系统感染。

（5）引流管护理：按负压引流管护理常规。

（6）遵医嘱使用抗生素，预防感染。注意观察术后切口皮肤有无红、肿、热、痛等感染迹象，体温、血象、血沉是否正常。

（7）观察患肢感觉运动功能，注意有无下肢神经损伤，感觉障碍、肢体肿胀。

（8）人工髋关节置换术患者，术中使用骨水泥者较未使用者可早期活动，功能恢复快。

（9）预防下肢深静脉血栓及肺栓塞：①观察患肢肿胀程度，与健侧对比，每日记录。②指导患者做股四头肌收缩锻炼，及踝泵锻炼。③术后使用弹力绷带包扎患肢，防止下肢静脉扩张，可使用下肢动静脉治疗仪，促进静脉回流，30 分钟／次，2 次／天。④应用抗血栓药物。⑤出现下肢静脉血栓，及时进行溶栓治疗，患肢制动，防止栓子脱落随血液循环阻塞到肺，导致肺栓塞。⑥早期肺栓塞症状：患者呼吸急促，口唇紫绀、脉搏细速、意识模糊，颈、胸部有散在出血点，胸片显示"暴风雪"样改变。⑦肺栓塞的处理：立即给予高浓度吸氧 5～6L/min，查血气分析。

（10）预防髋关节脱位：①对患者说明预防脱位的重要性，使之从思想上重视，并告诉患者有关具体事项，加强防范意识。②定时观察患肢的体位，发现问题及时改正，内固定术后，鼓励患者尽早坐起。③术后保持患肢外展 30° 中立位，患肢穿中立位鞋，两大腿之间可放置沙袋以防患肢外旋、内收。④术后放置便盆时应注意保护患肢髋关节、防止脱位；生活应避免脱位的危险动作，如翻身、盘腿、下蹲等。⑤一旦发生脱位，立即制动，减轻疼痛，防止发生血管神经的损伤，并立即报告医生，进一步处理。

（11）长期卧床并发症的预防：①压疮：抬臀、按摩骨隆突处，每 2h 一次，局部贴防褥疮保护膜，必要时可使用气垫床。②肺部感染：卧床患者多鼓励咳嗽、咳痰，指导患者深呼吸；老年人，可协助叩背，2 次／d；或借助牵引床上的吊环练习上身抬起动作，病情许可给予半卧位，必要时雾化吸入。③肌肉萎缩：术后第二天开始指导患者做股四头肌收缩锻炼及踝泵锻炼，20～30 次／组，3 组／d。

五、股骨粗隆间骨折

股骨粗隆间骨折是指股骨颈基底以下至粗隆水平部位发生的骨折,多见于老年人。

(1)术前护理同股骨颈骨折术前护理。

(2)术后护理同股骨颈骨折术后护理。

六、髌骨骨折

髌骨的主要功能是保护与稳定膝关节,传递股四头肌的力量,增加股四头肌的作用,在运动创伤中是较易发生骨折的部位。症状表现为受伤当时可闻响声,膝部剧痛,不能站立,继而关节迅速肿胀,此时即刻给予冰敷及固定治疗,可以减轻疼痛及肿胀。

1．术前护理

(1)心理护理:髌骨骨折患者多以急诊入院,行急诊手术,受伤后产生剧烈疼痛,心理十分焦虑,入院后会有很多的疑问。护士应及时做好心理护理,耐心回答患者的各种问题,使患者建立康复的信心,积极配合手术治疗。

(2)一般护理:术前完善各项检查,测量生命体征的各项指标,遵医嘱给予备皮、药物的皮试等,备皮后协助患者清洗干净患肢,急症手术前禁食禁水 6h 以上。

(3)患肢的护理:髌肾骨折患者术前因骨折引起的疼痛肿胀及为防止骨折错位,尽量减少患者活动。术前教会患者练习股四头肌力量的方法,教会在床上使用便器的方法,并告之患者术后可能出现的一些不适及对策。

2．术后护理

(1)一般护理:①注意患者保温,保护各种管道,防止脱落。②检查麻醉穿刺处有无渗出。③按麻醉术后护理常规,去枕平卧及禁食水 6h。④向患者交待术后体位、饮食、用药、锻炼、疼痛注意事项。

(2)肢体护理:①给予患肢抬高,高度要高于患者的心脏水平,利于血液循环,防止患肢肿胀。②密切观察生命体征的变化。③密切观察患肢血运,皮肤温度,神经感觉,踝及足趾活动、末梢循环的充盈度、伤口渗血、患肢足背动脉搏动情况。④嘱患者麻醉过后即可开始进行踝泵练习,防止深静脉血栓的发生。

(3)饮食护理:指导患者进食高蛋白、高维生素、高热量、高纤维素的易消化饮食,加强营养,防止便秘的发生。

(4)疼痛的护理:协助患者摆放舒适体位,教会患者放松情绪,转移注意力,疼痛剧烈给予止痛剂,观察伤口敷料是否包扎过紧。

(5)石膏护理:①观察肢体远端的血液循环,注意皮肤的色泽、温度、感觉活动及肿胀等情况;若有肢端剧痛,发绀或苍白,皮肤温度降低,感觉减退,不能活动或被动活动时疼痛,高度警惕肢体是否缺血,及时请医生处理。②如有局限性松动,肢体疼痛,切勿随意使用止痛剂。③如疑有局部受压,可及时检查,或重新固定。④固定期间,应在固定范围内进行肌肉收缩活动及固定以外的关节伸屈活动。⑤患肢抬高,使患肢高于心脏水平,利于淋巴血液回流,减轻肢体的肿胀。

3．指导功能锻炼

(1)伤后早期疼痛稍减轻后即应开始练习股四头肌收缩,每小时不少于 100 次,以防止股四头肌粘连、萎缩、伸膝无力,为下地行走打好基础。如无禁忌症,应随时左右推动髌骨,防止髌骨有关节面粘连。练习踝关节和足部关节活动。

(2)膝部软组织修复愈合后开始练习抬腿。伤口拆线后,如局部不肿胀、无积液,可带石膏托扶双拐下地,患肢不负重。

(3)4～6 周后去除外固定,开始练习膝关节屈伸活动。

(4)行张力带内固定者,术后 3~5 d 主要练习股四头肌的主动收缩。指导患者做股四头肌收缩。疼痛缓解后即可练习抬高患肢和膝关节屈伸。手术 2～3 周后开始锻炼负重。对初下地的患者应注意在旁边保护以防摔伤;能站稳后可练习下蹲,以进一步增加膝关节活动度,增强下肢肌力。

七、膝关节半月板损伤

膝关节受到暴力,导致半月板撕裂后出现关节肿胀、疼痛、功能障碍等症状,即称为半月板损伤。

1．术前护理

(1)向患者介绍责任医生、护士、病区环境及有关规章制度。鼓励患者提出有关疾病和治疗的问题,耐心做好解释,做好心理护理。

(2)讲解减轻和缓解疼痛的方法:卧床休息,抬高患肢,关节活动,急性损伤局部冷敷(伤后 24h 内)。

(3)教会患者手术前功能锻炼的意义及方法:半月板损伤常合并滑膜损伤,故引起疼痛。当患肢负重时,疼痛加重,活动受限,股四头肌萎缩,膝关节韧带松弛,关节失稳。

术前功能锻炼,可防止股四头肌继续萎缩,增加肌力,利于术后康复。方法:仰卧,两腿伸直平放于床上,保持膝关节完全伸直,缓缓抬高患肢至 45° 左右,稍停数秒钟,再缓缓放下,如此反复进行,持续 5～10min,日间约每 2h 一次。如需等待手术时间长,可以小腿或足踝部加沙袋,以增加股四头肌肌力。

2．术后护理

(1)术后平卧 4～6h。

(2)定期观察并记录体温、脉搏、呼吸、血压。

(3)抬高患肢,一般用软垫,使患肢抬高约 20cm,保持膝关节接近伸直位,以促进静脉回流,减轻肿胀。

(4)观察切口渗血情况,切口一般加压包扎,若渗血较多,应及时通知医生处理,保持敷料干燥。

（5）观察足趾末梢血循环、温度、感觉及运动。

（6）功能锻炼：①麻醉消失后，鼓励患者主动进行踝关节的屈伸活动。②术后第一天，开始进行股四头肌舒缩活动（肌肉等长收缩）和直腿抬高功能锻炼。③术后第二天，如果关节腔内无积液，可做膝关节屈伸练习。④术后第三天，可下地活动，但不可过早负重。

八、股骨颈骨折人工股骨头置换术

股骨颈骨折多数发生在中老年人，与骨质疏松导致的骨质量下降有关。当遭受轻微扭转暴力则可发生骨折。多数情况下是在走路滑倒时，身体发生扭转倒地，间接暴力传导致股骨颈发生骨折。

1．术前护理

（1）心理护理：讲解有关疾病相关的知识，解除恐惧焦虑等情绪，积极配合治疗。

（2）床上训练大小便，指导如何正确协助翻身，术前 1 d 备皮，通知禁饮食 6h 以上，备中立位鞋，做相关药物过敏实验。

2．术后护理

（1）一般护理：①患者从手术室回病房后去枕平卧，禁饮食饮水 6 小时。②抬高患肢，穿中立位鞋。保持患肢外展 15°～30°，中立位。③观察伤口渗血，末梢血液循环及感觉运动情况，保持切口敷料清洁干燥，并定时换药。④保持引流管通畅，注意观察引流液的性状和量，引流量一般为 200～800ml。⑤术后切口疼痛可遵医嘱给予抗炎止痛药物口服，耐受性差者可给予布桂嗪或哌替啶 50～100mg 肌内注射。

（2）心理护理：术后患者易产生悲观、焦虑、脾气暴躁或沉默不语，护士要及时灵活应用心理护理，加以心理疏导，减轻患者的心理负担，同时建立良好的护患关系。

（3）预防并发症的护理：

①预防深静脉血栓形成：老年人气血虚弱，加之手术床上刺激和术后长时间卧床，导致气血运行缓慢，易诱发下肢深静脉血栓形成，其危害性在于可遗留下肢深静脉功能不全，造成肢体残废，甚至栓子脱落引起心、肺、脑等主要器官栓塞危及生命，必须要做到早预防、早诊断、早治疗，才能真正减少其发生机会，减轻患者的痛苦。护理过程中要重视患者的主诉，因疼痛是下肢深静脉血栓的主要症状，认真记录疼痛的部位、程度和游走方向，注意观察患者下肢皮肤温度、颜色，浅静脉怒张情况和肌肉有无深压痛等。

②预防褥疮：褥疮是老年股骨颈骨折术后的严重并发症，预防是关键。定时减压，保持皮肤干燥，以避免皮肤损伤，保持床单位整洁、干燥、平整，按时翻身，预防褥疮的发生。

③预防坠积性肺炎：护士应督促患者早晚刷牙，加强口腔护理，指导患者采用三点或五点支撑法将整个上身和臀部抬起或坐起，增加肺活量，鼓励患者进行深呼吸及有效咳嗽，给予叩背以帮助患者咳嗽、咳痰，痰黏稠时可给予超声雾化。

④预防便秘:注意饮食的指导,在保证患者营养的情况下多吃蔬菜、水果、蜂蜜。如有便秘,可用多种方法解除,如给予行气通腑的药物治疗,如山楂、陈皮等,也可腹部按摩,或服果导片,应用开塞露等。

(4)健康指导:早期可指导患者进行患肢收缩和舒张运动,用力使踝关节背伸、跖屈和活动足趾,每天早、中、晚、各一次,每次 5～10min。从术后第 1 天起即指导患者进行股四头肌等长收缩运动,具体方法是:尽量伸膝关节,背伸踝关节,用力绷紧腿部肌肉,持续 5～10 秒后放松,如此反复进行。有效指标是:髌骨有向上运动的动作。锻炼时严禁盘腿和患侧卧位。中期指导患者适当抬高患肢,并屈伸膝关节和踝关节。晚期患肢可不负重扶拐下地锻炼,并锻炼部分负重直至完全负重。注意要在不宜摔伤的地面进行功能锻炼,开始时要有专人保护。对出院患者要交代清楚注意事项,避免再次发病。

九、人工全髋置换术

股骨颈骨折,髋关节脱位,激素过量,长期饮酒,特别是饮酒加少量激素,更易加速股骨头缺血坏死。另外,类风湿性关节炎,红斑狼疮,骨质疏松等均可导致此病。

1．术前护理

(1)心理护理:讲解有关疾病相关的知识,解除恐惧焦虑等情绪,积极配合治疗。

(2)床上训练大小便,指导如何正确协助翻身,术前一天备皮,通知禁饮食 6h 以上,备中立位鞋,做相关药物过敏实验。

2．术后护理

同股骨头置换术后护理。

3．健康指导

麻醉恢复后平卧双下肢可以分开。踝部动作:逐渐屈伸足踝部,术后马上做,一直做到完全恢复时,可每 5min 或 10min 做 1 个疗程。踝旋转动作:每天 3～4 次,每次 5 下,以下 3 个动作可每天 3～4 次,每次 10 下。①贴床屈膝,膝部不可内弯,收缩臂力 5 秒再放松、外展动作。②股四头肌功能锻炼每次 10s,10min 内做 l0 次,一直到疲劳止,直腿抬高动作。③站立锻炼每日 3～4 次站立屈膝,站立外展髋部,站立伸髋部。晚期患肢可不负重扶拐下地锻炼,并锻炼部分负重直至完全负重。注意要在不宜摔伤的地面进行功能锻炼,开始时要有专人保护。对出院患者要交待清楚注意事项,避免再次发病。

十、骨盆骨折

骨盆环是一个骨性环,它是由髂骨、耻骨、坐骨组成的髋骨连同骶尾骨构成的坚固骨环。后方有骶髂关节,前方有耻骨联合,躯干的重量经骨盆传递至下肢,它还起着支持脊柱的作用。骨盆是许多肌肉的起止点,血液供应丰富,骨折后易于愈合。

1．术前护理

(1)密切观察:早期发现合并性损伤正确牵引,固定,防止骨折再移位。合理安排饮食,提高患者体质。加强基础护理,预防各种并发症的发生。

(2)尽早减少搬动患者,如必须搬动时,应将患者放置平板担架上移动,以免增加出血,加重休克。

(3)尿道不完全撕裂时:放置导尿管2周妥善固定,认真观察尿液性质及量。

(4)严格禁食。静脉输液:并遵医嘱应用抗生素预防感染,做好手术准备。

(5)鼓励患者多饮水,多食含维生素丰富的蔬菜和水果。必要时肛门内注入开塞露及口服缓泻剂,可腹部进行按摩。促进肠蠕动。利于排便。

(6)牵引骨盆带时,保证宽度的2/3缚在髂嵴以上的腰部。牵引带在骨盆两侧对称,牵引重量不超过10kg。床尾抬高15cm,以创造牵引与反牵引力,保持有效牵引。

(7)向患者讲清早期下床活动的危害,以及卧床休息的必要性,经常巡视病房,护理患者要耐心、细致、周到,使患者树立信心,早日康复。

(8)介绍正确功能锻炼的意义,使患者从思想上理解和重视,指导患者正确的功能锻炼方法,经常了解锻炼后的感觉。

(9)向患者宣传医疗常识,解释自我护理意义,消除过分依赖的心理,极大限度地调动患者的主观能动性,恢复自理能力。

2.骨盆骨折护理观察

骨盆为松质骨,骨折后本身出血较多,其邻近有动脉及静脉丛加以盆腔静脉丛多无静脉瓣阻挡血流,骨折后可引起广泛出血,失血量达1000ml以上,积血沿腹膜后疏松结缔组织间隙蔓延到肾区或膈下,形成巨大的腹膜后血肿而引起失血性休克。在护理中,除对血压、脉搏、呼吸、尿量、伤口出血及渗血等指标的密切观察外,还要了解收缩压与脉搏关系,血压休克指数,一般来说,收缩压(mmHg)和脉搏数(分)正常,则正常,若等于零应为休克的临界点,若小于1则转入休克,负值越小休克越深。失血量休克指数:脉率/收缩压,一般正常值为0.5,如等于1时,表示失血20%～30%,如大于1～2时,失血在30%～50%。在抢救休克时,切忌在下肢静脉穿刺或切开插管输血、输液,因为骨盆骨折常因并发腹膜后血肿或因血肿造成的肠麻痹腹腔膨胀等原因,压迫下腔静脉使下腔静脉血液循环回流迟缓或障碍,补充的血容量得不到有效循环。骨盆骨折除损伤肌肉、骨筋膜静脉丛血管外,髂内静脉及其分支也被撕破,经由下肢输入的血容量又多从破裂的血管溢于盆腔,而延误抢救。

3.术后护理

(1)一般护理,按全麻或硬膜外麻醉术后护理,每15～30min巡视病房一次,严密观察体温、脉搏、呼吸、血压生命体征,有条件可采用床旁心电监护。

(2)体位:术后平卧6h,以后每2～3h更换1次体位,尽量减少大幅度搬动患者,以防内固定断裂、脱落;平卧和健侧位交替更换,也可以使用防压气垫或水垫,预防压疮。

(3)饮食:术后常规禁食2～3天,待排气后,开始进食清淡、易消化半流质食,每日4～5餐,逐步过渡到普通饮食;指导患者增加高蛋白、高维生素、高纤维素食物,多吃蔬菜和含果胶成分丰富的水果,预防便秘。

(4)伤口:注意观察伤口的渗血情况和伤口引流情况,保持引流管通畅,及时引流出伤口积血,预防伤口感染。

(5)预防感染:术后遵医嘱合理应用抗生素,一般5~7天;抗生素应足量使用,依照药物半衰期严格按时给药,保证有效的血药浓度;发现体温升高,及时报告医生,妥善处理,定期复查血象和血沉,警惕感染发生。

(6)神经损伤的观察:坐骨神经损伤常表现为腘绳肌、踝背屈肌不能收缩及支配区痛觉迟钝。

4．健康指导

(1)翻身配合指导:翻身时使用翻身单,讲明翻身的目的,指导患者双上肢交叉于前胸,不能与护理人员对抗用力以免增加疼痛。

(2)尿管指导:指导患者多饮水．每次300ml,保持导尿管通畅,尿液清淡,无渣屑,按时夹放尿管,使其恢复膀胱功能。

(3)功能锻炼指导:不影响骨盆环完整骨折。①单纯一处骨折无合并伤,无须复位者,伤后仅需卧床休息,可取仰卧或侧卧交替(健侧在下)。早期严禁坐立。重要功能锻炼上肢伸展运动,下肢肌肉静态收缩及踝关节运动。②伤后1周可进行半坐及坐位练习,同时做髋关节膝关节屈伸运动。③伤后2~3周练习下床站立并缓走,逐日加量,伤后3~4周练习正常行走及下蹲。

5．影响骨盆完整性骨折

(1)伤后无合并症者应卧硬板床休息,同时进行上肢锻炼。

(2)伤后2周开始练习半卧位,并进行下肢肌肉的收缩训练,如股四头肌收缩,踝关节背伸和跖屈,足趾的伸屈等活动以保持肌力,预防关节僵硬。

(3)伤后3周,进行髋关节膝关节活动,先为被动活动逐渐过渡为主动活动。

(4)伤后6~8周(即骨折临床愈合),拆除牵引固定,扶拐行走。

(5)伤后12周逐渐弃拐负重步行。

十一、脊柱骨折及脊髓损伤的护理

脊柱是人体中柱,主要功能是保护脊髓,缓冲振荡、维持体形、保持身体的运动与平衡。脊柱骨折是指脊椎骨的连续性中断,常见于外伤,并以胸腰段常见,常会造成脊髓损伤,单纯的颈、胸、腰骨折经积极治疗,一般预后良好。

1．术前护理

(1)病情观察:①受伤早期要严密观察病情变化,测体温、脉搏、呼吸、血压每小时一次;备好升压药,呼吸兴奋剂及抢救药物、器材,气管插管,气管切开包,负压吸引装置等。②呼吸观察:以上损伤多累及生命中枢,发生死亡,下颈髓损伤,易发生呼吸困难或窒息,发生呼吸减弱或呼吸困难、窒息时,应及时报告医生,把握气管插管或切开的时机,挽救患者生命。③密切观察患者截瘫肢体的感觉,运动及反射功能并详细记录,发现损伤平面增高或加重及时报告医生。④进食水出现呛咳者,应留置胃管,预防肺部感染和窒息。⑤体温的观察及处理:脊髓损伤引起的体温调节中枢传导障碍,机体对周围环境温度的变化丧失了调节和适应症功能,患者可出现高热或体温不升。患者高热时,排除感染因素,可用物理降温、冰袋、温水擦浴、酒精擦浴;出现低温时,可提高室温,加盖棉被。

(2)心理护理:①脊髓损伤患者因突然遭受巨大伤害,失去肢体运动和感觉功能,出现自暴自弃悲观厌世等,要做好心理疏导。②患者生活不能自理,卧床时间长,注意不同时期的心理变化,消除不良情绪。

(3)饮食护理:合理调配饮食,损伤早期以清淡、易消化、含丰富维生素的流食或半流质为主,少量多餐,少进甜食及产气食物,防腹胀,以后逐渐过渡到普食。

(4)并发症预防:

①压疮的预防:A.患者置气垫床,骨隆突处贴防褥疮贴膜。B.间歇性解除压迫,1～2h 翻身一次,有条件可使用翻身床、气垫床等。C.注意防止摩擦力剪切力:平卧位如需抬高床头,一般不高于 30°;半卧位可在足底部放一硬板,防止足下垂,并屈髋 30°,臀下垫软枕,防止身体下滑移动;为患者更换床单、内衣时抬起患者,避免拖拉拽等,形成摩擦力和剪力而损伤皮肤。D.注意保持皮肤清洁、干燥,每日用温水清洁皮肤 1～2 次,对瘫痪的肢体及部位禁用刺激性强的清洁剂,不可用力擦拭,防止损伤皮肤。

②预防肺部感染:A.注意保暖,保持内衣和被褥的干燥;避免着凉,诱发呼吸道感染。B.进行深呼吸锻炼,如吹气球、吹气泡等训练。C.指导、协助患者有效咳嗽,嘱患者深吸气,在呼气 2/3 时咳嗽,反复进行,患者无力咳痰时,可用双手压迫患者上腹部或下腹部,增强膈肌反弹力量,协助患者咳嗽、咳痰。D.顺位排痰:每 1～2h 翻身叩背一次,叩背时五指并拢,掌指关节屈曲 120°,指腹及大小鱼肌着背,腕关节用力,由下而上,由边缘至中央,有节律地叩拍患者背部,操作时面对患者观察患者面色、呼吸情况、有无窒息等。E.雾化吸入:痰液黏稠不易咳出者,可雾化吸入,每日 2～3 次。F.吸痰:高质量有效的吸痰是预防肺部感染的重要措施。方法:备好吸痰物品,洗手戴手套,自主呼吸患者的吸痰应在深呼吸末进行,对使用呼吸机的患者应先给予过度通气 2min,然后将导管快速送至气管最深处,抽吸痰,旋转退出,每次吸痰不得超过 15 秒,要求每次 1 管,由内向外,严禁上下提插抽吸。

③预防泌尿系统感染和结石:A. 导尿操作必须严格遵守无菌原则,石蜡油充分润滑尿道,保护尿道黏膜不受损伤。B.早期留置尿管,持续引流尿管 2 周后,改为定时 2～3h 开放 1 次。尿管接无菌引流袋,患者平卧时,引流管不可高于患者耻骨水平,侧卧时引流管从两腿之间通过不可从身上跨过。尿管 2～4 周更换 1 次,更换尿管应在上午排空尿液时拔出,上午减少饮水量,使尿道得到充分休息,待下午膀胱有胀满感时,再行插管,注意无菌操作和让患者练习自行排尿。C.膀胱冲洗:在尿管未阻塞的情况下,不建议进行膀胱冲洗防止逆行感染。有

尿管阻塞或怀疑有感染时可行膀胱冲洗,采用密闭式,用生理盐水每天 1 次或 2 次,注意无菌操作。D.尿道口清洁每日 2 次,用 0.5%碘伏或 1∶1000 的新洁尔灭擦洗。E.预防结石:经常更换体位,减少摄入含钙量多的食物,多饮水,每日饮水量 2500 ~ 4000ml,保持尿路通畅。F.间歇导尿:拔除尿管,每日 4 ~ 6 h 间歇导尿 1 次,注意控制每日饮水量,不超过 2500ml。G.注意观察因膀胱压力过高而引起的自主神经反射性亢进的临床表现,如突发性血压升高,皮肤潮红,出汗,头痛等反应,应及时迅速排空膀胱以缓解症状。

④预防便秘:A.给患者创造合适的排便环境。B.合理饮食:多食含纤维食物,多食果汁、水果、蜂蜜、萝卜、白薯等有助于排便的食物,避免辛辣与刺激性食物,多饮水。C.按摩腰部:顺时针环形按摩,促降结肠粪便向下移动。D.可口服缓泻剂,卧床期间,嘱患者进行力所能及的活动,协助患者进行增强腹部肌肉力量的锻炼。

⑤预防下肢深静脉栓塞:脊髓损伤后下肢肌力减弱,静脉回流缓慢,容易发生下肢深静脉栓塞,应随时注意观察。

⑥预防肌肉萎缩、关节僵硬和足下垂:A.瘫痪肢体保持功能位置,防止过伸过展,定时被动活动及按摩,鼓励患者主动活动,被动活动包括上肢外展、扩胸、抬腿、屈膝、屈髋,每日 3 ~ 4 次,每次 15 ~ 30min;B.在病情许可的情况下鼓励患者做颈部活动,深呼吸及腹肌收缩锻炼,利用牵引床的吊环进行上身活动,锻炼上肢肌肉,鼓励患者尽早离床活动。C.尽量避免在瘫痪肢体上进行静脉穿刺,因瘫痪肢体回流缓慢,静脉瓣功能障碍,易引起下肢肿胀及静脉炎和血栓等。D.防止足下垂:可用足架或足底放枕托,忌重物压。

(5)用药护理:一般在伤后 8h 内遵医嘱,大剂量应用激素冲击治疗:第一小时首次冲击量为 30mg/kg,于 15min 内静脉输入,继之 5.4mg/(kg·h)静滴连续 24h。用药期间注意观察有无应激性溃疡,发现后及时报告医生酌情处理。

2.手术后护理

(1)按不同麻醉方式进行护理。

(2)严密观察病情变化,按医嘱要求监护患者的呼吸情况和血氧饱和度情况,给患者持续低流量吸氧,确保患者的血氧饱和度达 90%,当患者的血氧饱和度达 95%稳定 2 ~ 3 日,可停止吸氧,但仍需要观察呼吸的频率和深度的变化。

(3)体位:去枕平卧 6h,手术当日尽量减少翻动患者,以利于压迫止血。翻身时要轴向翻动,保持肩、髋在同一平面。

(4)引流管护理:见负压引流管的护理常规。

(5)神经功能的观察:患者麻醉恢复后,检查其双下肢的感觉和运动功能,并牵拉导尿管检查膀胱功能,每班检查 2 次,连续检查 2d,如发现双下肢感觉、运动有异常时,应告知医生。

(6)预防肺部并发症:按时翻身叩背,鼓励患者咳嗽、深呼吸。痰液黏稠不易咳出,可给予雾化吸入,必要时给予吸痰,保持呼吸道通畅。

(7)饮食护理:多食清淡、富含纤维素、易消化饮食,手术后易产生腹胀,术后应忌辛辣、油腻产气的食物,多食水果、蔬菜、谷类等食物。

3. 康复指导

(1)脊柱骨折未愈合:①脊髓损伤康复在早期即应开始。在受伤后有 2 种可能:手术和非手术。只要病情稳定,无其他合并损伤,康复可以开始。②早期活动不允许范围太大,更不应影响手术效果。主要是活动身体各个关节,保持关节正常活动度,尤其是瘫痪部位以下大小关节均需要活动,要轻柔,每个关节活动为每日 2 次,每次 1 ~ 2min,要按照正常关节的活动范围进行。③颈椎不稳者,肩关节外展不应超过 90°;对胸腰椎不稳定者,髋关节屈曲不宜超过 90°。

(2)脊柱骨折愈合:受伤 3 ~ 4 周患者可以自己锻炼翻身,脊柱骨折基本愈合,可开始锻炼起坐,上下轮椅,带支具站立和行走。

起坐:①初坐起可能会出现体位性低血压,感到头昏、恶心甚至虚脱,一般应由卧位→靠坐→扶坐自坐,达到床边垂足坐。②床上坐稳后,练习自己仰卧坐起,仰卧抬骨盆,练习抓床沿自己翻身。③坐起时,靠垫角度由低逐渐升高,到 70° ~ 90°,注意臀部垫气圈,膝、踝及脚两侧用小垫垫平,防止关节畸形。④高位截瘫患者特别注意左右平衡,防止摔倒和体位性休克。

上下轮椅:①由床上移到轮椅,先将轮椅靠近病床,患者移到床边,用手将下肢垂于床下,再将两足放在轮椅的足踏板上,双手握住外侧椅把,依靠双手的牵拉和支撑,使臀部抬起并移到轮椅上。②从轮椅上床步骤与之相反。

站立:①截瘫患者要依靠辅助工具,穿戴下肢支具才能站立,支具的开头和固定范围依靠截瘫平面而定。②练习站立的程序是:扒床边站→扶助行站→扶人站→直站。③站立时两边之间距离要与肩相等,肩、髋、踝三点应成为一直线,注意保护膝部,放膝关节后弓。

行走:①练习行走的程序是:扶双杠走,扶双拐走→扶单拐走→自己行走。②截瘫患者要穿戴下肢支具,对于练习的截瘫患者,医护人员要妥善保护,如:提腰、扶腰、推膝和护行。

(3)膀胱功能训练:膀胱功能失调分为不同类型,如压力性尿失禁、反射性尿失禁、功能性尿失禁和尿潴留,每一种类型不同的膀胱因其表现形式不同,所以训练方法也不同。膀胱训练前要接受尿流动力学检查,确认膀胱类型和安全的训练方法,避免因训练方法不同而引起尿液反流造成肾积水。

盆底肌肉训练:在可能的情况下,嘱患者自主收缩耻骨、尾骨周围的肌肉,每次收缩维持 10 秒,重复 10 次,每日 3 次。

十二、骨折内固定手术的护理

尿意习惯训练:训练应在特定的时间进行,如餐前 30 分钟,晨起或睡前,鼓励患者如厕排尿。白天每 3h 排尿 1 次,夜间 2 次,可结合患者具体情况调节。

激发技术:定时对患者的排尿扳机点进行不同方法的刺激,促进排尿功能的恢复。如轻轻敲打耻骨上区,摩擦大腿内侧,捏掐腹股沟,听流水声等辅助措施。

屏气法:患者采取坐位,身体前倾腹部放松,训练患者收缩腹肌,从而增加患者膀胱及骨盆底部的压力,促使尿液排出。

双手挤压排尿法:尿管留置2～3周后,可试着拔除尿管,用挤压膀胱的方法训练反射性排尿。即双手拇指置于髂嵴处,其余手指放在下腹部膀胱区,用力向盆腔挤压,帮助排尿。①挤压前嘱患者大量饮水,挤压时在有经验者的指导下操作。②挤压者可站在床旁小凳子上,挤压时,双手掌叠起按压,先轻压,再逐渐增加压力,方向从上向下推。③挤压时压力应持续,不可随意松手减压,特别是在尿液快流完时,如松手减压,则再继续挤压时将不能压出尿液。④禁忌症用拳头挤压,应用整个手掌,如果手掌太小,可在下腹部膀胱位置上放一棉垫,使膀胱受力均匀。⑤如挤压不当,有膀胱破裂的危险。膀胱破裂的原因很多,多由于挤压时压力不均匀,导致膨胀变薄的膀胱壁破裂。⑥患者在拔除尿管之后仍失禁,可用便壶接尿。⑦女患者在反射性膀胱形成之后,给一定刺激能自己解小便的,也使用便壶接尿。⑧尿失禁者,也可使用成人尿裤,及时更换,及时清洗会阴部,保持会阴部清洁无异味。

(李尧琴)

第十章　骨科康复

第一节　骨科康复基本概念

康复（rehabilitation）一词原意是"复原"、"恢复原来的良好状态"、"重新获得能力"、"恢复原来的权利、资格、尊严"等。康复用于医学领域主要是综合协调地应用各种措施，以减少病伤残者身心社会功能障碍，使病伤残者能重返社会。

世界卫生组织的残疾预防与康复专家委员会于 1981 年修订的康复定义是："应用各种有用的措施以减轻残疾的影响和使残疾人重返社会。康复不仅是指训练残疾人使其适应症周围的环境，而且也指调整残疾人周围的环境和社会条件以利于他们重返社会。在拟订有关康复服务的实施计划时，应有残疾者本人、他们的家属以及他们所在社区的参与。"因此，康复作为一种概念、指导思想，必须渗透到整个医疗系统，包括预防、早期识别、门诊、住院和出院后的患者的医疗计划。把独立生活、提高生活质量作为医学的整个目标。

康复医学（rehabilitation medicine）是医学的一个重要组成部分，是促进病、伤、残者康复的医学学科，为了康复的目的，研究有关功能障碍的预防、评定、治疗和功能训练等问题，是医学的第四方面，它与保健、预防、临床共同组成了全面医学。康复医学在理论上以人体运动学、生物物理学、神经生理学等为基础，在实际应用上与各临床学科紧密相连，与心理学、生物医学工程学和社会学等密切配合，是一门多学科的综合性应用科学。

一、骨科康复医学定义

骨科康复医学（orthopedic rehabmtation）是一门研究骨关节、肌肉和软组织的损伤、疾病和畸形康复处理的学科。康复的手段包括缺陷和畸形的手术矫治和手术前后的功能训练、假肢和矫形器的装配，以及其他康复治疗方法。

骨科康复作为一种治疗程序与医学治疗不同，医学治疗是针对疾病的病理采取的措施，目的是治愈疾病，而骨科康复则是在治疗的基础上，强调预防挛缩、应用训练方法锻炼肌肉力量、刺激潜在能力以恢复或代偿已丧失的功能，用以减少骨科疾患治疗后的病废，最后达到恢复功能的目的。

二、骨科康复医学的对象和内容

骨科康复医学的对象主要是由于损伤以及骨科急、慢性疾病所带来的功能障碍者及先天发育障碍的残疾者。功能障碍是指身体、心理不能发挥正常的功能,这可以是潜在的或现存的、可逆的或不可逆的、部分的或完全的、可以与疾病并存或为后遗症。骨科康复介入的时间,不仅在功能障碍以后,而应在出现之前,形成所谓预防康复(preventive rehabilitation)。这是一个重要的医疗思想。骨科康复医学应着眼于整体康复(total rehabihtation)或全面康复(comprehensive medicine),因而具有多科性、广泛性、社会性,充分体现生物—心理—社会医学模式。

骨科康复医学是以功能障碍为主导,功能障碍又分为器官水平(impairment)、个体水平(disability)和社会水平(handicap)3 个层次。骨科康复医学的内容主要包括 3 个方面,即残疾预防、功能测定和康复治疗。WHO 据此制订了国际分类法,针对不同层次的障碍,康复的对策也不同。对于形态功能障碍者要促进功能康复,对出现并发症、继发病变者要进行预防和治疗,对高级神经功能障碍者要使其复原,对于个体能力障碍者应采取适应症和代偿的对策。为了发挥瘫痪肢体残存的功能,可利用辅助器、自助器以提高日常生活活动能力,可给需要代偿的功能装备矫形器、假肢、轮椅等用品。对社会活动发生障碍的对策是改善环境,对家属、单位、社区进行工作,确保对残障者进行照顾,改造公共设施(如房屋、街道、交通等)和社会环境,使残障者能方便地活动。对成年人应促使其参加工作,对儿童、少年应确保其受教育,对老年人要使其过有意义的生活,老有所为。

三、骨科康复医学的基本原则

由于骨科康复医学将损伤以及骨科急、慢性疾病所带来的功能障碍者及先天发育障碍的残疾者作为主要的康复对象。因此,骨科康复治疗过程中应尽量减少因创伤或疾患所致的病废后果,使功能获得最大限度的恢复。康复治疗的实施,主要依靠患者的主动锻炼,没有患者的积极努力和参与,康复难以收效。应按照"功能训练、全面康复、重返社会、康复预防"四项原则指导康复工作。

(一)功能训练

骨科康复医学工作主要是着眼于保存和恢复人体的功能活动,包括运动的、感知的、心理的、智力的、语言交流的、职业活动和社会生活等方面的能力,重视功能的检查和评估,采取多种方法进行功能训练。故功能训练就不单是指对某器官的功能锻炼,其训练范围很广。显然,进行功能障碍的训练是骨科康复医学的重要任务,是骨科康复工作的目标。功能训练与功能评定是配合进行的,按评定的结果制订训练方案和程序,为训练的结果进行评定。由此可正确地评价功能训练的效果。康复的训练方法应是积极的、引起兴趣的、循序渐进的,以便达到康复效果。理想的功能训练结果应该是:能独立地完成必需的功能活动;同时又能适应症环境,进行必需的功能活动或表现出适当行为。

（二）全面康复

就是从生理上（躯体上）、心理上（精神上）、职业上和社会生活上对伤、病、残者进行全面而综合性的康复。骨科康复的着眼点不仅是有功能障碍的器官和肢体，而更重要的是整个人,从这一意义来说,整体康复也就是全面康复。此外,全面康复也是指残疾人在医疗康复、教育康复、职业康复、社会康复等领域全面地得到康复,在这一意义上说,全面康复亦即综合康复（ comprehend rehabilitation）。

（三）重返社会

人是在社会中生活的。因伤、病或先天性因素致残者,不能参加或不能很好地参加社会生活,不能平等地分享社会经济、文化发展的成果。骨科康复医学最重要的目的就是使残疾者通过功能的改善或（和）环境条件的改变而能重返社会,重新参加社会生活、履行社会职责、分享社会福利,成为对社会有贡献的成员。

（四）康复预防

骨科康复医学的全过程都应贯彻"预防为主"的方针。为了取得骨科康复的最佳效果,必须改变将预防和治疗截然分开、临床治疗阶段和康复治疗阶段截然分开的观念。也就是说,康复不应在治疗结束后开始,而是应与治疗同时并进。骨科康复治疗应尽早开始,在病情及治疗措施允许情况下,越早开始,功能恢复越快。残疾多数是由伤病造成,早期预防伤病的发生是预防残疾的重要前提;伤病并不都会致残,只要做到早期诊断、早期治疗、合理治疗,从临床治疗阶段一开始就全面系统地考虑患者的功能预后和复发转归,制订相应的康复治疗程序,将残疾发生率减到最低;残疾一旦发生,或已不可逆转时,应尽早制订具体的康复综合医疗措施,防止残疾继续加重,使残疾者尽可能保持并改善尚存的功能。

骨关节疾病和损伤在治疗过程中,与内、外、妇产和儿科疾病有所不同,其突出特点:一是在治疗过程中常遇遗留短期内的肢体功能障碍;二是这些短期内的肢体功能障碍如不能得到及时、合理地康复治疗,则可遗留下永久的肢体功能障碍,即永久性残疾。因此,在骨关节疾病和损伤的治疗过程中,不仅要重视医学治疗手段,还要重视预防工作,更需要康复治疗的积极实施。只有这样才会尽可能地少遗留残疾,才能使已经遗留残疾者尽快地、最大限度地得以康复。也就是说,在骨关节疾病和损伤的治疗过程中,必须充分重视"预防"、"医疗"、"康复"三结合的原则,三者都具有同等重要的地位。

总之,在骨关节疾病和损伤的治疗过程中,为了缩短病期,避免或减轻后遗残疾,康复锻炼占有极其重要的地位。康复锻炼不仅要早期进行,而且要贯穿于整个治疗过程的始终。因此,在骨科病区内,应增设小型体疗室,配备必要的体疗设备和专职的康复工作人员,使骨关节疾病和损伤的体疗康复得以推广普及,使广大伤病残者得到及时治疗,尽快地全面康复,重返工作岗位,重返社会。

四、骨科康复计划的制订

康复医疗是使患者病后受损功能恢复的一种医疗措施,目的是使患者残存的功能尽可能地发挥其最高水平,使所受的损害尽可能缩小。在骨科疾病中主要是对那些因损伤而减弱或丧失社会功能的恢复期患者、慢性患者进行再训练,培养他们的社会交往能力、劳动能力或职业技能,了解社会的新发展、新知识,使他们的思维、行为能够适应症家庭及社会的需要。

康复的重点不是疾病,而是残存的功能如何恢复以达到回归社会为目的。由于骨科疾病都不同程度地损害患者的综合功能,因此在开展骨科康复医疗以前,需明确诊断、确定残疾等级,然后给予相应康复医疗。因此,康复治疗前明确诊断,有助于医生与患者在实施康复计划过程中共同向着所制订的目标努力。

康复计划的制订必须个体化,应按患者的康复诊断做出,有步骤地达到预期目的。一般康复计划的制订要遵循以下几点:①由浅入深,先学比较容易的且患者愿意学的技能,以取得患者的合作。②有评价计划,对不同的康复内容,制订出不同的评价时间。③指导康复的工作人员分工要明确,各包一项训练内容。

实施康复计划,首先患者必须合作,因此适时与患者进行交流是必要的,其次是做到角色的转变,医生护士成为患者的良师益友,使患者感到平等、祥和的氛围。康复治疗应该是医生、护士与家属及单位的共同参与,应在住院与出院后的家庭、单位中连续进行。

第二节　骨与关节损伤的康复

根据骨与关节损伤的病理及治疗,康复分3期。

一、早期康复

伤后或手术后3~6周以内,主要创伤病理改变为软组织肿胀及软组织愈合,创伤疼痛引起反射性肌肉痉挛,肢体肿胀,骨折未愈合,活动关节的杠杆不稳,以及外固定的限制,妨碍了受伤关节或伤肢关节的活动。康复措施以治疗为主导,在医师指导下进行锻炼。

(1)抬高患肢、消除肿胀。

(2)肢体末端的关节,进行活动锻炼,如手指、足趾。固定肢体中的肌肉,行等长收缩,每日进行多次,每次15~20min,每次约行100次的收缩。这在早期康复中甚为重要,患肢肌肉收缩,可促进肢体的静脉及淋巴回流,减少肌肉间的粘连,消除肿胀;又可减慢肌肉萎缩,给骨折处以生理压力有利其愈合,有利于以后的功能恢复。

(3)骨干骨折两端关节或骨折关节的活动,需视治疗及固定方法的不同而有不同的锻炼方式。

①行坚强内固定的骨折,如股骨干骨折行髓内针固定,于手术创伤疼痛缓解之后,即可开始练习关节活动,由 10°~20° 活动范围开始,逐渐加大,在骨折愈合之前,关节活动范围多可接近或达正常。

②有效的外固定,如胫腓稳定骨折行小夹板固定、小腿骨折或截骨术用外固架固定之后,均较稳定,可以早期开始膝关节与踝关节的活动练习。

③行牵引治疗的股骨干骨折、肱骨髁上骨折等,可在牵引下做小范围的关节活动。

(4)连续被动活动(CPM):CPM 是一新的生物学概念,即在连续被动活动作用下加速关节软骨以及周围韧带、肌腱的愈合和再生,可用于股四头肌成形等手术后早期关节活动。

二、中期康复

自伤后 3~6 周起至 8~10 周左右。软组织已愈合但发生粘连,骨折有的已愈合,有的尚未愈合仍有外固定,被固定的关节其关节囊、韧带等粘连或挛缩,肢体肌肉明显萎缩,力量减弱但尚未挛缩。此期康复目的是恢复肌力及活动关节。

康复锻炼方法:骨折基本愈合除去外固定者,逐渐增加肌力锻炼,肌力达Ⅲ级以上后、逐步增加抗阻力锻炼。关节活动锻炼在肌力控制之下,逐步增加活动范围。由于骨折初步愈合,强力屈曲关节或被动屈伸关节应当慎重。

尚带有外固定的病例,锻炼的方式同早期康复者,不过此时肢体肿胀消退,以练习肌肉力量与末端关节活动为主。

三、晚期康复

此期骨折已愈合并除去外固定,主要病理改变是关节内、外软组织粘连,韧带挛缩,肌肉萎缩与挛缩。康复的目标是增强肌力、克服挛缩与活动关节。

1.肌力的锻炼

骨折愈合后,肌力达Ⅲ级者,其增强肌力的措施主要是在抗阻力下进行锻炼,如简单地提重物、踢沙袋、划船、蹬车等,既提高了患者锻炼的兴趣,又有客观的记录,便于评价。

2.关节活动练习

(1)主动关节活动:对不同的关节,练习活动的方法和范围有所不同。髋关节以伸、屈为主,同时练习内收、外展与内、外旋转,直到能盘腿坐;膝关节主要为伸屈活动,应先练伸直,以便能稳定站立;踝关节则以 90° 位为主,有足下垂者首先练到此位,再练背屈与跖屈;上肢肩关节的活动范围大,练习的重点是外展与上举,其他范围练习也要进行;肘关节以伸屈为重点,但屈曲比伸直对日常生活更为重要;腕关节背屈为功能位,首先练习达到此位;前臂的旋转活动对各种生活、工作都是重要的,要采取多种锻炼方式来达到。应定期测量关节活动的范围,客观记录以便比较。

(2)被动活动:此处所指的是自身控制的被动活动,例如膝关节屈曲障碍者,患者可坐于床上屈膝,双手合抱住小腿前面中下部,以双臂的拉力将膝关节被动屈曲。每日上、下午各锻炼 1 ~ 2h,被动屈膝的力量及程度,患者本人可以控制。

(3)主动控制下有节律地主动、被动交替活动练习:主要用于膝关节屈曲与肘关节伸直。此种锻炼的前提是:肌力达Ⅳ级以上,关节有一定活动度,有一定耐力,能控制不使重量被动加于关节以致损伤。强度由小开始,逐步加大。

3. 理疗

如电、热、超声等治疗,可缓解疼痛促进血运,作为功能锻炼的辅助方法,但切勿过度。

4. 手法松解

对于关节粘连与肌肉挛缩较重者,自己锻炼效果甚微者,可行手法松解。但应有先决条件:①骨折已愈合坚实,手法松解时不致发生再骨折。②身体不能太虚弱,有主动锻炼能力。③肌力在Ⅲ级以上。④能积极配合,术后能忍痛锻炼。但该方法存在有一定风险,应慎重。

方法:以膝关节为例,于麻醉下行手法松解,术者抱住小腿以双臂之力或加躯干力,使膝被动屈曲,当听到组织撕裂声并膝关节屈曲角度增加时,谓之奏效。

第三节　骨折的术后康复

骨折(fracture)是临床常见病、多发病。其治疗原则为整复、固定、功能锻炼。康复治疗的作用在于加速骨与软组织愈合,缩短病程,并促进患者运动功能的恢复。例如肢体被迫制动,使运动条件反射减弱甚或消失,患肢肌张力降低、肌肉萎缩、关节挛缩。常人卧床 21 天后,体力和工作能力即可降低 20% ~ 25%, 至少需 3 周锻炼才能恢复原来水平。所以减少制动时间、早期功能训练是极其必要的。

一、四肢骨折的康复治疗原则和目的

(一)康复治疗原则

①肢体固定和功能训练相统一。②训练中保持骨折对位对线不变。③促进肢体原有功能的恢复。④不同阶段重点不同。

(二)康复治疗目的

①促进血肿的吸收。②加速骨折断端的纤维性连接和骨痂形成。③防止关节粘连僵硬,恢复关节活动。④防止肌肉萎缩,恢复肌力。⑤防止制动综合征。

二、四肢骨折后的康复评价

进行康复治疗前,需要对骨折后情况进行评估。评估内容包括一般性检查、关节活动度的测量、肌力的测量、肢体长度的测量、肢体周径的测量、步态的分析以及日常生活活动能力的评估,为四肢骨折术后康复计划的制订、康复效果的评定提供可靠的客观依据。

三、康复治疗形式

康复治疗分为物理因子治疗、徒手治疗以及运动治疗。骨折术后的康复治疗以功能训练为主,辅以物理治疗。运动训练包括被动运动、助力运动、主动运动和抗阻运动。

四、四肢骨折术后的康复治疗

四肢骨折后,骨折断端间发生组织修复反应,骨折开始愈合。根据骨折后病理及愈合过程临床上将其分为4个时期,因此康复治疗通常也分4期进行。

(一)肉芽修复期

又称外伤炎症期,此过程约在伤后2周内。其主要病理生理改变为软组织肿胀及软组织未愈合,因创伤疼痛引起反射性肌肉痉挛,致其回血作用消失,肢体肿胀。此时受伤局部肿胀、疼痛,骨折端有血肿,容易移位,软组织损伤需要修复。因此,此期的主要康复方式是:骨折整复固定3d,创伤反应开始消退时,在骨折远端进行按摩和肌肉等长收缩活动。目的在于促进局部血液循环,加速肿胀消退,预防肌肉萎缩和粘连,避免骨质疏松及关节僵硬。

康复治疗措施如下:

(1)抬高患肢,利用肌肉舒缩活动泵的作用减轻水肿。肢体的远端要高于近端,近端要高于心脏。在患者骨突部位垫枕,定期翻身以防止压疮等并发症。

(2)伤肢未固定关节在各个轴位上进行主动及被动关节的等张运动训练(肌肉收缩时张力不变,肌长度发生变化,产生关节运动),如上肢的手指、下肢的足趾每天应多次进行活动锻炼。术后的第2天开始,每天至少3次,每次10~15min。注意应逐渐增加活动量,避免影响骨端的稳定性。在未固定关节的训练中,尤其要加强易发生挛缩关节的训练活动,如肩外展、掌指关节屈伸、踝关节背屈等。

(3)固定肌肉行等长收缩(肌肉收缩时,张力增高,肌长度基本不变,不产生关节运动):骨折复位固定后患者病情平稳,可立即开始患肢肌肉的等长收缩以恢复肌肉的活动。如股骨干骨折手术固定后的股四头肌静力收缩训练,每日训练3次,每次训练量以不引起肌肉过劳为好,训练时间一般5~10min。

(4)骨干骨折邻近关节功能锻炼方式由治疗及固定方法决定:骨折后行坚强内固定者,如股骨干骨折、小腿或肱骨干骨折行髓内钉内固定或加压钢板固定,手术后创伤疼痛缓解之后,即可开始练习关节主动运动及抗阻运动;未行坚强内固定者,如髌骨骨折内固定、股骨颈骨折行空心钉内固定等,术后可练习关节主动活动;行外固定较稳定者,包括石膏托固定、小夹板固定或外固定架,可以早期行邻近关节的活动练习;行牵引治疗者可在牵引下行小范围的关节活动。关节功能锻炼一般由小活动范围开始,逐渐加大活动范围,通常在骨折愈合之前,关节活动范围多可接近正常。

(5)健侧肢体的正常活动训练:尽量早期离床活动或在床上做肢体活动的操练,促进全身功能改善,以防止卧床综合征发生。

(6)累及关节的骨折,经过坚强内固定后,应尽早借助 CPM 装置进行持续慢速的被动运动以维持或增加关节活动范围,防止肌肉萎缩。由于 CPM 装置的作用是使肢体肌肉处于无收缩状态下的被动活动,因此不会产生使复位后的骨折再次移位的剪应力。术后肢体活动角度从 30°开始,逐渐增加到最大角度,每天使用装置的时间不少于 4h。利于消肿、防止关节粘连、改善关节活动度。

(二)原始骨痂期

又称骨痂形成期,此过程在伤后 3～10 周。其病理生理表现为软组织愈合,但已发生粘连,骨折端形成部分纤维骨痂,骨折端稳定不易发生错位,有些骨折已愈合。这时局部肿胀消退,疼痛消失,骨折端日趋稳定。除继续进行原来的功能锻炼方式外,尚可加大运动量和运动时间,但重点放在恢复关节活动度训练上。目的在于防止瘢痕形成、组织粘连及关节挛缩。

康复治疗措施如下:

(1)骨折基本愈合除去外固定者,逐渐增加肌力锻炼及关节活动范围。由于骨折才初步愈合,主动、被动屈伸关节应当慎重,避免用力过度而造成再次损伤。

(2)尚带有外固定者,每天应取下外固定物,做所固定关节的主动运动,先进行被动的关节活动度训练,再进行主动的关节活动度训练,逐步增加活动范围,条件许可时可加助力运动,运动后重新固定,1～2 次／天,以改善其关节活动范围。此期由于肢体肿胀消退,以练习肌肉力量与末端关节活动为主。

(3)此期可以配合作业疗法,进行适度的日常生活活动的能力训练,上肢以训练手功能为主,下肢以训练站立和肢体负重为主。每日 1 次,每次 30min。

(三)成熟骨板期

又称骨痂成熟期,此过程在伤后 8～12 周。病理生理改变为关节内外软组织粘连,韧带挛缩,肌肉挛缩与萎缩,骨折端有骨性骨痂形成。此期骨折端已稳定,能耐受一定的应力,外固定已拆除,患肢的肌肉和关节得以进行更大范围的训练。训练方式以抗阻运动和加强关节活动范围为主。此期康复治疗重点在于处理骨折后并发症,以最大限度恢复关节活动度和肌肉肌力。

康复治疗措施如下:

(1)关节活动训练:①抗阻运动和主动运动:各个方向施加阻力运动患肢,或主动运动患肢,活动范围逐渐加大,活动程度以引起轻度疼痛为宜。每一动作重复多遍,每日数次。②助力运动和被动运动:施加助力运动患肢,或通过康复器械带动患肢,活动时不应引起明显疼痛。③牵引:主要用于顽固的关节挛缩强直。固定关节近端,按所需的方向持续牵引其远端,牵引重量不能超出患者耐受的极限,每次持续 10～20min,每日数次。

(2)肌力训练:①肌力 0～1 级:进行被动运动和手法按摩,可配合针灸治疗。②肌力 2～3 级:进行主动运动,让患者自己缓慢而匀速地完成每个动作的全过程,必要时辅以助力运动。尚可配合水疗。③肌力 4 级:行抗阻运动,常采用渐进抗阻练习和等长收缩练习,肌力练习应在无痛范围内进行。阻力可来自物理治疗师、健侧肢体或运动器械。

（3）作业疗法：要加强日常生活活动能力方面的训练，以精细运动为主，如手指的对指运动、抓握运动、手指侧捏等。

（四）塑型期

病理生理为骨折已骨性愈合，骨折线消失，骨皮质或骨小梁连续。骨结构根据人体运动功能而按着力学原则重新改造，最后形成正常骨骼的结构，伤后 2～4 年方可完成。此期康复治疗目的在于最大限度恢复关节活动度和肌肉的肌力、矫正畸形，并配合提高日常生活活动能力（ADL）及工作能力的训练。大部分骨折患者经康复治疗后恢复良好，但有些患者由于各种原因遗留关节粘连、关节挛缩和关节僵硬等后遗症，此时如能很好地进行康复治疗，病情将有一定程度的好转。

康复治疗措施主要是神经肌肉本体感觉易化法，利用牵张、关节压缩和牵引、施加阻力等本体刺激来促进运动功能恢复。

（1）自主性抑制：将患者的肢体被动地移到活动范围的受限点上，术者限制肢体和关节的活动，使患者作 2～3 s 的等长收缩，然后松弛，反复 10 余次。

（2）协同收缩：在关节最大活动范围内，使对抗的 2 个肌群缓慢地交替作等张收缩，来回 3～10 次，每次 2～3 s，缓慢往复地进行，交替过程中不能有间歇。

（3）最大阻力：在关节保持不动的情况下对较强的肌群施加最大阻力，使其作等长收缩。但需注意，最大阻力不能大到患者收缩时发生震颤，且进行活动的时间不宜过长，否则有害。

（4）手法治疗：对于关节粘连与肌肉挛缩较重、自己锻炼效果甚微者，可以在麻醉下行手法松解撕开关节内外粘连。但应具备以下条件：骨折已愈合坚定，手法治疗时不致发生再骨折；肌力在 3 级以上；身体一般情况良好、有主动锻炼能力；能积极配合且术后能忍痛锻炼。

（5）手术疗法：如果通过上述的康复治疗方法还不能取得满意的关节功能改善，可通过适当的手术来矫治，仍有可能恢复或改善关节的功能。常用的功能恢复矫治性手术有：截骨矫形术（用于肢体明显畸形，影响活动功能者），如髋内翻畸形用麦氏截骨术、肘内翻畸形用外展截骨术等；融合术，用于严重的创伤性关节炎，尤其因关节内或关节附近骨折，关节面破坏而引起的创伤性关节炎，患者活动时痛苦较大，可考虑关节融合术；畸形矫正术，某些四肢骨折后畸形愈合者，为了改善肢体功能，防止创伤性关节炎的发生，可用手术矫治。

同时，四期均可根据各期的特点，及时合理地采取有针对性的物理治疗，如在骨折近端近心侧可进行向心性手法按摩，配合传导热疗、辐射热疗、超短波疗法、低频率磁场疗法等手段，可改善患肢血循环，从而加速骨折愈合过程，防止肌肉废用性萎缩和关节挛缩。

第四节 手部功能的康复

一、手与上肢功能

手的基本功能分为三个方面:①抓握功能,包括捏、握物体,握拳等。②非抓握功能,包括手指的钩子作用如提箱子,敲击功能如打字、弹钢琴等。③感觉功能,如手分辨物体的实质感、触、温感等。手要完成有目的的动作,也离不开上肢肩、肘关节及前臂的活动,故稳定无痛而灵活的上肢,是完成手功能所必需的。

二、手部损伤的康复

手部损伤的康复主要是一些手部慢性病变状态的康复治疗。

(1)急慢性水肿许多创伤、感染及疾患使手部组织水肿,是手部功能障碍的重要原因。水肿使手部重要组织肿胀增厚、活动困难,且渗出物机化很快,使各组织互相粘连、僵硬,僵硬的组织可变得疼痛,影响活动。手部创伤或手术后,常将手固定制动,而固定又增加僵硬,两者互为影响,形成恶性循环。早期控制水肿及练习活动,是打破恶性循环的重要方法。

康复治疗:应用夹板或石膏托,将腕关节保持在功能位,而掌指关节与指间关节不能固定,使各指处于屈曲位做伸直与屈曲活动。敷料包扎勿过紧,一般不应包扎手指,各手指间用一层细网眼纱布隔开,鼓励患者活动未固定的手指。为了活动上肢,每日应经常将手举过头顶数次。抬高患肢及活动上肢与手,是防治水肿的基本方法。

慢性水肿,以至瘢痕期发生了粘连,其康复较为困难,需要物理治疗、职业治疗及特殊支具治疗。开始治疗仍为抬高患肢、主动活动手指,可间断穿戴弹性手套、袖套,利用练习工具练习更易引起锻炼的兴趣。

(2)疼痛及过敏手部创伤与疾患常伴有明显疼痛。此乃因手部神经末梢丰富,感觉神经末端的位置表浅,特别是在桡侧与尺侧。疼痛有不同的表现:灼性神经痛(causalgia)主要见于战伤,主要神经如正中神经枪伤后,可发生灼性神经痛;神经痛(neuralgia)见于手指神经损伤及桡、尺神经在腕部的损伤。还可发生反射性交感性营养不良(reflected sympa-thetic dystrophy,RSD)。RSD综合征可分为3期:I期为伤后数日至数周,其表现为表浅血流增加、手水肿、潮红、温热,指甲及毛发生长加快,肌肉无力,活动时疼痛加重、骨质稀疏。Ⅱ期,发病后3个月转入第Ⅱ期,其特点为皮肤凉白,有时青紫,水肿变结实,脱毛,指甲发脆,关节活动受限。第Ⅲ期表现为皮肤萎缩、手指软组织萎缩、不可忍受的疼痛、关节僵硬、严重骨质疏松。在3个月之内认识本症是重要的。一旦病程演变到晚期,出现固定性疼痛则预后较差,一般60%可以自行恢复,40%需进一步治疗。

(3)关节活动丧失手部水肿及手指关节的固定,可以导致关节挛缩。当关节的韧带处于松弛位置,水肿、纤维蛋白沉积则使韧带缩短,掌指关节韧带挛缩则掌指关节过伸而不能屈曲,指间关节屈曲不能伸直。预防的办法是伤后将腕关节固定在背屈功能位,而掌指关节保持屈曲、指间关节伸直或在 10° ～ 15° 屈曲位。

一旦关节僵硬,治疗方法有非手术治疗,包括:①患者主动活动手指各关节,对轻度及中度挛缩有效。②应用动力性支具协助锻炼。③佩戴弹性带支具,定期更换以牵开挛缩。非手术治疗无效者,可行手术治疗,如掌指关节侧副韧带切除。

三、锻炼方法

(1)腕关节的功能锻炼正常活动度为背伸 50° ～ 80°,掌屈 40° ～ 70°,尺偏 20° ～ 40°,桡偏 10° ～ 30°。

锻炼方法有:用健手帮助患手腕做背伸、掌屈、尺偏和桡偏活动。用两手背相对推压以练习掌屈,两手掌相对推压则练习背伸。将手掌平放桌面上使前臂垂直于桌面则练习了背伸。锻炼应注意循序渐进。

(2)掌指关节和指间关节功能锻炼第 2～5 指各关节的屈曲以指尖达掌横纹为正常。指间关节伸直为 0°,掌指关节多有过伸。

锻炼方法最简单者为用力握拳与伸指。用一系列不同粗细的圆棍,最细如铅笔,从抓握粗棍开始,逐渐达到握住最细的。

练习对掌捏物可用一组大小不同的物体,例如橡皮、纽扣、铜钱、曲别针等,练习捏起上述物体,从大到小等。

(3)肌力的锻炼除抓握物体、伸指等锻炼外可利用提拉重锤、抓哑铃、弹簧拉力计等进行。每日将手举过头顶 25～50 次可预防肩僵硬。

第五节　足部功能康复

一、跟腱断裂的康复

跟腱断裂可分开放性跟腱断裂和闭合性跟腱断裂。对闭合性部分跟腱断裂,可踝关节悬垂松弛位,用石膏靴固定 4～6 周,然后加强功能锻炼,可自行修复。完全性撕裂者,应早期修复。术后在屈膝和踝关节屈位用石膏固定。

跟腱断裂的患者,须长腿石膏固定,如不固定,将影响跟腱的愈合,但固定可导致踝关节甚至膝关节僵硬。在固定期间,应进行股四头肌的等长训练,可活动趾关节。这样可减少踝关节的挛缩及股四头肌及屈伸趾肌的萎缩。4～6 周后改小腿石膏,踝屈曲位。再过 4～6 周拆除石膏,穿高跟鞋练习踝关节屈伸及小腿肌力,保护 3 个月,半年内不做剧烈运动。

二、跟骨骨折的康复

跟骨骨折多由高处坠落,足跟着地所致。跟骨骨折可分为两类,一类是不波及距骨下关节的跟骨骨折。这类骨折包括：①跟骨前端骨折,仅波及跟骰关节。②跟骨结节垂直骨折。③载距突骨折。④跟骨结节的鸟嘴状骨折。

另一类是波及距骨下关节的骨折,这类骨折包括：①垂直压缩骨折。②单纯剪切暴力骨折。③剪切和挤压暴力骨折。④粉碎骨折。

对不波及距下关节的骨折,如跟骨前端骨折,跟骨结节骨折和载距突骨折,粉碎性骨折,伤后即卧床休息,抬高患肢,并用冰袋敷患足。24h 后,开始主动活动足、踝关节。3～5d 后,开始用弹性绷带包扎。1 周以后,肿胀基本消退,管形石膏固定 4～6 周,拆除石膏开始功能锻炼。也有不用石膏固定者,6 周后逐渐开始功能训练。

闭合复位较少用。

有移位的跟骨骨折可切开复位内固定。术后须 6～10 周后穿石膏行走靴部分负重。l2～16 周后去除行走靴负重行走,逐渐开始正常活动。

三、跖骨骨折的康复

第 5 跖骨基底常因肌肉牵拉导致骨折,大多数情况下,跖骨骨折为直接暴力引起。少数情况下为疲劳骨折。根据骨折的部位,可分为跖骨基底部骨折,跖骨干骨折,跖骨颈骨折。

治疗上可手法复位石膏外固定,一般复位成功后,石膏外固定(小腿石膏托),待骨折愈合后,再拆除石膏,逐渐负重。对无移位的单一跖骨干骨折,无需特别治疗,休息 3～4 周即可下地活动。手法复位不成功的跖骨骨折,可行切开复位,内固定。一般用克氏针固定 4～6 周,待骨折临床愈合后,拔除克氏针,8～12 周牢固愈合后,才能负重行走,先以足跟开始负重,逐渐过渡到全足。

四、趾骨骨折的康复

多为直接暴力所致。

对无移位的趾骨骨折,不需特别治疗,休息 2～3 周,即可行走。

单个移位的趾骨骨折,行手法复位,将邻趾与伤趾用胶布一起固定。可早期行走。

多趾骨折复位后,用石膏托固定 2～3 周,即可行功能锻炼,功能锻炼从屈伸踝关节开始,4 周后可逐渐屈伸跖趾关节,逐渐足跟负重,到全足负重。

第六节 周围神经损伤的康复

一、运动疗法

运动疗法(exercise therapy)也称医疗运动(therapeutic exercise),在我国也称体育疗法或体疗,是利用运动锻炼,通过促进功能恢复或功能代偿的途径来促进机体康复的方法。下面重点谈肌力练习。

(一)肌力练习基本原理

肌力练习(strength exercise)即用来维持及发展肌肉功能的专门练习。根据"超量恢复"的规律,肌肉或肌群作适当的练习,使肌肉产生适度的疲劳后,在休息过程中,肌肉经过恢复阶段达到超量恢复阶段,然后回到运动前状态。如在超量恢复阶段进行下一次练习,可保持超量恢复不使消退,并逐步积累,使肌肉肥大,肌力增强。

肌肉收缩的强度对肌力练习的效果起决定性影响,以最大收缩强度的40%强度收缩时,运动单元募集率较低,且主要募集Ⅰ型肌纤维,对增强肌肉耐力有效;强度增大时募集率增高,Ⅱa型、Ⅱb型纤维依次参与收缩,对增强肌力有效。首先要求恢复肌力,而肌肉耐力则在日常生活及工作中也有较多机会锻炼,故宜首先重视高强度收缩的练习。在实施过程中根据原来肌力水平选择运动方式,如:

(1)肌力为0时,进行电刺激及传递冲动练习,后者即主观努力,试图使瘫痪肌肉收缩的练习,此时大脑运动皮质发放神经冲动,经一定的运动通路向周围传递,其可以活跃神经轴索流,增强神经营养作用,促进周围神经的再生及功能恢复。常与被动运动结合进行。

(2)肌力为1~2级时,仍可采用肌肉电刺激法。此时肌肉已有一定的肌电活动,可以采用肌电反馈电刺激法,即用肌电图表面电极拾取肌肉主动收缩时的肌电信号,加以放大后,用以启动脉冲电刺激以引起或加强肌肉收缩。此法用专门仪器进行。它是肌电生物反馈与电刺激疗法的结合,可能取得较好效果。

此时传递冲动已能引起一定的肌肉收缩,可以与被动运动结合,成为助力运动。应注意强调主观用力,仅给予最低限度的助力,防止以被动运动代替主动运动。助力可由治疗师(士)用手法施加,也可由患者的健肢徒手或通过棍棒、滑轮系统提供。

(3)肌力为3~4级时,应进行抗阻运动,使肌肉在运动中承受较大的阻力以增加肌纤维募集率,从而促进肌力较快的增长。

(二)抗阻练习

(1)等张练习(isotonic exercise)。又称动力性练习(dynamic exercise),即利用肌肉等张收缩进行的抗阻练习。典型的方法是直接或通过滑轮举起重物的练习,如举哑铃、沙袋,或拉力器练习。其特点是其所用重物产生的运动负荷不变,肌肉产生的最大张力也不变,但在一个动作过程中关节处于不同角度时,肌肉收缩产生的最大力矩不同,所能克服的负荷也不同,为了完成全幅度运动,负荷不能太大。加之运动加速与减速时受惯性的影响,阻力矩不能经常与肌肉的最大力矩相称,使运动中一大部分时间阻力矩低于肌肉最大力矩,影响锻炼的效果。

用等张练习增加肌力的关键在于用较大阻力以求重复较少次数的运动即引起肌肉疲劳,即大负荷少重复的原则。Delorme于1945年据此原则提出一种渐进抗阻练习法(pro-gres-sive resistance exerclse,PRE),取得较好效果。其法是先测定重复10次运动的最大负荷,称为 10RM 值(10 - repetition maxlmum),作 3 组各 10 次的运动练习,依次用 1/2,3/4,及全 10RM 值作运动负荷。前两组用作准备运动,第三组是主要练习。每周重复测定 10RM 值,以修正练习时的实际负荷量,使其随着肌力的增长而增加。

(2)等长练习(isometric exercise)。即利用肌肉等长收缩进行的肌力练习,由于不引起明显的关节运动,又称静力练习(static exercise)。等长练习操作简便,应用广泛。其缺点是被认为主要增强静态肌肉;有显著的角度特异性,即只对增强练习角度附近约 20° 范围内的肌力有效,也有报道对增强肌肉耐力作用较差,同时对改善运动的精确性、协调性无明显帮助。

1953 年 Hitting 和 Miiller 报道作一次持续 6s 的、强度为最大收缩的 2/3 以上的等长练习即可显著地增强肌力。以后不少研究倾向于增加运动次数和负荷,如有人发现 20 次 6s 的等长练习效果优于 3 次 6s 的练习。以后更有人提出 Tens 法则,即主张收缩 l0s,重复 10 次为 1 组练习,每次做 10 组练习,即每次做总共 100 次累计 1000s 的等长收缩练习。等长收缩时间持续一般主张为 6 ~ l0s,有适当的间歇以利肌肉血液循环,推迟疲劳。可将收缩强度与重复次数作不同的组合,以利于重点增强肌力或耐力。

多角度等长练习(multi - angle isometric exerclse,MIE),由于等长练习有体位特异性,即关节处于某一角度下进行的等长练习,主要募集相应的一部分肌纤维,只对增强关节处于此角度邻近范围时的肌力有效。为了利用等长练习的优点同时克服这一缺点,近来有人提出多角度等长练习,即在条件许可时在整个关节运动幅度中每隔 20 ~ 30 分作一组等长练习,以全面增强肌力。此法在等速肌力练习器械上进行比较方便。

(3)短促最大收缩练习(brief maximal exercise,BME)。这是 Rose 在 1957 年提出的一种等张收缩配合应用的肌力练习方法,最初用在股四头肌练习。其法即在等张抗阻伸膝后维持等长伸膝 5s,重复 5 次。其阻力酌情逐步增加。此法在临床上也有广泛应用。

范振华于 1973 年将 Delorme 的 PRE 与 Rose 的 BME 法结合,设计一种股四头肌渐进抗阻练习方法。即先测定膝屈曲 45° 时的等长伸膝肌力,用测得肌力的 80%作起始负荷。每次练习时先用此负荷的 1/2 作等张抗阻伸膝并维持等长伸膝 l0s,休息 20s;接着用此负荷的 3/4 重复练习一次,等张伸膝后维持等长伸膝直至肌肉疲劳。如最后一次等长伸膝时间超过 l0s,即将下一次练习负荷作适当增加。每次超过则每次增加。范氏对 129 例,135 个各种下肢创伤病侧的进行观察,平均每次练习可使等长伸膝力矩增加 1.96nm。在第一个疗程(10 次)平均增长 2.60nm。分别占健侧下肢伸膝力平均值的 1.7%及 2.5%,而未锻炼的健侧相应增加为每次 0.07nm。

(4)等速练习(isokinetic exercise)。20 世纪 60 年代后期 Iames Perrine 提出等速练习的概念,被以后的研究者认为是肌肉功能锻炼中的一项革命。现已被公认为最先进的肌肉训练方法而被广泛使用。

等速运动是指运动中,运动速度恒定(等速)而阻力可变,运动中的速度预先在等速仪上设定,不管受试者用多大的力量,肢体运动的速度都不会超过预先设定的速度,受试者的主观用力只能使肌肉张力增高,力矩输出增加,而不能产生加速度(运动开始和末了的瞬时加速度和减速度除外)的一种运动。

等速运动时,肌纤维长度可缩短或拉长,引起明显的关节运动,是一种动力性收缩,类似肌肉等张收缩。但运动中,等速仪器所提供的是一种顺应性阻力,阻力大小随肌肉收缩张力的大小而变化,类似肌肉等长收缩。因此,等速肌肉收缩兼有等张收缩和等长收缩的某些特点或优点,是一种特殊的肌肉收缩方式。

等速肌力测试:如果将等速运动中肌肉收缩过程通过等速仪记录下来,经计算机处理,得到力矩曲线及多项反映肌肉功能的参数,作为评定肌肉运动功能的指标,这种测试方法称为等速肌力测试。测试中,等速仪器所提供阻力与肌肉收缩的实际力矩输出相匹配,为一种顺应性阻力。这种顺应性阻力使肌肉在整个关节活动中每一瞬间,或处于不同角度时,都能承受相应的最大阻力,产生最大张力和力矩输出,有利于肌肉发挥最大收缩能力。但在等速肌力测试中,所测得的关节活动力量,如肩关节的内旋、外旋肌力,往往是一组肌群的肌力之和,而不是某一块肌肉的肌力,要了解运动中某块肌肉的活动情况,则需要利于肌电图作半定量分析。等速肌力测试还获得肌肉作功能力,爆发力及耐力等数据,并且一次测试可同时测得主动肌和拮抗肌两组肌力,可了解拮抗肌肌群间的平衡情况。与徒手肌力检查相比等速肌力测试的最大优点是能精确测定肌肉功能并能进行量化(肌力在 3 级以上可用此法)。等速肌力训练分向心、离心、短弧及多角度等长肌力训练等方法。其优点为高效;安全;一次可同时训练主动肌和拮抗肌;可提供不同的速度训练;可提供反馈信息,进行最大肌力收缩及次大收缩练习;可做全幅度及短弧度练习。

(5)各种抗阻练习。方式的综合利用方案各种肌力练习的方式视肢体伤病性质,病程阶段,症状,关节活动度及肌力水平和设备条件区别选择。随着病程的推移及功能的进步,抗阻练习的方式可作连续的改变,举例如下:

多角度,次长度等长练习;

多角度,最大强度等长练习;

短弧度,次大强度等速练习;

短弧度,等张练习;

短弧度,最大强度等速练习;

全幅度,次大强度等速练习;

全幅度,最大强度等速练习。

(三)肌力练习时的注意事项

(1)正确掌握运动量与训练节奏:下一次练习在上一次练习后的超量恢复阶段内进行。确定超量恢复阶段根据肌力恢复并有增强,患者自我感觉疲劳完全消除,肌肉有力,再练习积极性高来判断。在较劳累的肌力练习后这种现象多在 48h 后出现,故肌力练习多隔天进行,可视实际情况适当提前或延后。

（2）注意无痛锻炼。

（3）充分动员患者。

（4）注意心血管反应。

（四）关节活动度练习

牵伸纤维组织的方法大致有：①主动运动。②被动运动。③助力运动。④关节功能牵引法。

二、作业疗法

（一）概念

作业疗法（occupational therapy）的含义是指：受躯体损伤或疾病、心理社会功能障碍、发育或学习失能、贫穷或文化差异及衰老进程所限制的个体，通过有目的的活动（purpose – ful activity），最大限度地提高独立程度，预防残疾（失能），保持健康。一般认为，作业疗法其实就是将脑力和体力综合运用在日常生活活动、游戏、运动和手工艺等活动中进行治疗，其性质和劳动有类似之处。

作业疗法的内容由教育、治疗和咨询组成。专门的作业疗法活动包括：①教授日常活动技巧。②提高感觉—运动技巧，完善感觉功能。③进行就业前训练，帮助就业。④培养消遣娱乐技能，提高休闲活动的能力。⑤设计、制作或应用矫形器、假肢或其他帮助适应症的器具。⑥应用特殊设计的手工业和运动来提高功能性行为能力。⑦进行肌力测试和（romge ofmotiom, ROM）测试。⑧帮助残疾人适应症环境等。以上这些活动分个体、小组或社会结构进行。

（二）作业疗法的自然科学理论基础

人类的生活活动中包含了一系列的适应症（adaption），即转变功能以维持生存和健康。生物、心理和环境等因素可以妨碍适应症，从而导致功能障碍和疾病。另一方面，人类的自身发展和从事这种活动时，人的躯体和精神状态可以发生良好的变化，良性的变化有利于发展适应症。基于这种理论，通过作业活动，就可以发展适应症，从而达到预防和治疗疾病的目的。另外，作业疗法也根据人类发育的规律，促进患者生理功能和心理社会状态的改善。

（三）作业的内容和属性

作业的内容包括劳动（work），日常生活活动（daily living task 或 activity of daily living，ADL）和游戏（play）。劳动是指可以创造价值的作业活动，如手工艺（编织等）和园艺（种花等）。日常生活活动是指为达到生活自理而必须进行的一系列基本活动，如床上活动（翻身、坐起、上下床等），更衣、进食、移动、个人卫生（洗浴、上厕所等）和做家务（洗衣服等）等。游戏指打球、下棋、郊游等消遣性活动。

三、物理疗法

物理疗法简称理疗，是研究应用人工的和自然的物理因子（如电、光、声、磁、热等）来防止疾病的一门学科。

（一）理疗作用

（1）物理治疗：①消炎。②镇痛。③改善血循环。④兴奋作用（理疗可兴奋神经及肌肉组织，增强肌肉收缩功能，防治肌萎缩）。⑤促进神经纤维再生。⑥促进瘢痕软化吸收，促进粘连松解。⑦调节中枢神经系统及自主神经系统功能。

（2）物理预防：适当的理疗措施可增强机体的免疫功能，增强抗病能力。

（3）物理康复可动员机体后备力量，增强代偿，促进恢复。

（二）理疗的作用机制

（1）修复作用。

（2）体液作用。

（3）直接作用：①对机体组织器官的直接作用。②对致病因子的直接作用。

由于人体对物理因子的刺激会产生适应症性，因此治疗到一定次数后即使再增加治疗剂量或延长治疗次数，也不再出现疗效。所以理疗要分疗程进行，在两个疗程之间要有一定的间歇期。物理因子可以治疗、防病，但使用不当也可产生相反的结果。为了使理疗获得满意的疗效，必须在诊断明确的前提下，正确掌握理疗的剂量与疗程。理疗应尽早开始。

（三）理疗的方法

（1）直流电疗法及低频脉冲电疗法：

①直流电疗法指应用 50～80V 电压的直流电治病：直流电是一种电流方向不随时间改变而改变的电流，应用较低电压（50～80V）的直流电作为治疗疾病的方法，称为直流电疗法。常用的直流电疗法有平稳直流电、不规则直流电、脉动直流电和断续直流电。当直流电通过人体时，在体内产生了一系列复杂物理化学变化，包括电解、离子水化、电泳和电渗现象、极化现象等。直流电对神经系统的影响包括：A.对神经系统产生兴奋或抑制作用。如脊髓通以下行直流电，可使膝反射亢进。B.对自主神经系统引起相关的内脏组织器官发生功能改变。C.对运动神经及肌肉的影响，断续电阴极可促使神经再生。D.对感觉神经及其他器官的影响，直流电对皮肤感觉神经末梢有刺激作用，阴极下产生针刺感，阳极下有烧灼感。因此，直流电的治疗作用主要表现在：A.阴极能改善局部组织血循环、营养、代谢和含水量，具有消炎，刺激组织再生，促进溃疡愈合，软化瘢痕，对静脉血栓也有治疗作用。因此直流电阴极有消炎消肿作用。B.阳极降低组织兴奋性，具有镇静、镇痛作用。而阴极提高组织兴奋性，具有兴奋刺激作用。C.断续直流电能引起肌肉收缩，具有增强肌肉收缩功能、防止肌萎缩的作用。直流电药物离子导入疗法：兼具直流电与药物双重作用，离子反射作用。

②低频脉冲电疗法应用频率 ＜1000Hz 的脉冲电流治疗疾病的方法：对感觉神经和运动神经都有强烈刺激作用。常用：A.感应电疗法。B.失神经支配肌电刺激法。对于失神经支配肌宜选用具有选择性刺激病肌作用的三角波脉冲电流来做电刺激，它既能使失神经支配病肌充分收缩，尽可能不引起皮肤疼痛，和肌肉疲劳，同时又避免使非病变的拮抗肌产生收缩。

对完全失神经支配肌,脉冲前沿取 150～600ms,间歇时间 3000～6000ms;部分失神经支配肌,脉冲前沿取 50～150ms、间歇时间 1000～2000ms。一般都采用运动点刺激法。常用于治疗下运动神经元病损所致失神经支配肌肉,病程在 3 个月内者都可延缓肌肉萎缩;3 个月至 1 年者,可防止肌肉纤维化,3 年以上虽预后不良,但仍有恢复的可能性。C.神经肌肉功能性电刺激疗法。D.间动电流疗法:直流电基础上叠加经半波或全波整流后的正弦电流而成的电流治疗疾病。可促进周围血液循环,调节神经肌肉组织的紧张度。E.经皮神经电刺激疗法:治疗疼痛为主的无损伤治疗方法。禁用于:装有心脏起搏器者、妊娠,颈动脉窦部位。F.断续直流电疗法:适应症下运动神经元损伤所致的弛缓性麻痹,改善肌肉组织营养,提高肌张力,防止肌萎缩等。

③中频电疗法频率为 1000～100 000Hz 的正弦交流电治疗疾病:包括 A.音频电疗法:频率为 1000～5000Hz 的等幅正弦电流治病。B.干扰电流疗法。C.调制中频电疗法。

④高频电疗法:用频率高于 l00kHz 的震荡电流及其所形成的电磁场治疗疾病。常用短波、超短波、微波电疗法。短波指波长 100～l0m,频率 3000～30 000kHz;超短波:波长 10～lm;微波:波长 1m～1mm、频率 300～300 000MHz。注意微波对成长中的骨组织有损害,能破坏骨骺,孕妇、3 岁以下幼儿忌做微波治疗,睾丸避免微波辐射,对癌症禁忌症用小功率微波做治疗。

(2)光疗法红外线(波长 760～400nm),紫外线(波长 400～180nm),激光疗法各有其适应症及禁忌症。

(3)超声波疗法(国内常用超声波频率为 800kHz)。

(4)传导热疗法(蜡疗能耐受 55℃～60℃。坎离砂疗法)。

(5)水疗法局部水疗有旋涡浴、冷热交替浴;全身水疗有盐水浴、松脂浴、中药浴,水下运动疗法。

(6)冷疗法、磁疗法。

(7)肌电生物反馈。

四、周围神经损伤后康复治疗的基本方法

(1)电刺激 较常用的电刺激方法是用低频脉冲电疗、干扰电疗法等刺激神经或肌肉,引起肌肉收缩,从而防止或减轻肌萎缩,又称"电体操"。在损伤部位的两端进行适当的离心性或向心性的物理因素的刺激,可能会促进神经的定向生长。已有多种使用电、磁、激光、超声波等作为手段,达到促进周围神经再生的方法。多种物理治疗可能促使离断的神经纤维分泌一种"扩散因子",增加了引导再生神经纤维的定向生长的信息量,促进水肿消退、炎症吸收,改善组织的新陈代谢,改善神经纤维生长的微环境。在周围神经损伤处采用某些促生长剂药物作离子导入电疗,可能对神经纤维生长有促进作用。一般认为肌力越弱,特别是 0 级或 1 级时,电刺激的价值越大。.

（2）按摩与被动运动周围神经损伤后或手术后拆除外固定时应及时进行按摩与被动运动，以活跃局部血液淋巴循环，增强新陈代谢，消肿并松懈瘢痕粘连，预防肌肉缩短和关节挛缩。按摩与被动运动还能通过反射引起肌肉收缩，减轻肌肉的萎缩。周围神经损伤时，肌肉呈现弛缓性瘫痪，按摩手法应强调柔中有刚，但又忌动作粗暴，按摩手法一般从近心端开始到远心端。

（3）传递冲动在肌肉的主动收缩尚未出现或刚刚出现时，经常性地反复多次地鼓励患者进行主动运动，也就是使相应的大脑运动皮层及脊髓前角细胞兴奋，并发放运动冲动，使之沿神经轴索传导。其作用可能为防止神经元变性、加强轴索流的输出及传导，发挥神经营养作用，从而促进周围神经纤维的再生。这种试图引起瘫痪肌肉运动的练习，就称为"传递冲动"练习。

（4）主动、助力、抗阻运动增强肌力的最好方法是主动运动。周围神经损伤后的肌肉出现微弱的收缩，就应立即开始主动运动的训练。2级肌力时加作助力运动或负荷运动，肌力3级时加主动运动，4级时作抗阻运动，各组受累肌肉依肌力大小分别进行适当方式练习。

（5）肌电生物反馈训练及肌电生物反馈电刺激肌电生物反馈法即用电极引出较弱的肌电信号，加以放大以声或光的方式显示给患者，用以诱导患者更好地进行肌肉收缩或放松的练习。此法已成功地应用在3级以下肌力的肌肉锻炼。近年发展起来的肌电生物反馈电刺激法除把肌肉内引出的微弱电信号放大显示于患者外，同时把此电信号增强，重新输入同一肌肉束刺激其收缩，或者用肌电信号放大后，触发一组脉冲电位，对同一肌肉进行电刺激。这样把肌电生物反馈训练与脉冲电刺激疗法即有机地结合起来，除了增强肌力外，通过从中枢到靶器官之间远心及向心冲动的反复接通，有利于恢复及改善肌肉的神经控制，有助于提高运动灵活性、稳定性和协调性，可能对神经或肌腱移位术后肌力的训练有特殊价值。

（6）实用功能训练实用功能练习即日常生活功能练习（如穿衣、个人卫生、进食等）和其他有实用价值的活动功能练习（如使用各种用具、操作计算机等）。在肢体基本功能恢复不良时进行这些专门训练，可以增强独立生活及参加工作的能力。有时需要在特殊支具帮助下，利用特制工具进行。

五、周围神经损伤在功能恢复期的康复医疗方法

（1）当肌电图显示神经尚无运动动作电位临床检查肌力为0级时，应活动未受伤的其余肢体，增强体质；注意保护伤肢，避免加重周围神经损伤。在感觉神经尚未恢复时注意避免皮肤烫伤。指导患者每日作数百次传递冲动和每日一次的轻柔按摩和被动运动；在周围神经损伤处，做每日一次离子导入电疗约20min。休息时注意保持患肢在正常功能位，也可安上特定支具，预防肌腱、关节挛缩。

（2）肌电图显示神经已部分再生时，临床检查肌力为1级或2级时，除继续进行以上治疗及练习外，应增加患肢每日一次负荷主动运动或助力训练，有条件的最好在温水浴池中进

行,增加每日一次的肌电图反馈治疗,或肌电生物反馈电刺激治疗。

(3)肌电图显示神经再生或恢复良好,临床检查肌力为3级时,继续按摩和药物离子导入治疗、每日一次主动训练或助力训练及肌电生物反馈电刺激治疗。增加部分实用功能训练。

当肌力恢复到4级时继续按摩,增加患肢的抗阻肌力训练,也可采用等动训练器训练肌力,加强实用功能训练。若右利手恢复不理想,可训练左利手来代偿。

六、神经肌腱移位术后康复医疗的特殊问题

周围神经损伤严重而神经修复无效时,可以采用神经或肌腱移位术。周围神经和肌腱移位术是一种积极的功能替代法,由于原来的神经或肌肉的功能在移位后发生很大改变,大脑运动区的有关运动定型必须随着发生变化。因此,康复医疗的一个重要任务是积极训练建立起新的中枢运动动作定型。

在肌腱移位术前,应加强该肌力的训练,努力增强其肌力。在神经或肌腱移位术后,应尽早积极进行分阶段有目的的训练。如在膈神经接到肌皮神经术后,通常需固定6周左右,固定期间的康复医疗与骨折后固定期的相同。拆除外固定后,首先指导患者吸气时努力主动屈肘,争取神经移位术的初步成功。在这时所有按摩、被动运动均应注意动作应轻柔、小心,肩外展的幅度应从小到大,切忌动作粗暴与突然,避免过重牵拉所移位的神经。在初步训练目的达到后,接着开始训练在缓慢地吐气时,仍然努力保持肘关节主动屈曲,直到训练到正常速度呼气时仍然保持肘屈曲。同时也练吸气时保持肱二头肌松弛。最后,再练随意呼吸时作肘关节的主动屈与伸。经过每天几十次、数百次的刻苦训练,逐渐建立起大脑运动区新的屈肘运动中枢。膈神经移位代肌皮神经达到完全成功。一般8~9个月,屈肘肌力可达3级以上。上述训练期间,还应配合用电体操,寻找刺激膈神经的合适的"扳机点"完成屈肘动作。采用音频电疗法松解移位术后的组织粘连。肌电生物反馈法与肌电生物反馈电刺激应用于神经移位术后的功能训练中,显然有较好的疗效。

肌腱移位术后约一个月拆除外固定后,这时除了应用物理疗法外,特别要加强肌肉的主动运动。如在腓肠肌移位代胫前肌时,首先作双侧踝关节背伸,从轻到重,每日数十次可,开始手术侧踝背伸的主动运动尚未出现时,可以先作助力运动,若移位后的肌腱稍有随意运动,应采用肌电生物反馈法或肌电生物电刺激法,特别是后一种方法,既训练了肌力,又有利于主动肌与拮抗肌群的协调,效果较好。然后,再转为单侧下肢训练主动背伸踝关节,直到新的踝背伸功能重新建立为止,这时提示大脑皮层运动区新的踝背伸中枢已经建立。

周围神经修复或肌腱移位后的肌力恢复到Ⅳ级时,应以抗阻肌力训练法为主,结合实用功能的训练,争取早日恢复功能。

(李尧琴)

下

篇

第一章　骨折概述

第一节　骨折的定义、分类、临床表现及愈合

一、定义

骨的完整性或连续性中断者称为骨折。包括明显的皮质骨断裂及骨小梁的中断，即微骨折。

二、病因

1.直接暴力

外界暴力直接作用的部位发生骨折，多为楔形或粉碎骨折。如骨折发生在前臂或小腿，两骨常在同一水平位置骨折，例如车轮撞击引起的胫腓骨干骨折。

2.间接暴力

暴力通过传导，杠杆或旋转作用使骨折发生在作用点以外的部位。例如行走，滑倒时用手掌撑地，根据跌倒时上肢与地面所形成 的不同角度而发生桡骨远端骨折、肱骨髁上骨折或锁骨骨折等。倘若骨折发生在前臂或小腿，两骨的骨折线常不在同一平面。

3.肌牵拉力

肌肉突然猛烈收缩，使肌肉附着处骨质断裂。例如在骤然跪倒时股四头肌猛然强力的收缩，可造成髌骨骨折。

4.积累劳损

长期，反复、轻微的直接伤力可集中作用于骨骼的某一点上而引起骨折。如远距离跑步及强行军使第 2、3 跖骨和腓骨干下 1/3 疲劳性骨折。此种骨折多无移位，但愈合缓慢。

以上四种骨折均系健康骨骼受各种暴力作用于而发生断裂，因此统称为外伤性骨折。

5.骨骼疾病

如果骨骼本身患有炎症、肿瘤或代谢性骨病时，因病变破坏了骨骼的正常结构，使其失去了应有的坚固性，受轻微外力或正常活动都有可以有会发生骨折，此种骨折称为病理骨折。

三、分类

1.根据骨折端是否与外界相通分类

(1)闭合性骨折:骨折处皮肤或黏膜完整,骨折断端与外界不相通。

(2)开放性骨折:骨折附近的皮肤或黏膜破裂,骨折断端直接或与外界相通,如合并膀胱或尿道破裂的骨盆耻骨骨折,合并直肠破裂的骶尾骨骨折等。

2.根据骨折断裂的程度分类

(1)不完全性骨折:骨折连续性未完全破坏,或骨小梁仅一部分发生连续性中断,也称微骨折。

(2)完全骨折:骨的完整性可连续性全部破坏,包括骨外膜完全破裂者。

3.根据手法复位外固定后骨折的稳定程度分类

(1)稳定骨折:复位固定后不易于移位的骨折,如横断骨折、有锯齿状的短斜骨折。

(2)不稳定骨折:外固定后骨折断端仍然容易再移位。如骨折断面呈螺旋形、斜形、粉碎性、或一骨多折及周围肌肉丰厚的股骨干骨折都属此种类型。

4.根据骨折线的形态分类,通过拍X线照片,根据骨折线的走向可分为

(1)裂缝骨折:像瓷器上的裂缝,常发生在颅骨、肩胛骨等扁骨处。

(2)青枝骨折:多发生于儿童。由于儿童骨质较柔韧不易完全断裂,骨折时骨质出现皱折或成角畸形,因其与青嫩的树枝被折时相似,而称为青枝骨折。

以上两种骨折同属不完全性骨折

(3)横断骨折:骨折线与骨干纵轴接近垂直

(4)斜形骨折:骨折线与骨干纵轴呈一定角

(5)螺旋形骨折:骨折线呈螺旋状,多由于扭转性伤力所引起。

(6)粉碎性骨折:骨折块碎裂成两块以上者。多因受较强大的直接外力打击而引起。

(7)嵌插骨折:多发生于长管状骨干骺端坚质与松质骨交界处,骨折后坚质骨端嵌插入松质端内。常见于股骨颈骨折、肱骨外科颈骨折,多由于压缩性间接外力所致。

(8)骨骺分离:为骨骺骨折,骨骺的骨折断面可带有部分骨组织,是发生于少年儿童时期的一种骨折分型。

(9)压缩骨折:松质骨骨骼因外力压缩而变形,如椎骨,跟骨受到垂直压迫的间接外力所致。

(10)凹陷骨折:受直接外力打击而致骨折块下陷,如颅骨、颜面骨骨折。凹陷骨折多为粉碎性骨折。

5.骨折段的移位

大多数骨折均会发生不同程度的移位,影响其发生的因素包括:①打击暴力强度、作用方向及性质;②肢体骨折远侧段的重量;③肌肉牵拉力,尤其因疼痛刺激使肌肉痉挛,骨折段受肌肉牵拉移位更为明显;④搬运及治疗不当。

完全性骨折时常见的移位有成角、重叠、分离、旋转、侧方移位等五种形态,临床上常合并发生,同时出现。

(1)成角畸形:两骨折段的轴线交叉成角,以角的方向称为向前、向后、向内或向外成角。

(2)侧方移位:远侧骨折段与骨折近端轴心横向偏旁(一般均以骨折近端为基准),以远端的移位方向称为向前、向后、向内或向外侧方向移位。

(3)短缩移位:骨折段重叠或嵌插,骨的长度因而缩短。

(4)分离移位:骨折段在同一轴线上相互分离,骨折两面断端出现间距。

(5)旋转骨折:骨折远侧围绕骨的纵轴而旋转。

四、骨折的诊断

(一)病史

详细了解病史对指导检查,明确诊断,治疗护理都十分重要。因此对外伤的形成(如车祸、打击、扭转、挤压、高处坠落等);外界暴力的性质(如直接或间接暴力,肌肉牵拉等),外力强度的大小;受伤的部位;伤后全身状况,生命体征的变化及受伤时期救治措施等,均需要全面了解和掌握。

(二)全身表现

严重骨折及骨折合并重要组织器官损伤时,会导致全身性病理改变,病人出现全身症状,如肋骨骨折合并损伤的病人出现呼吸通气功能障碍,严重骨折广泛性软组织损伤或骨折合并内脏损伤时,常常引起病人休克。因此要注意观察病人的全身情况,如神志是否清晰,血压,脉搏,呼吸,尿量是否正常。要警惕有些合并损伤的性质和程度,许多合并伤往往比骨折更严重。因此不能仅满足于骨折诊断,要进一步明确或排除合并损伤,它直接关系病人的生命安危。对那些短时间内影响病人生命的合并伤,应先于骨折治疗紧急处理,把抢救病人生命放在第一位。

(三)局部表现,骨折的局部表现可分为两大类。

1.骨折的特殊体征

(1)畸形:骨折段移位后,受伤肢体的外观形状会随之发生改变。

(2)反常活动:骨折后在肢体的关节部位出现不正常的假关节样活动。

(3)骨摩擦音或骨摩擦感:两骨折断端之间互相摩擦时所产生的轻微音响及感觉。

以上三体征只要发现其中之一,即可确定骨折诊断,反常活动、骨擦音或骨擦感两项体征只可以在检查时加以注意,不允许故意摇动患肢以求获得,以免加重骨折局部的损伤和病人的痛苦,或使嵌插骨折松脱而发生移位。若系裂纹骨折、青枝骨折、嵌插骨折等几种类型的骨折时,可以不同时表现出以上三种体征,须加以注意。

2.骨折的其他表现

(1)疼痛与压痛:骨折处均感到明显疼痛,尤其在移动受伤肢体时疼痛明显加剧。触诊时骨折处有局限性压痛。在单纯软组织损伤时也可以同样存在疼痛与压痛,因而检查时采用间接压痛有重要意义,如骨盆折时用两手轻轻挤压髂骨翼,可在骨折部位引出疼痛;对受伤肢体远端的叩击或扭转,也可引起骨折部位疼痛。

(2)局部肿胀和瘀癍:骨折时由于软组织同时受到损伤而导致受伤部位发生肿胀。表现为受伤体部肿胀(肢体呈环形肿胀),皮肤紧张发亮,重者可出现张力性水疱,严重时可阻碍肢体血液循环,导致骨筋膜室综合征。骨折时骨与软组织内的小血管破裂出血,在闭合性骨折周围形成血肿。骨折位置浅表或出血较多时,血肿可透过撕裂的肌肉膜及深筋膜渗透到皮下,使骨折周围皮肤出现青紫色瘀癍。受伤2~3日后,由于血肿内血红蛋白分解,皮下瘀癍由青紫色褪变成黄色继而消退。

(3)功能障碍:骨折后由于肢体内部支架结构断裂,肌肉失去附着或失去应有的杠杆作用,加之疼痛、肌肉痉挛或神经损伤,使肢体部分或全部丧失活动功能。嵌插、裂缝等不完全骨折对活动功能影响较小。

另外,应注意骨折合并神经损伤时肢体功能障碍的临床表现,如脊椎骨折合并截瘫,骨折合并周围神经损伤面出现的感觉运动功能障碍等,应注意区别,同时应明确诊断。

以上三项体征可见于新鲜骨折,也见于急性软组织损伤或炎症,因此在怀疑骨折时,必须进一步检查才能明确诊断。

3.X 线检查

骨折的诊断主要依靠病史及临床体检,但 X 线检查能进一步明确骨折端的形态及移位的情况,如不完全性骨折、体内深部骨折,脱位时伴有的小骨片撕脱性骨折等。X 线摄片检查时须包括正、侧位,并须包括临近关节。特殊部位特殊情况骨折须加摄特殊位置 X 线片,如跟骨骨折、髌骨纵形骨折时加照轴位 X 线片,颅骨凹陷性骨折须加照切线位 X 线片等。儿童骨骺损伤不易确诊时,可摄健侧相应部位照片以示对比。对某些常规 X 线难以发现的骨折,如环椎弓骨折、骨盆骨折等可用 CT 扫描诊断。

五、骨折的愈合

骨的再生能力很强,经过良好复位后的外伤性骨折,一般在 3~4 个月或更长一些时间内可完全愈合。骨外、内膜中骨母细胞的增生和产生新生骨质是骨折愈合的基础。骨折后经血肿形成、纤维性和骨性骨痂形成以及骨痂改建的过程而完全愈合,使骨在结构和功能上恢复正常。骨折愈合(fracture healing)过程可分为以下几个阶段:

(一)血肿形成

骨折时除骨组织被破坏外,也一定伴有附近软组织的损伤或撕裂。骨组织和骨髓都富含血管,骨折后常伴有大量出血,填充在骨折的两断端及其周围组织间,形成血肿。一般在数小时内血肿发生血液凝固。和其他组织的创伤一样,此时在骨折局部还可见轻度中性粒细胞浸润。

骨折时由于骨折处营养骨髓、骨皮质及骨膜的血管随之发生断裂,因此在骨折发生的1～2天内,可见到骨髓造血细胞的坏死,骨髓内脂肪的析出,以后被异物巨细胞包绕形成脂肪"囊"(fat"cyst")。骨皮质亦可发生广泛性缺血性坏死,骨坏死在镜下表现为骨陷窝内的骨细胞消失而变为空穴。如果骨坏死范围不大,可被破骨细胞吸收,有时死骨可脱落、游离而形成死骨片。

(二)纤维性骨痂形成

大约在骨折后的2～3天,从骨内膜及骨外膜增生的纤维母细胞及新生毛细血管侵入血肿,血肿开始机化。这些纤维母细胞实质上多数是软骨母细胞及骨母细胞的前身。上述增生的组织逐渐弥合,填充并桥接了骨折的断端,继而发生纤维化形成纤维性骨痂,或称暂时性骨痂,(provisional callus)肉眼见骨折局部呈梭形肿胀。约经1周左右,上述增生的肉芽组织及纤维组织部分可进一步分化,形成透明软骨。透明软骨的形成一般多见于骨外膜的骨痂区,而少见于骨髓内骨痂区,可能与前者血液供应较缺乏有关。此外,也与骨折断端的活动度及承受应力过大有关。但当骨痂内有过多的软骨形成时会延缓骨折的愈合时间。

(三)骨性骨痂形成

骨折愈合过程的进一步发展,是骨母细胞产生新生骨质逐渐取代上述纤维性骨痂。开始形成的骨质为类骨组织,以后发生钙盐沉着,形成编织骨(woven bone),即骨性骨痂。纤维性骨痂内的软骨组织,和骨发育时的软骨化骨一样,发生钙盐沉着而演变为骨组织,参与骨性骨痂的形成。此时所形成的编织骨,由于其结构不够致密,骨小梁排列比较紊乱,故仍达不到正常功能需要。

按照骨痂的细胞来源及骨痂的部位不同,可将骨痂分为外骨痂和内骨痂。

(1)外骨痂(external callus)或骨外膜骨痂(periosteal callus),是由骨外膜的内层即成骨层细胞增生,形成梭形套状,包绕骨折断端。如上所述,以后这些细胞主要分化为骨母细胞形成骨性骨痂,但也可分化为软骨母细胞,形成软骨性骨痂。在长骨骨折时以外骨痂形成为主。

(2)内骨痂(internal callus)由骨内膜细胞及骨髓未分化间叶细胞演变成为骨母细胞,形成编织骨。内骨痂中也可有软骨形成,但数量比外骨痂为少。

(四)骨痂改建或再塑

上述骨痂建成后,骨折的断端仅被幼稚的、排列不规则的编织骨连接起来。为了符合人体生理要求而具有更牢固的结构和功能,编织骨进一步改建成为成熟的板层骨,皮质骨和髓腔的正常关系也重新恢复。改建是在破骨细胞的骨质吸收及骨母细胞新骨质形成的协调作用下进行的,即骨折骨所承受应力最大部位有更多的新骨形成而机械性功能不需要的骨质则被吸收,这样就使骨折处上下两断端按原来的关系再连接起来,髓腔也再通。

在一般情况下,经过上述步骤,骨折部恢复到与原来骨组织一样的结构,达到完全愈合。

第二节 骨折的治疗原则及愈合时间

一、骨折的治疗原则

（一）复位

是将骨折后发生移位的骨折断端重新恢复正常或接近原有正常位置，以重新恢复骨骼的支架作用。复位的方法有闭合复位和手术复位、外固定架复位。

（二）固定

骨折复位后，因为其不稳定，容易发生再移位，因此要采用不同的方法将其固定在满意的位置上，使其逐渐愈合。常用的固定方法有：小夹板、石膏绷带、外固定支架、牵引制动固定等，这些叫外固定。如果通过手术切开上钢板、钢针、髓内针、螺丝钉等，就叫内固定。

（三）功能锻炼

通过受伤肢体肌肉收缩，增加骨折周围组织的血液循环，促进骨折愈合，防止肌肉萎缩，通过主动或被动活动未被固定的关节，防止关节粘连、关节囊挛缩等，使受伤肢体的功能尽快恢复到骨折前的正常状态。

二、骨折愈合时间 （见表 1-2-1）

表 1-2-1 常见骨折临床愈合时间参考表

骨折名称	大致愈合时间（周）
锁骨骨折	4～6
肩胛骨	3～4
喙突	4～6
肱骨外科颈骨折	4～6
肱骨干	6～8
肱骨髁上	4～6
肱骨髁间	3～4
尺骨近端	4～5
桡骨近端	3～4
尺骨干上段	6～8
尺骨干下段	8～10
桡骨干上段	6～8
桡骨干下段	6～8
桡骨远端	3～4
手舟状骨	8～12
掌骨	4～6
指骨	4～5

续表 1-2-1

骨折名称	大致愈合时间(周)
肋骨	3~4
胸骨	3~4
椎体	6~10
骨盆	4~6
股骨颈(囊内)	10~20
股骨颈(囊外)	10~18
股骨粗隆间	8~14
股骨干	10~14
股骨髁上	6~8
股骨髁间	6~8
髌骨	6~8
胫骨近端	6~8
胫腓骨干	8~10
踝部骨折	5~8
距骨	8~12
跟骨	8~12
跗舟骨	8~12
跖骨	6~8
趾骨	4~5

注:各部粉碎性骨折,骨折愈合时间相对延长。

（申建军）

第二章　下肢骨折

第一节　髋臼骨折

一、应用解剖

髋臼由髂骨、坐骨和耻骨的臼部构成。髋臼分为前、后两个骨柱。前柱又称髂耻柱，由髂嵴前上方斜向前下方，经耻骨止于耻骨联合，包括髋臼前唇、前壁和部分臼顶。后柱又称髂坐柱，由坐骨大切迹经髋臼中心至坐骨结节，包括髋臼后唇、后壁和部分臼顶。后柱内侧面由坐骨体内侧的四边形区域构成，称方形区。髋臼前后两柱相交呈60°，形成一拱形结构，由髂骨下部构成，是髋臼的主要负重区，称臼顶。臼顶大部分偏前，臼口朝向外侧并向下倾斜，与股骨头构成髋关节。因此，臼后缘比臼前缘高，上缘比下缘高。在中立位髋臼能完全覆盖股骨头。

二、病因病机

髋臼骨折是一种严重的关节内骨折。有统计显示：临床髋臼骨折男性多于女性，这与男性户外活动较多有关，年龄多分布在25～50岁，这个年龄段多从事重体力活动有关。髋臼骨折多由高能量的交通伤、高处坠落伤、重物压砸伤等引起。经股骨干或大转子的强大传导暴力及骨盆后方的暴力，使股骨头与髋臼撞击致髋臼骨折，多数患者股骨头的位置也会改变，合并髋关节脱位。当髋关节屈曲、内收位受力，常伤及后柱，发生髋关节后脱位；当髋关节在外展、外旋位受力，常伤及前柱，发生髋关节前脱位；当暴力沿股骨颈方向传导，常伤及前后柱，引起前后柱的横行或粉碎骨折，发生髋关节中心性脱位。

三、分型

按照髋臼两柱结构的创伤解剖和骨折线的方向，学者们建立了许多分类方案。

（一）Tile 分型（1984）

（1）无移位的髋臼骨折

（2）有移位的髋臼骨折又进一步分为 3 型：

Ⅰ型：后部骨折伴或不伴后脱位。

ⅠA 型：后柱骨折

ⅠB 型：后壁骨折伴后柱骨折或伴横行骨折

Ⅱ型:前部骨折伴或不伴前脱位。

ⅡA型:前柱骨折

ⅡB型:前壁骨折

ⅡC型:合并前部或横行骨折

Ⅲ型:横形骨折伴或不伴中心性脱位。

ⅢA型:纯横形骨折

ⅢB型:T形骨折

ⅢC型:伴横形或髋臼壁骨折

ⅢD型:双柱骨折

（二）AO Müller 分型

A 型:部分关节,仅涉及二柱中一柱

A1 后壁骨折

A2 后柱

A3 前柱或前壁

B 型:部分关节,涉及横向结构

B1 单纯横向

B2 T—型

B3 前柱和后方半横行

C 型:骨折(全关节:双柱)

C1 高位,延伸至髂嵴

C2 低位,延伸至髂骨前方边缘

C3 延伸至骶髂关节

（三）Letournel 分型

Letournel 分型是临床上应用最广泛的一种髋臼骨折分型方法,他将髋臼骨折分为前壁、前柱、后壁、后柱和横向骨折五个基本类型,和上述两个基本类型并存的五个复合类型,即 T 型、后壁和后柱、后壁和横形、前柱和后方半横向,以及双柱骨折。（如图 2-1-1）

1.前壁骨折

系髋臼前缘的骨折,包括关节软骨,很少波及髋臼顶,有时合并股骨头向前、向内脱位。X 线片可见前壁线和髂耻线断裂,髂前下棘和闭孔环无骨折。

2.前柱骨折

指骨折线通常在耻骨下支中部向上经髋臼窝、方形区前方达髂骨棘上的任何一点的骨折,常合并股骨头中心性脱位。X 线片可见髂耻线断裂,髂前上棘或髂嵴和耻骨支骨折。闭孔斜位片显示前柱线在髂前上棘或髂嵴和耻骨支处断裂前移,髂骨斜位片显示后柱正常。

3.后壁骨折

指髋臼后缘的骨折,包括关节软骨,可发生在后壁的任何水平,常合并股骨头后脱位。X线片可见后壁线断裂,CT帮助判断骨折压缩、骨块的大小及粉碎程度和股骨头是否有脱位。

4.后柱骨折

系后柱完全分离的骨折,骨折线通常在坐骨大切迹上方经髋臼顶、髋臼窝达坐骨,常合并股骨头中心性脱位。X线片可见髂坐线断裂,闭孔斜位片显示闭孔环及后壁线断裂,髂骨斜位片显示后柱在坐骨大切迹处骨折。

5.横形骨折

指位于髋臼顶至髋臼窝的横行骨折线,将髋骨分离为上方髂骨和下方坐、耻骨的一类骨折,少见股骨头脱位。骨折线可以与水平面呈不同角度,有的骨折线前部较高,有的后部较高。X线片可见髂耻线、髂坐线、髋臼前后壁线均在髋臼同一平面被横断。髂骨翼和闭孔环无骨折。

6. T形骨折

指在横形骨折的基础上又有一个纵向的骨折线通过髋臼窝下行而形成,垂直骨折线常呈斜形,有时向前下行,有时向后下行进入坐骨体而呈T形。大多数的T型骨折有横形骨折的X线表现同时合并垂直的骨折线通过闭孔环,后柱为一个游离的骨块,常合并股骨头中心性脱位。

7.后壁和后柱骨折:骨折线经坐骨大切迹、髋臼顶、髋臼窝达坐骨,闭孔斜位片显示后壁骨折,骨折块移位,部分有股骨头后脱位。髂骨斜位片显示后柱骨折和前壁完整。

8.后壁和横形骨折

除有横形骨折的特征外,闭孔斜位片可见髋臼后壁有骨折块。常合并股骨头后脱位,少数为中心性脱位。

9.前柱伴后方半横形骨折

指髋臼前柱或前壁骨折合并髋臼后方的横形骨折。骨折线由髂前下棘向下通过髋臼窝至耻骨上支连接处,后半部分为横形的后柱骨折,通常无移位,位于后柱的下半。与双柱骨折不同的是此型总有部分髋臼关节面与髂骨翼相连。闭孔环的后柱部分完整,是一种少见类型。

10.双柱骨折

指前、后柱均存在骨折。髂耻线、髂坐线、髂前上棘或髂嵴、闭孔环均断裂,常合并股骨头中心性脱位。臼顶线断裂,负重区受累,髋臼关节面与髂骨翼的联系丧失。髂骨和髋臼骨折常呈粉碎性。臼顶的上方可见髂骨翼横形断裂所形成的"骨刺",这是双柱骨折的X线特征。

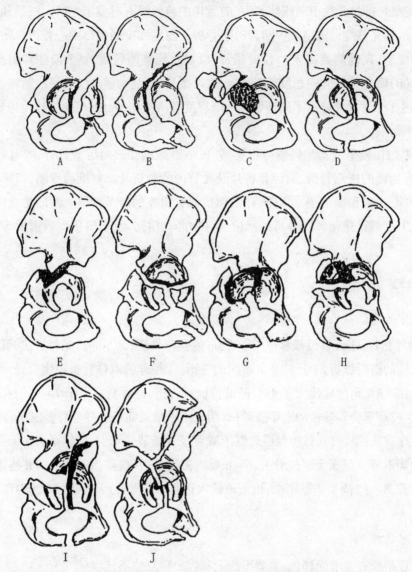

图 2-1-1 A 前壁骨折;B 前柱骨折;C 后壁骨折;D 后柱骨折;E 横形骨折;F"T"形骨折;
G 后壁和后柱骨折;H 后壁和横形骨折;I 前柱伴后方半横行骨折;J 双柱骨折

四、临床表现与诊断

患者髋部肿胀,疼痛;髋周压痛,纵向叩击痛阳性,被动活动髋关节时疼痛加重。如合并髋关节后脱位,髋关节弹性固定,可见屈曲、内收、内旋畸形,大转子向上移位;合并髋关节前脱位者,髋关节呈弹性固定,并有外展、外旋畸形;合并髋关节中心性脱位者,如脱位明显,髋关节也可呈弹性固定,大转子向内、上移位,下肢短缩畸形。

X 线前后位、闭孔斜位和髂骨斜位是诊断髋臼骨折和分类的依据。前后位片中,髂耻线为前柱内缘影像,前柱骨折时此线中断。髂坐线为后柱的后外缘,后柱骨折时此线中断。后唇线为臼后壁的游离缘,臼后缘或后壁骨折时后唇线显示中断或缺如;前唇线为臼前壁的游离缘,前缘或前壁骨折时此线中断或缺如;在前后片中前唇线有时显示不清。臼顶和臼内壁的线状影像表示其完整性,臼顶线中断为臼顶骨折,臼底线中断为臼中心骨折。闭孔斜位片(OOV)是仰卧后,向健侧旋转45°位时摄片,以显示伤侧髂耻线,整个前柱和闭孔环后部。髂骨斜位片(IOV)是仰卧并向患侧旋转45°位时摄片,可显示髂坐线、后柱、髂嵴、髂骨翼和臼前唇。上述3个骨盆片显示不同部位的清晰程度有所不同,因此,仅1个体位像显示骨折,即可明确诊断。

髋臼CT扫描较平片易于区别骨折类型,可清晰显示髋臼前后壁骨折、内壁骨折、臼顶部骨折、骨折边缘的压缩骨折、粉碎骨折片及关节内的骨折片。对准确诊断、指导选择非手术或手术治疗、选择正确的手术入路、评估预后都有重要的参考价值。髋臼是立体、复杂的骨性结构,CT三维重建使髋臼骨折的部位、移位方向、损伤大小、臼顶受累程度等变得一目了然。

五、治疗

(一)保守治疗

保守治疗指针:①无移位或移位小于2mm的髋臼骨折;②小的后壁骨折;③低位的前柱骨折或者低位的横行骨折,未延伸至负重区的骨折;④粉碎的双柱骨折经闭合处理而恢复髋臼完整性者;⑤顶弧角前后位大于45°的低位横行骨折,髂骨斜位大于70°,闭孔斜位大于25°;⑥合并较严重骨质疏松的老年患者;有明显手术禁忌症或合并全身多发伤者。

保守治疗方法:平卧位,行患侧股骨髁上或者胫骨结节骨牵引,持续牵引7天后,开始被动髋关节功能锻炼。对于无移位骨折,6~8周后去除牵引,扶双拐下地活动并逐渐负重;对于有移位骨折,8~12周后去除牵引,可下地扶双拐逐渐负重行走。同时配合理疗,以促进功能恢复。

(二)手术治疗

手术治疗指征有关节面移位、关节不匹配和髋臼顶复位不佳。

手术治疗目的是关节面需要准确解剖复位以达到股骨头关节同心最佳匹配,保留关节正常的力学性能。髋关节复位不佳或半脱位会导致关节软骨受力异常和随后的创伤性关节炎,临床实践证明,复位手术的质量与预后呈正相关。但目前还没有允许有多少程度能够接受的统一标准,一般认为如果移位或不匹配程度超过1~2mm,则预后不理想。临床常见的手术入路有以下四个:

(1) Kocher-Langenbeck后外侧入路:可以达到髋臼后方并显露坐骨和坐骨大切迹。适用于后壁骨折、后柱骨折、横断骨折、横断伴后壁骨折、T形骨折。

患者可采用侧卧位或俯卧位。切口起于大转子中点的后半部分,沿股骨干向远端延伸8cm,近端弯向髂后上棘,亦为8cm。切开阔筋膜和臀大肌筋膜,钝性分离臀大肌,在股方肌筋膜内侧找到坐骨神经,必要时分离部分臀大肌止点以降低张力。内旋髋关节以紧张外旋肌群,将其从肌骨止点松解并向上牵开。牵开闭孔内肌肌腱进入坐骨小切迹,注意保护肌腱浅面的坐骨神经。牵开梨状肌腱可进入坐骨大切迹,但很难保护从其深面发出的坐骨神经。将钝性拉钩小心置于二肌腱之间可以显露整个后髋臼。注意辨认和保护从坐骨大切迹发出的臀上神经血管束。对于高位横行骨折或 T 型骨折,有时可行大转子截骨以便于显露髋臼上方负重面。但是这会带来潜在的骨不连接和异位骨化风险。关闭切口时,将外旋肌缝回大转子。如果术中分离臀大肌止点,也需修复。如果需要,放置深层和浅层引流管,缝合阔筋膜和臀肌筋膜。

(2) Letournel 髂腹股沟入路:该入路用于前壁骨折、前柱骨折、髂翼、骶髂关节前方、前柱骨折、横断骨折、前方耻骨联合、双柱骨折。

患者仰卧位,切口起自髂嵴中点弯向髂前上棘,平行于腹股沟韧带延伸,止于耻骨联合上 2cm。切开髂嵴的骨膜,骨膜下剥离腹肌和髂肌,髂窝内纱布填塞。在前方,切口延至闭孔外腱膜水平,辨别分离腹股沟内容物,沿髂前上棘到腹股沟外环方向,在腹股沟韧带止点处切开闭孔外腱膜 5mm。在外侧,从腹股沟韧带上切开联合肌腱(保留 2mm 边缘),仔细保护深面的股外侧皮神经。当切口延向内侧时,会遇到髂耻筋膜的反折,必须极其小心其内侧的股血管束,保持联合肌腱完整,避免不必要的分离,从而保留其覆盖股血管和淋巴管功能。如有必要可以切开股血管内侧的联合肌腱,同侧的腹直肌可以从耻骨结节分离到耻骨联合,进入膀胱前间隙。骨盆环前方损伤有时需要跨耻骨联合固定,必要时可行部分对侧腹直肌松解。仔细地将外侧的髂腰肌、股神经和内侧的股血管、淋巴管从髂耻筋膜上分离。一旦这些结构分离成功,沿骨盆边缘从耻骨隆起到骶髂关节前方切开。小心牵开股血管,以免损伤介于髂外动脉和闭孔动脉或腹壁上深动脉之间的耻骨后交通支。关闭切口时,如有较多出血,可将引流管放置于膀胱前间隙、四边形区及内侧髂窝部。将腹直肌重新缝回耻骨前方,缝合联合肌腱和腹股沟韧带,修复腹股沟管的底部。修补腹外斜肌腱膜和腹股沟外环以使腹股沟管顶部复原,置放浅部引流管,然后缝合皮肤。

(3)可扩展:延伸的髂股入路。

患者侧卧位。切口如同"倒 J"形,起于髂后上棘,沿髂嵴延伸至髂前上棘,然后沿大腿前外侧向下延伸 15~20cm。辨认并切开髂嵴上无血管的筋膜、骨膜,沿髂翼的外侧面剥离肌肉直到坐骨大切迹的上缘和髋关节囊的前上部分。必须注意保护从坐骨大切迹发出的臀上神经血管束。为保护股外侧皮神经和其主要分支,远端切口经阔筋膜张肌筋膜鞘,翻转后方筋膜并向外侧牵开,显露股直肌腱鞘和筋膜。分离、结扎髂前上、下棘周围由旋髂浅动脉分出的小血管,切开股直肌筋膜,将股直肌的反折头和直头牵向内侧,显露股外侧肌浅面的腱膜,电凝附近的小血管蒂,纵向切开股外侧肌浅面的腱膜,分离、结扎旋股外动脉的升支。随后,纵向切开薄薄的髂腰肌腱鞘,用骨膜起子推开髋关节前下方的肌肉,标记、横断臀小肌和臀中肌肌腱,并牵开以显露髋关节外旋肌群。为进一步显露髂窝内侧和髋臼,骨膜下剥离、切断缝匠肌和股直肌直头,或者行髂前下棘截骨。如果关节囊没有破裂,为显露髋臼关节面,可部分切开关节囊,保留边缘以备缝合。可将 Schanz 螺钉拧入股骨颈或采用股骨牵开器牵张髋关节。整个手术过程中,必须保持皮瓣的湿润。关闭前,将负压引流沿髂窝外侧面置于髋关节后柱和股直肌附近。如果术中暴露过内侧髂窝,第三根引流管置于该处。所有的引流管必须从肢体前方穿出。首先缝合关节囊,然后将外旋短肌肌腱缝回,并将臀肌缝回大转子,最后将阔筋膜张肌和臀肌缝回其髂嵴的起点。如果曾经采用过内侧显露,那么缝匠肌和股直肌直头也需要缝回原处。关闭大腿近端的筋膜,放置皮下引流管,最后关闭皮肤切口。

4. Kocher-Langenbeck 入路和 Letournei 髂腹股沟联合入路,此入路参看 1 和 2。

（三）内固定选择

内固定髋臼骨折的内固定器材可选择螺钉、可吸收螺钉或重建钢板固定(图 2-1-2,图 2-1-3)。前(后)壁的骨折、前(后)柱的斜形骨折和经髋臼顶负重区的多数单纯骨折,可选择拉力螺钉或可吸收螺钉固定,较大的骨折片应采用两枚螺钉固定,以防旋转移位。前后柱横形或粉碎骨折及经髋臼负重区的粉碎骨折,分离移位较大时应使用钢板螺钉固定。

重建髋臼时一般选择厚度为 3.5mm 的重建钢板。这种钢板可在两个平面上塑形以适合像坐骨结节那样较难以贴附的地方。对于体形较大的髋臼骨折病人,应用厚度为 4.5mm 的重建钢板及直径 6.5mm 的全螺纹松质骨螺钉固定。应用于前柱骨折的钢板可置于髂骨内板到耻骨联合。钢板亦可置于后柱及髋臼的上方平面。固定后柱时,远端螺钉应置入坐骨结节内。一般不在危险区域置入螺钉。有时为了达到稳定的固定,螺钉要朝向关节方向固定,但要特别小心,螺钉不能穿出髋臼关节软骨面。有时骨折块较小,相距较近,钢板放置空间不足时,可将钢板部分重叠安放。像其他部位骨折一样,最好应用拉力螺钉进行骨折块间加压以达到稳定的固定。可根据入路来选择将钢板置于前柱还是后柱。固定时必须将钢板充分塑形,以免导致对侧柱的移位。

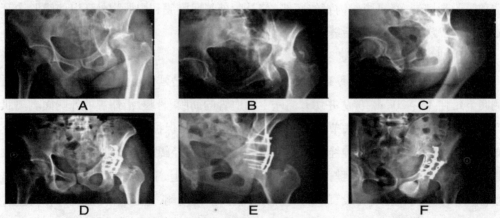

图 2-1-2 一位男性患者,32 岁,车祸致左侧髋臼后柱及后壁骨折伴髋关节脱位术前 X 线片(A、B、C),予以 Kocher-Langenbeck 入路切开复位钢板内固定术后 X 线片(D、E、F),效果良好。

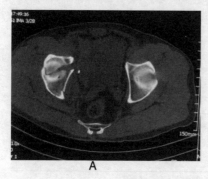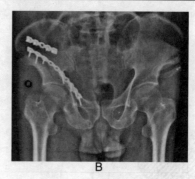

图2-1-3　一位男性患者,53岁,高处坠落伤致右侧髋臼前柱骨折术前CT(A),予以髂腹股沟入路切开复
位钢板内固定术后X线片(B),复位良好。

(四)术后处理

术后静脉使用抗生素48~72h,预防感染。应该与患者讨论有关预防深静脉栓塞的问题,目前并没有证据表明预防用药可以防止致命的肺栓塞。如果不加鉴别地预防用药可能有严重并发症发生。术后还需行X线摄片(骨盆前后位、闭孔斜位和髂骨斜位),仅当X线平片不能证实复位是否充分或需要证实关节内有无螺钉时,才需要进行CT扫描。

一般术后维持骨牵引2~4周,牵引重量3~5kg。如果骨折,尤其是髋臼内壁粉碎较重,或骨折复位后稳定性不可靠,则需维持牵引6周。早期进行关节功能锻炼,以利髋臼骨折的修复和关节面的造模。术后8~12周,根据X线骨折愈合情况,待骨折基本愈合、关节面造模较好后,才能逐步练习负重行走。以避免或减少骨关节炎和股骨头缺血性坏死等并发症的发生。

第二节　股骨颈骨折

股骨颈骨折于50岁以上的老年人最为多见,女多于男。常在骨质疏松症的基础上发生,外力可以较轻。而中青年股骨颈骨折常由较大暴力引起。其致残率和致死率均较高,为导致老年人生活质量下降或死亡的主要威胁之一。

一、应用解剖

股骨颈、头和髋臼构成髋关节。股骨头呈球形,朝向上、内、前方,关节囊起自髋臼的边缘,前面止于转子间线,后面止于股骨颈中下1/3交界处。因此股骨颈前面全部在关节囊内,后面仅有2/3在关节囊内。

股骨颈与股骨干纵轴所形成的颈干角(图2-2-1),正常值在110°~140°之间,颈干角随年龄增加而减少;儿童平均为151°,而成年男性为132°,女性为127°。颈干角大于正常值为髋外翻,小于正常值为髋内翻。股骨颈的中轴线与股骨两髁中点的联线形成前倾角(图2-2-2),初生儿约为20°~40°,随年龄增长逐渐减少,成年人约为12°~15°。股骨矩为一垂直的密质骨板,起自小转子下的内后方,向外上到大转子后方,上与颈后骨皮质,下与股骨干骨皮质相融合，从后下方加强股骨颈的机械力量，此部负重、抗压性能最强。

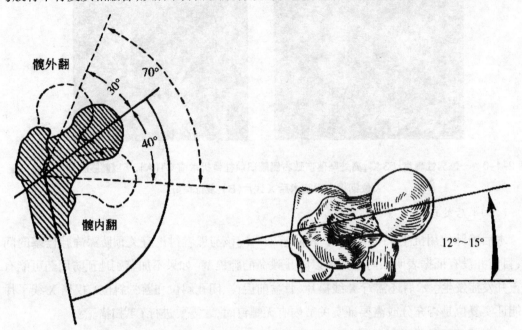

图 2-2-1　颈干角范围及髋内、外翻角度范围

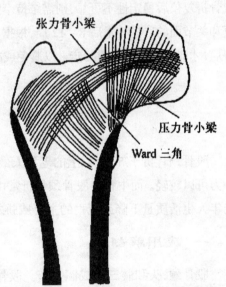

图 2-2-2　股骨颈前倾角范围

将股骨头、颈沿冠状面剖开后，可见有两种不同排列的骨小梁系统（图 2-2-3）。一起自股骨干上端内侧骨皮质，向股骨颈上侧做放射状分布，最后终于股骨头外上方 1/4 的软骨下方，此为承受压力的内侧骨小梁系统；另一系统起自股骨颈外侧皮质，沿股骨颈外侧上行与内侧骨小梁系统交叉，止于股骨头内下方 1/4 处软骨下方，此为承受张力的外侧骨小梁系统。上述两种骨小梁系统在股骨颈交叉的中心区形成一三角形脆弱区域，即谓 Ward's 三角区，在老年人骨质疏松时，该处仅有脂肪充添其间，更加脆弱。从股骨干后面粗线上端内侧的骨密度起，由很多骨小梁结合相当致密的一片骨板，

图 2-2-3　股骨头颈骨小梁结构示意图

向上通过小转子前方，向外侧放散至大转子，向上与股骨颈后方皮质融合，向内侧与股骨头后内方骨质融合，以加强干颈间之连接与支持力，称为股骨距。大转子下方股骨干外侧皮质薄，向下逐渐增厚，故股骨颈骨折的内固定物所处的部位与其固定强度有密切关系，如正位于股骨颈中的 Ward's 三角区，且尾端正在大转子下股骨干皮质最薄弱处，就不能起到良好固定作用。如内固定物从大转子下方沿骨皮质增厚处，与股骨干纵轴成 30° 的方向，紧贴于股骨干之股骨距处钉入，此内固定物正在牢固致密的内侧骨小梁系统中与髋关节负重力线

相平行,则所受剪力小,内固定物尾端嵌在较厚的骨皮质中,可起到较坚强的固定作用,所以有人称股骨矩为"真性股骨颈",它的存在,不仅增强了颈干连接部对应力的承受能力。而且它还明显加强了抗压力与抗张力两组骨小梁最大受力处的连线,在股骨上段形成一个完整合理的负重系统。

股骨头、颈的血液供应来自:(1)旋股内动脉主干之终末支外骺动脉(上支持带动脉),此动脉约 2~6 小支,由股骨头、颈交界处上部进入股骨头,供给股骨头外侧 2/3~3/4。(2)旋股外动脉发出的下骺动脉(下支持带动脉),此动脉有 1~2 支在股骨头软骨内下缘处进入头部,供给头之内下 1/4~1/2。(3)圆韧带动脉(内骺动脉)发自闭孔内动脉,供给股骨头凹窝部分。(4)来自股骨上端之骨髓内动脉无独立支达头部。以上各动脉在股骨头内可互相吻合。

股骨头血供主要来自于旋股内动脉(1)在转子间窝发出 3 或 4 支分支。这些分支沿股骨颈滑膜反折部分向后向上行走直达股骨头软骨边缘。圆韧带内的血管发自闭孔动脉。旋股外动脉的升支(2)供应股骨大转子,与旋股内动脉构成基底动脉环。

二、病因病机

(1)外伤过程中,躯干倒地时下肢旋转,而股骨头卡在髋臼窝内不能随同旋转,加上股骨颈前方强大的髂腰韧带和后方的髂股韧带挤压股骨颈。正常股骨颈部骨小梁的走向呈狭长卵圆形分布,长轴线与股骨头、颈的轴心线一致,有利于在正常生理情况下承受垂直载荷,但难以对抗上述横向水平应力而易于发生断裂。

(2)绝经后和老年性骨质疏松症可造成骨量下降和松质骨结构异常,最终导致骨的力学强度下降,以致股骨颈成为骨质疏松性骨折的好发部位之一。当股骨颈骨密度低于 0.5kg/mm³ 时,可诊断为骨质疏松,发生股骨颈骨折的危险性就增加。据分析,股骨颈骨折病人骨质疏松的发病率明显高于无骨折者。

(3)股骨颈部反复超负荷的外力作用,即股骨颈部骨小梁如在一段时间内受到此种外力作用而发生显微骨折,如未及时修复,即使是中青年也可能最终导致疲劳骨折。

三、分型

(一)按骨折部位分型(图 2-2-4)

1. 头下型

骨折线完全在股骨头下。即骨折线位于股骨头与股骨颈的交界处,骨折后由于股骨头完全游离,可以在髋臼和关节囊中自由旋转移动,同时股骨头的血液循环大部中断,即使因韧带内的小凹动脉存在,也只能供应圆韧带凹周围股骨头的血运;如果小凹动脉闭塞,则股骨头完全失去血运。因此,此类骨折愈合困难,股骨头易发生缺血坏死。

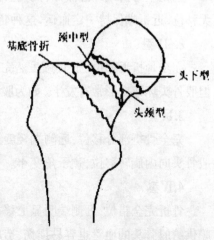

图 2-2-4 股骨颈骨折按部位分型示意图

2. 头颈型

骨折线的一部分在股骨头下,另一部分则经过股骨颈。即骨折线由股骨颈上缘股骨头下开始,向下至股骨颈中部,骨折线与股骨纵轴交角很小,甚至消失,这类骨折由于剪力大,骨折不稳,远折端往往向上移位,骨折移位和它所造成的关节囊、滑膜被牵拉、扭曲等改变,常导致供给股骨头的血管损伤,使骨折不易愈合和易造成股骨头缺血坏死。

3. 颈中型

全部骨折线均通过股骨颈中部。即骨折线通过股骨颈中段,由于旋股内侧动脉分支,骺外侧动脉,干骺端上及下侧动脉,经关节囊的滑膜下进入股骨头,供应股骨头的血液循环。因此骨折尚能愈合。

4. 基底型

骨折线位于股骨颈基底部,其后部已在关节囊外。即骨折线位于股骨颈与大转子之间,由于骨折两端的血液循环良好,骨折容易愈合。

(二)按骨折移位程度分型(Garden 分型)图 2-2-5

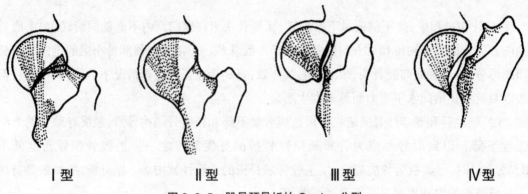

Ⅰ型   Ⅱ型   Ⅲ型   Ⅳ型

图 2-2-5 股骨颈骨折的 Garden 分型

1. Ⅰ型

不完全骨折或外翻嵌插骨折。骨折没有穿过整个股骨颈,股骨颈有部分骨质连接,骨折无移位,近折端保持一定血运,这种骨折容易愈合。

2. Ⅱ型

完全骨折无移位。股骨颈虽然完全断裂,但对位良好如系股骨头下骨折,仍有可能愈合,但股骨头坏死变形常有发生。如为股骨颈中部或基底骨折,骨折容易愈合,股骨头血运良好。

3. Ⅲ型

完全骨折部分移位,远侧端轻度上移并外旋或远折端下角嵌插在近折端的断面内,形成股骨头向内旋转移位,颈干角变小。

4. Ⅳ型

骨折完全错位,远侧端明显上移并外旋。关节囊及滑膜有严重损伤,因此经关节囊和滑膜供给股骨头的血管也容易损伤,造成股骨头缺血坏死。

此分类使用较广,Garden 分型中移位的判断与主观因素有密切关系。Eliasson 等人(1988)建议将股骨颈骨折简单地分为无移位型(Garden Ⅰ、Ⅱ型)及移位型(Garden Ⅲ、Ⅳ型)。关于 GardenⅢ型和 GardenⅣ型,其主要区别是股骨头骨小梁有无移位。临床上还有一个鉴别方法:GardenⅢ型股骨头往往低头,即内翻畸形;GardenⅣ型股骨头完全移位,骨小梁力线重排,侧位 X 片上可见 Ⅳ型往往伴有较明显的前后移位。

（三）按骨折线走向分型(Pauwels 分型) （图 2-2-6,图 2-2-7）

1. 外展型

Pauwels 角<30°,股骨头向外翻,外侧骨皮质有嵌插,为稳定型。这种骨折端的剪力小,骨折比较稳定,同时由于髋周围肌肉张力和收缩力,促使骨折端靠拢并施以一定压力,有利骨折愈合

2. 中间型:

30°<Pauwels 角<50°,骨折位置为不稳定型。为过渡到内收型的中间阶段。

3. 内收型

Pauwels 角>50°,为极不稳定型。此种骨折端极少嵌插,骨折线之间剪力大,骨折不稳定,多有移位,远端因肌肉牵引而上升,又因下肢重量而引起外旋,关节囊血运破坏较大,因而愈合率比前者低,股骨头坏死率高。

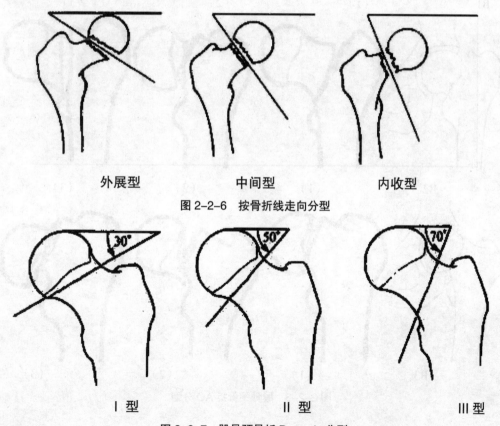

外展型　　　　　　　　中间型　　　　　　　　内收型

图 2-2-6　按骨折线走向分型

Ⅰ型　　　　　　　　Ⅱ型　　　　　　　　Ⅲ型

图 2-2-7　股骨颈骨折 Pauwels 分型

（四）AO 分型法（图 2-2-8）

无移位或者稍微移位的骨折 B1，经颈骨折 B2、移位的头下骨折 B3

1.B1 型

头上型，轻度移位。(1)嵌插，外翻 15°；(2)嵌插，外翻 <15°；(3)无嵌插。

2 .B2 型

头颈型，(1)头颈部基底；(2)颈中部，内收；(3)颈中部，剪切。

3. B3 型

头下型，移位。(1)中度移位，内收外旋；(2)中度移位，垂直外旋；(3)明显移位。

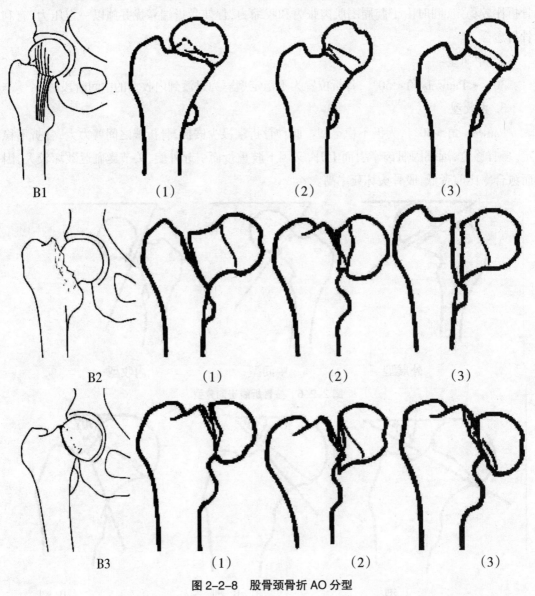

图 2-2-8　股骨颈骨折 AO 分型

四、临床表现与诊断

多见于老年人。多有外伤病史,伤后患髋疼痛,有时疼痛可表现在膝部。移位的股骨颈骨折不能站立行走,患肢呈典型外旋、内收、短缩畸形,大转子外突及上移。腹股沟中部压痛明显,纵轴叩击痛阳性,被动活动患髋关节疼痛加重。移位的股骨颈骨折,测量下肢真性长度患侧短于健侧。无移位的股骨颈骨折患者可以行走,但有髋部疼痛,可是症状轻微,无明显体征,为防止漏诊,需仔细查体和阅片。急诊 X 线检查不能确诊的病人,应嘱卧床休息,1 周后再次摄片复查或当即行髋关节 MRI 扫描以确诊。

髋关节的 X 线片一般可确诊,但注意必要时要拍骨盆正位平片以防漏诊。患髋侧位片可确定骨折端前后移位、成角、前缘分离、后缘压缩或后缘有无粉碎骨块等,对判断骨折类型、移位情况和选择治疗方法等有重要意义。目前进一步行 CT 扫描及三维重建进一步明确骨折移位情况,对治疗方案制定有举足轻重的决定意义。

五、治疗

(一)保守治疗

1．牵引

作为手术前常规治疗方法,牵引治疗可减轻病人痛苦,防止股骨头血运的进一步损伤以减少股骨头坏死率,而且对如何选择手术方法也有指导意义。可选择胫骨结节或股骨髁上骨牵引,牵引重量维持在体重的 1/10 左右即可。对无移位或轻度移位的骨折,亦可选择皮肤牵引,但要注意牵引重量尽量不要超过 4kg,要经常检查皮肤,预防皮肤水泡或坏死等。牵引2~3 天后,要床头拍片,如果骨折复位好,说明可行闭合复位内固定;如果骨折复位不好,行闭合复位就有可能出现困难,要有充分的心理准备,可能需切开复位内固定。

2．闭合复位

(1)复位方法。

手法整复:充分麻醉后,患者仰卧,术者立于患侧(以右侧为例)。术者右手握住踝部,左前臂套着小腿近端,使患肢髋膝关节均屈曲 90°,沿股骨干纵轴向上牵引,使移位的股骨颈远折端向近折端靠近,然后依次内旋、外展并伸直髋膝关节,使两骨折端对合。当放松牵引,置患肢于手术台上,如患肢能保持中立位,则表明复位成功,摄片或透视证实。在手法复位向上牵引中,减少屈髋角度可纠正前后移位;内旋患肢可纠正向前成角。此法主要适用于股骨头极度前屈的病例。由于手法复位用力大,肢体活动范围广,可加重股骨头血循环障碍,故临床上较少用。

牵引床快速牵引复位:麻醉后,患者仰卧于牵引手术床上,会阴部顶一立柱,双足固定于牵引架上,双下肢伸直,各外展 30°,旋动牵引床上的螺旋牵引患肢至两下肢等长或伤肢稍长至 lcm 时内旋伤肢 15°~20°。然后叩击大转子使骨折端嵌插,C 型臂 X 光机观察复位情况,或摄正侧位 X 线片。多数骨折均可用此法达到满意复位,是应该首选的复位方法。

术中注意不能牵引过度,因牵引过度将影响股骨头的血供,增加股骨头坏死的机会。

缓慢牵引复位法:在病房中进行,在局麻下做胫骨结节骨牵引,牵引重量一般为4~7kg,根据患者的年龄、肌力、体重不同而异,牵引的方向应与股骨头移位的方向一致。大部分病例可逐步牵引复位,并维持复位直至内固定时,但不稳定骨折在手术搬动过程中,必然发生再移位。此法适用于手术前,可减少损伤,减轻痛苦。

(2)复位标准:髋关节正侧位片可观察和判断骨折复位质量,一般多采用Garden对线指数来判断。在正位片上,正常股骨头内侧承重骨小梁的中心轴线与股骨干内侧皮质呈160°~170°角,如果小于160°则表示有髋内翻,大于180°则表示有严重髋外翻。侧位片上股骨头与股骨颈轴线呈180°角,正常的指数变动应在20°之内。

(3)骨折复位后,可出现三种结果:

①解剖复位:即正侧位X线片骨折端对位好,内侧骨皮质完全对位,Garden指数正常;

②过度复位:即正位X线片显示远骨折端稍向内移,其内侧骨皮质托住近骨折端内侧骨皮质,侧位X线片骨折端对位好,Garden指数正常;

③复位不足:即远骨折端的内侧骨皮质未能托住近骨折端的内侧骨皮质,而向外上方移位。因为复位不足,骨折端的剪应力仍较大,常使内固定失败,导致骨折不愈合和股骨头坏死,所以复位不足者,必须重新复位。

3．穿"丁"字鞋

股骨颈骨折复位后,穿"丁"字鞋3~4周,可防止患肢旋转,减少骨折端的剪切力,有利于骨折的愈合。

4．功能锻炼

股骨颈骨折复位后,在不影响骨折移位的情况下应尽早酌情进行功能锻炼。上肢可作各种活动;下肢宜作足趾、踝关节的屈伸活动和股四头肌的等长舒缩功能练习。手术后第五天,即可适度坐起,锻炼髋关节功能。3个月内要求"三不"(不侧卧、不盘腿、不下地)。3个月后,如果骨折愈合良好,可下床扶拐逐渐负重行走。人工关节置换手术后,4~6周内髋关节活动度不可太大,防止脱位,但可视病情早期下地,锻炼步态和下肢肌肉力量。

(二)手术治疗

所有病人都应摄取两个平面的X线片。在侧位X光片上股骨头向后倾倒和后部粉碎很容易辨认。无移位的或外展嵌顿性头下骨折,即所谓的外展骨折,具有足够的稳定性,保守治疗即可。这种骨折的稳定性必须在C型臂X光机下加以确认,并不断随访监测。若以后骨折移位,股骨头坏死的危险性即随之增加。因此,对这类骨折强调使用内固定特别是对年轻病人和活动较多的老年病人。

移位的不稳定股骨颈骨折的治疗选择主要取决于病人的全身情况。合理的治疗应根据病人年龄、活动情况、骨骼密度、其他疾病、预期寿命和依从性来决定。若全身情况稳定,没有慢性疾病的65岁以下病人应急诊手术,骨折切开复位内固定。75~80岁的病人应行假体置换手术。有较高功能要求且骨质量好的病人应选择内固定。对功能要求较低、有慢性疾病、严重骨质疏松或依从性差的病人,推荐双极杯假体置换手术或全髋关节置换手术。任何年龄的病人,如有严重慢性疾病,预期寿命有限,应使用骨水泥假体。存活时间少于一年的病人可使用单极股骨头。一般而言,治疗选择更多取决于病人的生理状况,而不取决于年龄。同样的原则也适用于多发性损伤病人,应优先考虑移位股骨颈骨折的治疗。如需假体置换,应在病人全身情况稳定后 24h 内施行手术,减少术后病残率。

1.手术方法

(1)闭合复位内固定术:因为该手术方法具有损伤小、操作简单、患者容易接受等优点。只要有术中透视或摄片条件,即可操作,目前在我国应用较多。适用于各种新鲜股骨颈骨折和陈旧性股骨颈骨折(骨折端无明显骨质吸收),股骨头颈部无严重的骨质疏松患者。

(2)切开复位内固定术:适用于闭合复位失败,无术中透视或摄片条件,需同时行植骨术者。可选择前侧、外侧或后斜切口,三种切口各有优缺点。前侧切口复位较容易,但是创伤大,股骨颈后缘骨质缺损不能植骨,而且可以影响屈髋功能。外侧切口复位也较容易,如果需要充分显露骨折端将不可避免损伤臀中肌,股骨颈后缘骨质缺损也不能植骨。后斜切口创伤较小,可同时行股骨颈后缘骨质缺损的植骨,但是有时复位较困难。目前,应用外侧或后斜切口较多。

(3)人工髋关节置换术。

人工髋关节置换术的手术指征为:老年人不稳定的头下型股骨颈骨折;闭合复位失败;股骨颈病理性骨折;陈旧性股骨颈骨折骨不连或股骨头缺血性坏死;股骨颈和股骨头明显骨质疏松,内固定难以保持稳定。

人工全髋关节置换术(图 2-2-9) 随着人工假体和器械的改进,全髋关节的工艺和使用寿命不断提高,其 15 年优良率在不断增加。股骨颈骨折不愈合或股骨头坏死、60 岁左右以上的新鲜股骨颈骨折,只要患者身体条件较好,该手术是可供选择的一种治疗方法。免除了骨折不愈合和股骨头坏死等后遗症,使患者早日恢复关节功能,提高生活质量。

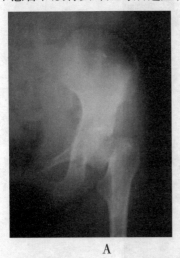
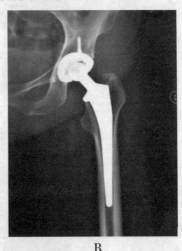

A   B

图 2-2-9　一位女性患者,63 岁,摔倒致左侧股骨颈骨折术前 X 线片(A),予以人工全髋关节置换术后 X
线片(B),位置良好。

人工股骨头置换术（图2-2-10）该手术与全髋关节置换术一样，彻底解决了骨折不愈合和股骨头坏死等后遗症的发生。但假体松动、下沉、髋臼磨损及中心脱位的发生率较高，假体的使用寿命较短。人工股骨头置换术的适应症为：70岁以上的高龄或预期寿命少于10年的患者；全身情况可耐受手术；髋臼无明显退行性病变；无严重骨质疏松。

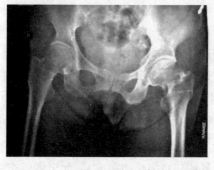

A   B

图2-2-10 一位女性患者，71岁，摔倒致左侧股骨颈骨折术前X线片（A），予以人工股骨头置换术后X线片（B），位置良好。

2. 内固定物选择

（1）三翼钉内固定（图2-2-11）1929年Smith-Petersen所创用，因而命名为Smith-Petersen三翼钉，为提高股骨颈骨折的疗效做出一大贡献，被延用半个多世纪之久，但随着工业和生物力学的进展，陆续出现了不少新的设计和内固定形式，其固定效果优于三翼钉。因此，目前正处于一个新方法的交替过程，至今临床极少采用。如适应症选择得当，技术操作正确，骨折愈合率可达90%以上，仍不失为一种可以采用的方法。

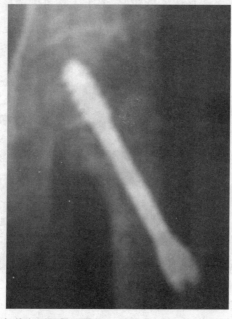

图2-2-11 该患者70岁，20年前左侧股骨颈骨折三翼钉内固定后，现股骨头坏死，后行人工全关节置换术

（2）三枚 7.0mm 或 7.3mm 空心松质骨螺钉固定（图 2-2-12）。目前所有股骨颈骨折均适宜，三枚螺钉互相平行，便于骨折滑动嵌顿。为加压固定骨折，要注意使三枚螺钉的螺纹都进入股骨头，而非跨越骨折线。术中螺钉都须拧紧，并反复确认。如使用骨折牵引床，须放松牵引，空心螺钉也可以经皮打入。

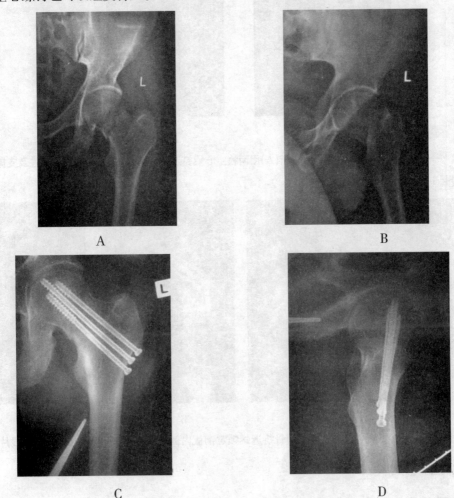

A

B

C

D

图 2-2-12　一位 47 岁男性患者左股骨颈骨折三枚空心螺钉内固定术前(A、B)后(C、D)正侧位 X 线片

（3）滑动式钉板内固定（图 2-2-13）此类装置由固定钉与一带柄的套筒两部分组成，固定钉可在套筒内滑动，当骨折面有吸收时，钉则向套筒内滑动缩短，以保持骨折端的密切接触。术后早期负重可使骨折端更紧密的嵌插，有利于愈合。在使用此种装置时，必须注意套筒的长度不能越过骨折线，并有足够的滑行余地，否则会阻止骨折端的嵌插；亦需注意钉端勿穿透软骨下致密层。近年来，临床一般用 135° 动力髋钉板，固定效果优良。

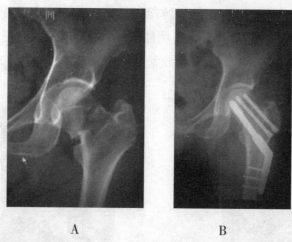

图 2-2-13　一位 67 岁女性患者左股骨颈骨折(A)用两枚空心螺钉及滑动钉板固定(B)加强稳定性及支撑力

（4）股骨近端锁钉钢板内固定(图 2-2-14)。

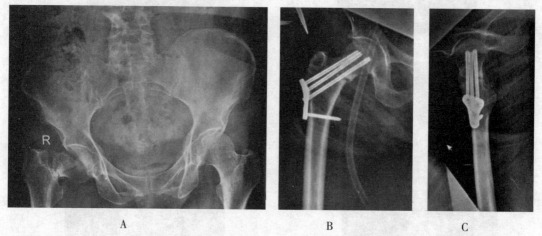

图 2-2-14　一位 59 岁女性患者右股骨颈骨折近端锁定钢板内固定术前(A)后(B、C)正侧位 X 线片

六、术后处理

根据内固定强度,病人在术后 24 小时内活动,部分或完全负重,但应牢记老年病人部分负重可能很困难。老年病人需可靠内固定或假体置换,以便早期负重行走。如内固定失败或骨折再移位,应根据失败的类型、骨骼质量、年龄和病人的需要决定如何处理。年轻病人,如果股骨头仍存活,则应重新内固定。骨折不连接或内翻畸形可外翻截骨矫正。骨质量差、功能要求低的病人,可采用双极人工股骨头或全髋关节置换治疗。年轻病人股骨头无菌坏死,股骨头塌陷不超过 50%,可用转子间屈曲截骨缓解疼痛、改善功能,也可行髋关节融合。但由于有缺血坏死股骨头,手术技术更困难,则全髋关节置换更可取。

第三节　股骨转子间骨折

股骨转子间骨折是指股骨颈基底以下、小转子下缘水平以上部位的骨折，与股骨颈骨折相比较而言，转子间骨折更易发生于高龄人群。老年人更易受骨质疏松和医疗条件的影响，而且他们的行动比较困难，更不稳定的、粉碎的骨折发生率正在增加，这与世界人口老龄化是成正比的。当转子间骨折发生在年轻的患者，或由于高处坠落、交通伤所致时，需要按照高能量损伤来处理。转子部血运丰富，骨折时出血多，但愈合好，很少有骨不连发生。

一、应用解剖

股骨大转子位于股骨干外侧顶端，呈四方形隆起，其上缘与股骨头凹在同一水平面上，大转子后方与转子间嵴相连。转子间嵴向下延续直至股骨干后侧的小转子。大转子外侧面为臀中肌所附着，前面为臀小肌附着。大转子顶点及其内侧转子间凹，分别为梨状肌、闭孔内肌、上下孖肌的止点。转子间嵴中段有一约5cm长的纵形隆起，为股外侧肌的止点。股骨小转子位于股骨颈与干连接处的内下方，为一稍偏后的锥形隆起，是髂腰肌的止点。转子间线是股骨颈与股骨干的分界线，为关节囊及髂股韧带的附着处。转子间线远端向内向后延伸为股内侧肌的起点。

二、病因病机

多为间接暴力所致，身体失去平衡而跌倒时，负重侧下肢将承受过度外旋、内旋或内翻的传导暴力，或于跌地时大转子直接受力而导致股骨转子间骨折。老年人的股骨上端因骨质疏松而力学强度下降，骨折危险性明显增加。转子部受到内翻及向前成角的复合应力时，往往在小转子部形成高应力区，导致小转子或包括股骨矩的蝶形骨折，或该部的压缩骨折，骨折近端嵌入远端，而将远骨折片内侧松质骨压缩，复位后可在远骨折端留下三角形骨缺损。小转子区的蝶形或嵌插骨折，均可显著减弱股骨后内侧支柱的稳定性，复位后有明显的髋内翻倾向。

三、分型

（一）按骨折线的方向和位置分类

（1）顺转子间骨折：骨折线自大转子顶点开始斜向内下方行走，达小转子部。依据暴力的情况不同，小转子或保持完整，或成为游离骨片。但股骨上偏内侧的骨支柱保持完整，骨的支撑作用还比较好，髋内翻不严重，移位较少。由于骨折线在关节囊和髂股韧带附着点的远侧，因而骨折远端处于外旋位。粉碎性则小转子变为游离骨块，大转子及其内侧骨支持亦破碎，髋内翻严重，远端明显上移、外旋，为稳定型。

（2）反转子间骨折：骨折线自大转子下方斜向内上行走，达小转子的上方，骨折线的走向与转子间线或转子间嵴大致垂直。骨折近端因外展肌与外旋肌的收缩而外展、外旋，远端因内收肌与髂腰肌的牵拉而向内、向上移位，为不稳定型。

（二）改良 Boyd 分类法（Kyle-Gustilo 分类法）（图 2-3-1）

（1）Ⅰ型无移位骨折，稳定。

（2）Ⅱ型有移位，伴小转子小块骨折，近骨折段内翻，稳定。

（3）Ⅲ型有移位，伴后内侧粉碎骨折和大转子骨折，近骨折段内翻，不稳定。

（4）Ⅳ型转子间及后内侧皮质粉碎骨折，伴转子下骨折，不稳定。

Ⅰ、Ⅱ型骨折的后内侧支柱和股骨矩保持较好的整体性，骨折面整复对合后能够支撑股骨上端的偏心载荷而不易发生塌陷。Ⅲ、Ⅳ型骨折后，转子部后内侧支持结构失去完整性，受载时骨折端内后侧易塌陷而内翻。

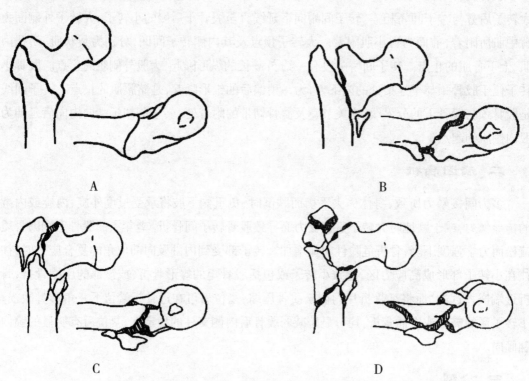

A

B

C

D

图 2-3-1　Kyle-Gustilo 改良 Boyd 分类法

A．Ⅰ型占 21%，B．Ⅱ型占 36%；C．Ⅲ型占 28%，D．Ⅳ型占 15%（仿 Steinberg，1991）

（三）Evans 分型（图 2-3-2）

根据骨折的稳定和不稳定分型，并将不稳定型进一步分为复位后稳定和复位后仍不稳定两组。并被广泛应用于临床。Ⅰ型、Ⅱ型为稳定性骨折，Ⅲ型、Ⅳ型、Ⅴ型为不稳定性骨折。

Ⅰ型：单纯转子间骨折，骨折线由外上斜向内下，无移位的骨折。

Ⅱ型：移位，合并小转子撕脱骨折，但股骨距完整。

ⅢA型:合并小转子骨折,骨折累计股骨距,有移位,常伴有转子间后部骨折。

ⅢB型:合并大转子粉碎骨折,可出现股骨颈和大转子冠状面的骨折。

Ⅳ型:合并大、小转子间骨折,并可伴有股骨颈或大转子的冠状面爆裂骨折。

Ⅴ型:为反转子间骨折,骨折线由内上斜向外下,可伴有小转子骨折,股骨距破坏。

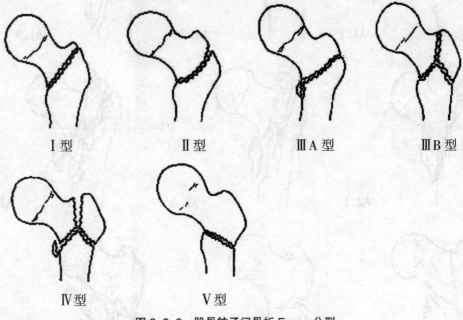

    Ⅰ型   Ⅱ型   ⅢA型   ⅢB型

    Ⅳ型   Ⅴ型

图 2-3-2 股骨转子间骨折 Evans 分型

(四)AO 分型(图 2-3-3)

AO 将股骨转子间骨折划分为至股骨近端骨折 A 型。

A1:两部分骨折,大转子外侧皮质完整,内侧皮质仍有良好的支撑。

A1.1 沿转子间线骨折,骨折端间无嵌插。

A1.2 沿转子间线骨折,骨折端间有嵌插。

A1.3 顺转子间骨折,骨折线至小转子下。

A2:粉碎骨折,内侧和后方骨皮质在数个平面上断裂,小转子粉碎,但外侧皮质保持完整。

A2.1 有一个中间骨折块。

A2.2 有两个中间骨折块。

A2.3 有两个以上中间骨折块。

A3:骨折线经过外侧及内侧皮质,股骨转子间骨折外侧皮质断裂,逆向骨折。

A3.1 简单骨折,由外下斜向内上斜形骨折线。

A3.2 简单骨折,横行骨折线。

A3.3 粉碎骨折。

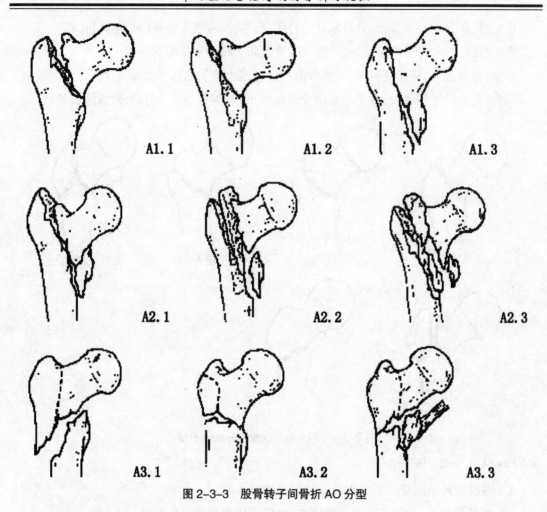

图 2-3-3　股骨转子间骨折 AO 分型

四、临床表现与诊断

病人多为老年人，外伤后局部疼痛，肿胀，压痛和功能障碍均较明显，有时髋外侧可见皮下瘀血斑，伤后患肢活动受限，不能站立，行走。髋部部肿胀，压痛，伤肢有短缩，远侧骨折段处于极度外旋位，严重者可达 90° 外旋，还可伴有内收畸形。往往需经 X 线检查后，才能确定诊断，并根据 X 线片进行分型。为了确定治疗方案，进一步行髋关节 CT 扫描及三维重建。

五、治疗

患者多为高龄老人，首先注意全身情况，预防由于骨折后卧床不起而引起危及生命的各种并发症，如肺炎、褥疮和泌尿系感染等。骨折治疗目的关键有二：一是降低死亡率，二是减少髋内翻畸形的发生。具体治疗方法应根据骨折类型、移位情况、患者年龄和全身情况，分别采取不同方法。

(一)保守治疗

1. 牵引

适应症所有类型的转子间骨折。尤其对无移位的稳定性骨折并有较重内脏疾患不适合手术者。牵引治疗有制动、复位、减轻疼痛等作用,是非手术治疗的主要方法,也作为手术前常规治疗方法。牵引取外展 30° ～ 40°、稍内旋或旋转中立位,一般选用股骨髁上骨牵引。在有屈膝附件的勃郎氏架上作平衡牵引,牵引重量约为体重的 1/10 ～ 1/7。牵引 2 ～ 3 天后,要床头拍片,根据骨折复位情况调整牵引重量。骨折复位后,改用 4 ～ 5kg 继续维持牵引。稳定骨折共需牵引 6 周左右;不稳定的转子间骨折牵引时间不应少于 8 ～ 10 周,其骨折特别是后内侧支撑结构有严重损伤时,牵引治疗常难以防止髋内翻畸形,应选用较可靠的内固定治疗。牵引期间注意防止外旋畸形,加强护理,防止发生坠积性肺炎及褥疮等并发症。

2. 穿"丁"字鞋

牵引期间或手术复位后穿"丁"字鞋 3 ～ 4 周,可防止患肢旋转,减少骨折端的剪切力,维持骨折复位后的位置,有利于骨折的愈合。

3. 功能锻炼

早期及时指导患者进行合理的肢体功能锻炼非常重要。股骨转子间骨折复位后,在不影响骨折移位的情况下应尽早酌情进行功能锻炼,可作上肢的各种活动,下肢宜作足趾、踝关节的屈伸活动和股四头肌的等长舒缩练习。牵引期间可逐步坐起,锻炼髋关节屈伸功能。4 周后牵引重量减轻,膝关节可适当屈伸活动。手术后第二天,即可适度坐起。如果固定牢固,可早期下地扶拐不负重行走和行下肢关节功能锻炼。3 个月左右,如果骨折愈合后,逐渐负重行走。

(二) 手术治疗

1.侧板－滑动加压螺钉系统内固定

其中 DHS(图 2-3-4)是经典的转子间骨折固定器,在 20 世纪 60 年代广泛应用于临床上,一度是治疗转子间骨折的"金标准"。目前仍大量应用,其优点有 DHS 系统可根据临床需要灵活组合使用,滑动加压技术,有利于骨折的愈合,新设计的 DHS 增加了独特的大转子稳定接骨板(TSP)设计,扩大了 DHS 的临床指征,因 TSP 能防止大转子向外侧移位,也能防止股骨干部分向内侧移位,特别有利于大转子粉碎骨折。加压螺丝钉能根据需要对骨折区进行进一步加压。DCS(图 2-3-5)多用于小转子粉碎骨折,致内侧支持力较差的转子间骨折。但两者缺点有抗旋转差,主钉切割脱出股骨头,力矩大致再骨折,损伤大致术中出血量较大,增加手术风险。

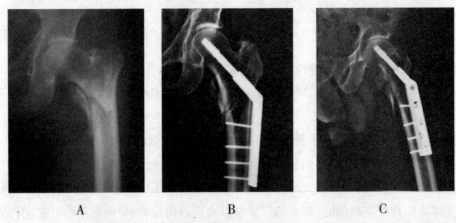

图 2-3-4　一位 53 岁男性患者左股骨粗隆间骨折 DHS 内固定手术前(A)后(B、C)正侧位 X 线片

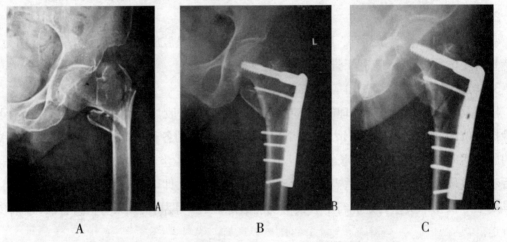

图 2-3-5　一位 62 岁男性患者左股骨粗隆间骨折 DCS 内固定手术前(A)后(B、C)正侧位 X 线片

由于侧板－滑动螺钉系统有其固有的生物力学和手术方法上的缺陷。使髓内钉的时代正在到来！

2.股骨近端髓内固定系统

Gamma 钉(图 2-3-6),其优点是一种微创髓内固定方法,切口小、创伤小,通过髓内钉和拉力螺钉的结合,使股骨上段和股骨颈牢固结合成一体,通过远端自锁钉固定髓内钉,可防止旋转和短缩移位,固定可靠。其缺点有抗旋转能力差,主钉外翻角度过大有明显应力集中,容易出现髓内钉远端股骨干骨折及锁钉断裂,股骨头坏死的发生及并发症率高,骨质疏松、过早负重及拉力螺钉偏离股骨头中心等情况下拉力螺钉容易从股骨头颈切出,主钉粗大的尾端(17mm)要求对近端进行充分扩髓,对股骨颈的血运的影响较大。

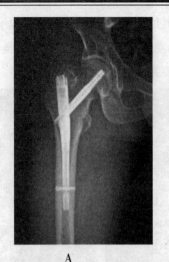
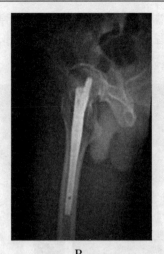

A　　　　　　　　　　　　　　　　B

图 2-3-6　股骨转子间骨折 Gamma 钉内固定术后正侧位 X 线片（A、B）

　　PFN/A（图 2-3-7）是近年来发展起来的新方法，固定可靠，且手术操作简便，损伤小。其特点保持了 AO 坚强固定的理念，体现了 BO 和微创外科的精髓（手术切口仅 3～5cm，手术时间短，平均 60min，出血少，平均 72.2ml，不需输血。头钉为直径 11mm 的螺旋刀片，导针只需一枚，且头颈部位无需用钻开孔，主钉 6° 外偏角，从大转子顶部即可插入，简化了手术操作，缩短手术时间，降低了透视次数）。适应症于 Evans 分型的各型转子间骨折。其缺陷对髓腔损伤较大，仍有切割股骨头的可能。

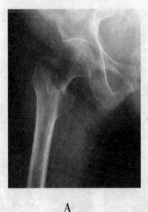
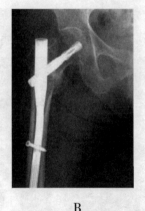

A　　　　　　　　　　　　　　　　B

图 2-3-7　股骨转子间骨折 PFN/A 钉内固定术前（A）后（B）X 线片

3.股骨近端钢板内固定技术

　　锁定钢板（图 2-3-8）是带有锁定螺纹孔的骨折固定器械，它可以保证螺钉和钢板通过锁定螺纹孔成为一体，达到角稳定作用。锁定钢板遵循外固定的生物学原则，不依赖钢板与骨骼间的摩擦力。由于在螺钉和钢板间存在成角稳定界面，允许放置锁定钢板是完全不接触骨骼，因此是符合生物学观点的内固定器。从本质上讲，锁定钢板可以被看做皮下的外固定器。锁定螺钉为自攻螺钉，可以不用攻丝或骨钻；钢板与骨皮质间无加压力，对骨膜不产生压力，从而保护骨膜的血运；在手术技术上可以满足微创操作的要求，可以很好地保护骨折局部的血运,进而不需要植骨操作;内固定支架弹性固定,在载荷存在的情况下,骨折块间有应力刺激,这种刺激有利于骨痂形成,有利于骨折愈合。股骨近端锁定钢板是将锁钉钢板与股骨近端生物力学解剖二者合为一体而设计的,专用于股骨近端骨折内固定。

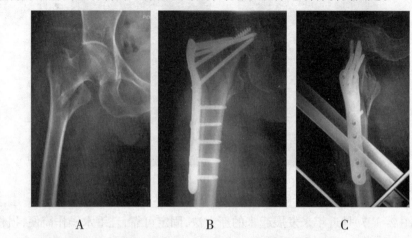

图2-3-8　股骨转子间骨折锁定钢板内固定术前(A)后(B、C)X线片

　　股骨近端解剖钢板(图2-3-9)形如匙状,具有与股骨大转子相匹配的解剖型设计,能较好地与大转子贴合,钢板近端为多孔设计,能提供多点固定,能起到较好的复位固定作用,使用方便,操作简单,固定坚强,是治疗股骨转子下骨折有效的内固定方法。但是由于股骨近端特殊解剖,即颈干角和前倾角,其受力点又在股骨头,因此在骨折处形成剪切力。股骨近端解剖钢板螺钉内固定后,螺钉在钢板内有一定活动范围,不能起到强有力的支撑作用,常容易并发髋内翻,尤其是粉碎性骨折和内侧缺乏支持的骨折。

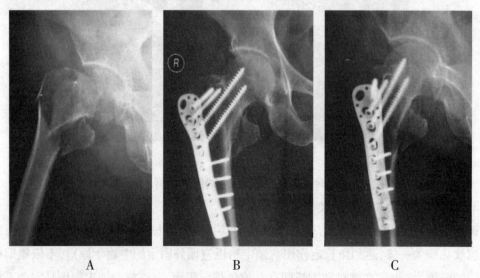

图2-3-9　股骨转子间骨折解剖钢板内固定术前(A)后(B、C)X线片

4.人工关节置换手术

　　转子间骨折患者的人工关节置换应用较少。可应用于老年不稳定性转子间骨折,或有严

重的骨质疏松且骨折明显粉碎时的患者。另外假体置换对少数转子间骨折骨不连接和固定
失败的患者是一种有效的方法。

六、术后处理

内固定术后第一天,患者就应在助步器内或扶拐行走。由于大多数老年病人难以做到部
分负重,内固定应当坚强到允许近乎完全的负重。骨折在 3~5 个月内完全愈合。如果内固定
使用正确,即使是对于骨质疏松的病人,也能起到固定作用。若内固定失败或骨折再移位,则
应根据失败的类型、骨骼质量、年龄、病人的要求及期望决定如何处理。年轻患者,如果股骨
头骨量良好、软骨完整、血供充分,应再进行内固定。老年患者则以假体置换更为合适。

转子间骨折很少发生骨不连,但髋内翻畸形的发生率很高。如内固定欠坚强,不稳定型
转子间骨折再移位的可能性也较大,故应重视内固定的选择。一旦发生较严重的髋内翻畸形
且明显影响行走功能者,需考虑截骨矫正手术。

第四节　股骨转子下骨折

股骨转子下骨折(subtrochanteric fractures)指小转子下 5cm 范围内骨折,或者从小转子
到股骨近、中 1/3 交界部骨折,也可发生在股骨干与股骨转子间的连接部位,有时与转子间
骨折同时发生;此区域为张应力与压缩应力集中最高的部位。外侧皮质承受张应力、内侧皮
质承受压缩应力,许多病例骨折发生于此部位。大多数作者将这一骨折定义为发生在小转子
上缘至股骨狭窄部之间骨折。骨折线有时近端延续至大转子,远端延伸至股骨上 1/3 的狭窄
部以下;有的文献报道,发生率为髋部骨折的 10%~30%。老年患者有典型的低能量损伤,而
年轻患者常因高能量损伤所致,且常合并有其他骨折和创伤。非手术治疗的并发症较高,病
死率据报道高达 8.3%~20.9%,故多推荐手术治疗,早期离床康复。

一、应用解剖

(一)大转子与小转子

股骨颈的下部有两个隆起,即大转子与小转子,其上及附近有很多肌肉附着。靠外侧者
为大转子,呈长方形,其后上面无任何结构附着,罩于股骨颈的后上部。大转子的位置较浅,
因直接暴力而引起骨折的机会较大。大转子的内面下部与股骨颈及股骨干的松质骨相连,上
部构成转子窝,有闭孔外肌腱附着。大转子的外侧面宽广而粗糙,自后上斜向前下有 1 条微
嵴,为臀中肌的附着部。大转子的上缘游离,有梨状肌附着在后面,与髋关节的中心位于同一
平面。下缘呈嵴状,有股外侧肌附着。小转子为圆锥形突起,在股骨干的后上内侧,在大转子
的平面下,有髂腰肌附着其上。两转子的联系,在前有转子间线,在后有转子间嵴。转子间线
比较平滑,是关节囊及髋关节的髂股韧带附着处。转子间嵴显得隆起,关节囊并不附着其上,

但有很多由骨盆出来的外旋小肌附着其上。

(二)股骨转子的结构

股骨转子部的结构主要是松质骨,周围有丰富的肌肉,血供充足,骨骼的营养较股骨头优越得多,这些解剖学上的有利因素为股骨转子间骨折的治疗创造了有利条件,易获得骨性愈合。

(三)股骨距

股骨距(calcar f emorale)是股骨上段大、小转子间的一块纵行骨板,上起于股骨颈后内侧,向下止于小转下股骨内侧皮质,前附于股骨前内侧,向后外行于大转子,最后融合于大转子松质骨内。为多层致密骨质构成的纵行骨板,其厚度与股骨干后内侧骨皮质基本相同。股骨距的存在,大大加强了颈干连接部对应力的承受能力,是直立负重时的压缩应力最大的部位,同时也加强了抗压缩和抗张力两组骨小梁最大承受力处相连接,形成一个坚强而完整的负重结构。

股骨距由 Merkel 于 1874 年首先发现,Harty(1957)正式定名。股骨距相当于颈干交界处。上极与股骨颈后侧骨皮质衔接,下极与小转子下方股骨干内后侧骨皮质衔接,在 X 线片上前缘投影与髂耻韧带在小转子前方形成的嵴状隆起几乎一致,后缘与臀肌转子一致,股骨距呈拱状三棱柱形,是股骨上端一条致密骨板。自股骨头发出的纵向骨小梁止于股骨距的上部,斜行骨小梁止于股骨距凸面的中部。股骨距内侧部骨质致密,几乎是股骨干后内侧骨皮质的延续,外侧骨质则较疏松。影像解剖股骨距附于股骨颈、干交界部的内侧骨皮质上,并向髓腔延伸,其上端在颈后侧上、中 1/3 移行处与颈后皮质融合,下端在小转子下缘水平,位于转子间线和小转子下缘内侧的两者中点处,与骨皮质融合,全貌呈弓状三棱柱形的密质骨板,是髓腔内侧壁一条纵向骨嵴,宛如围墙加固的支持部分。股骨距的纵向平均长度为 5. 4 cm,其横断面为三角形,附在内侧皮质部,为三角形的底边,平均长度(即股骨距宽度)为 0. 44 cm,三角形的高(即股骨距厚度)平均为 0. 63 cm。股骨距平均长度为 3.67cm ± 0.88cm,近侧起点平均在小转子上方 1.46cm ± 0.52cm,远侧止点平均在小转子远侧 0.44cm ± 0.67cm。80%股骨距最宽最厚部分位于小转子起点附近。

(四)髋关节周围肌肉

髋关节周围有丰厚的肌肉群,大多上起自骨盆,下止于股骨或胫腓骨近端。按肌肉的主要功能可区分为六组主要肌肉群:屈肌群,伸肌群,外展肌群,内收肌群,外旋肌群,内旋肌群。

1. 屈肌群

主要屈肌群有:髂腰肌、股直肌、缝匠肌和阔筋膜张肌。当站立位屈髋时,这些肌肉都在动作;但当坐位,亦即屈髋超过 90° 时,则髂腰肌成为有足够张力的惟一屈髋肌,而其他屈髋肌皆失去其张力强度,作用甚微。

2. 伸肌群

主要伸肌群有:臀大肌、股二头肌长头、半膜肌、半键肌和内收大肌的后部。当伸膝位伸髋时,这些肌肉皆发挥作用,且可看到臀大肌于髋关节外旋位时,其伸髋作用较内旋位明显增强;当屈膝位伸髋,特别当屈膝至锐角时,除臀大肌外皆丧失大部张力强度,伸髋力量大为减弱。

3.外展肌群

主要外展肌群有:臀中肌和臀小肌。由于臀中肌面积较大,除有外展肌的作用外,其前部肌纤维有内旋髋的作用;而后部肌纤维则有外旋髋的作用。

4.内收肌群

主要的内收肌群有:内收长肌、内收短肌和内收大肌,还有耻骨肌和股薄肌。

5.外旋肌群

主要的外旋肌群有:梨状肌、上孖肌、下孖肌、闭孔内肌、闭孔外肌和股方肌。在伸髋位时其外旋作用最强;屈髋位时则减弱,屈至90°时则有外展作用。

6.内旋肌群

主要的内旋肌群有:臀中、小肌的前部肌纤维。屈髋时,阔筋膜张肌;伸髋时,某些内收肌亦有内旋作用。

股骨转子下周围肌肉止点较多,是外展肌(臀肌)和屈髋肌(髂腰肌)和外旋肌附着大、小转子,骨折后,骨折近端产生典型外展、屈曲及外旋畸形,而股骨内侧由于有内收肌附着,远端被强大内收肌牵拉向内侧移位。内固定所受应力集中,易发生内固定断裂及失效。

(五)股骨头、颈的血供

供应股骨头、颈的血管主要有旋股内、外侧动脉,闭孔动脉,臀上、下动脉及股深动脉第1穿动脉等。

1.旋股外侧动脉

在股三角,旋股内、外侧动脉自股深动脉发出,围绕股骨颈根部,共同组成囊外动脉环。这两条动脉是供应股骨近端的一级血管,旋股内侧动脉组成环的内侧、后侧和外侧部,旋股外侧动脉组成环的前部,此环仅有1/10的人是完整的。

(1)旋股外侧动脉在股深动脉与腹股沟韧带交点以下6cm处发出,向外经股神经各分支之间,并穿行于髂腰肌,在缝匠肌及股直肌之后发出升支,横支及降支。升支长9~12cm,距髂前上棘约10.5cm,起始处外径平均为3.1mm。其分支髂嵴支起点距髂前上棘6.6cm,外径为1.1mm,在股骨头缺血性坏死时,有些学者主张截取前部髂骨瓣在股骨颈前方转位置入。应用升支髂骨瓣血管恒定,蒂长,径粗,操作较简单,遇有髂嵴支过细时,可连同臀中肌支使髂骨瓣具有两条血管供应。

(2)旋股外侧动脉横支起始部外径2.5mm,可解剖长度约4cm,在大转子下方分出上行的大转子支及下行的骨膜支。如横支与升支共干,可共同作为血管蒂,长达5.3cm。可以大转子支及骨膜支为中心切取大转子下部,股骨外侧皮质及骨膜。血管走行恒定,蒂长,血供丰富。

（3）旋股外侧动脉降支分布于股直肌、股中间肌及股外侧肌，终支下行达膝部。

（4）对旋股外侧动脉各分支的肌肉终末支可按血管供应范围，分离小血管30余条，再汇合成为2～3条，长度为9～13cm。有作者以多血管束置入股骨头颈内治疗股骨头缺血性坏死，但凿取，骨隧道要够宽、有足够长度及数目的血管束，以护大血管在股骨头内的分布范围。旋股外侧动脉众多小支沿转子间线全长供应股骨颈基底，从这些血管发出分支，终于纤维性关节囊附着的股骨处。

（5）进入关节囊内颈部的动脉口径相当大，穿过关节囊前部，在髂股韧带升支及横支之间。在关节囊内，这个血管位于滑膜之下，在股骨颈的近侧，血管口径在头下区明显缩小，从这个动脉有时有小的关节支穿过髂股韧带，沿转子间线在髂股韧带横支之下，在滑膜下上升，靠近旋股内侧动脉发出的头上动脉，终于股骨颈上部。

（6）2～3个转子血管向外延续，供应大转子的前面及外面，最上的1支上升，供应臀小肌附着处，在该处可能与旋股内侧动脉至股骨颈上部的分支相吻合。1～2个分支在前侧进入大转子，最下支越过股中间肌，向外在股外侧肌上部之下走行，环绕股骨干的外侧面。此血管分布于大转子的外面，可能与臀上动脉相吻合，以后向后，其分支与第1穿动脉供应同一区域。

2．旋股内侧动脉

（1）旋股内侧动脉起自股深动脉的内侧或后侧，也有时起自股动脉。旋股内侧动脉先向后行于髂腰肌、耻骨肌之间，然后位于内侧关节囊与闭孔外肌之间，发出内侧颈升动脉（下支持带动脉、内侧干骺动脉）和至闭孔外肌之肌支。旋股内侧动脉以后继续在关节囊外向后在转子间嵴发出后颈升动脉，在此区尚发出分支与臀上动脉分支吻合。在囊外动脉环的外侧部，旋股内侧动脉的终支延续为外侧颈升动脉，行于关节囊后面附近，在闭孔外肌腱浅面，斜行经过转子窝。外侧颈升动脉供应股骨头、颈和大转子，是一条很重要的动脉，在3～10岁尤其如此。

（2）各颈升动脉分为囊壁段和颈段，前者在股骨颈基底关节囊附着处，从关节囊的各面穿过关节囊囊壁，其平均数目，前面为2.0，内侧面2.0，后面1.4，外侧面1.1。颈段分支供应骨骺及干骺端，其越过股骨颈中部的血管平均数：前面为2.7，内侧面为3.4，后面为2.4，外侧面为4.1。

（3）旋股内侧动脉在转子窝，小转子的近侧，发出3～4支小血管，在此区再发出至股骨头的后下支，其在闭孔外肌以下经过时，穿过关节囊附着于股骨颈基底处。此动脉为一厚的滑膜层所保护，沿股骨颈向上，与其他2支小的血管在关节边缘供应股骨头，从这些血管发出的小分支，分布于此区的滑膜层。

（4）当旋股内侧动脉在充满脂肪的转子窝向上行走时，众多小支在转子窝进入小孔，供应股骨头基底。在闭孔外肌下缘，1～2支相当大的转子支绕过大转子的后外侧面，血管主干在闭孔外肌的面上向上行走，至股骨颈的上面，此后在深处被闭孔内肌及上、下孖肌总腱及其上的大转子尖所保护。当此血管抵达短而扁平的颈上部,2~3支大支在靠近与大转子相接处进入股骨颈,在同一区域,3~4支大血管穿过外侧关节囊附着处,向近侧在稍增厚的滑膜层下,在股骨头上部的关节软骨边缘进入4~5个大孔,这些血管一般口径均较大,数目亦恒定。

3.闭孔动脉

(1)闭孔动脉经过闭孔沟后,位于闭孔外肌的深面,其分支在肌肉的附着处形成一血管环。在髋臼窝,有丰富分支分布于脂肪、滑膜及髋臼,进入股骨头韧带内的动脉仅为闭孔动脉髋臼支的1个终支。

(2)在髋臼后部,从臀下动脉发出1支,常与闭孔血管环相连,从这2支动脉有几个分支进入髋臼下后部的孔内,在闭孔环的前内侧部。约1/3的标本,可以清楚地看到臀下动脉与旋股内侧动脉参与组成外闭孔环。

4.臀上动脉

臀上动脉供应髋臼的上部、纤维性关节囊上部及大转子的一部。当臀上动脉从坐骨大切迹穿出时,一支下行,供应髋臼后缘及关节囊后部;另一支沿髂骨横行,在臀小肌之下供应此肌,并分数支至髋臼的上部,这些血管的分支下降,终于近侧关节囊。臀上动脉至臀中肌的分支在此肌下越过,并发出一终支至股骨。降支至大转子上面及外侧面,该处为臀下动脉、旋股内、外侧动脉的共同分布区。

5.臀下动脉

臀下动脉在梨状肌之下及坐骨神经内侧,除了发出众多大的分支至臀大肌外,尚向后发出两个主支至髋关节的深部结构。横支越过坐骨神经,并发支供应该神经,当其越过神经不久,一支向下,供应髋臼缘的下部、后部及邻近纤维性关节囊,本干继续向外在闭孔内肌、孖肌及梨状肌之间,从这个动脉有众多小支分布于这些肌肉的附着点、臀中肌及大转子的上后缘。在坐骨神经内侧,一支至深部,突然向下,在神经及髋臼后部之间,这个支以后朝前围绕坐骨,在髋臼下部及坐骨结节的切迹中,在闭孔外与闭孔动脉相吻合,供应髋臼的下部。

6.股深动脉的第1穿动脉

(1)第1穿动脉自股深动脉发出,穿过大收肌的上部,位于臀大肌附着点之下,除了有些支供应臀大肌及大收肌以外,一个大的支在臀大肌附着点以下沿股骨干上升,在股方肌下缘分出一个小支至小转子的后下面,另一支至大转子的后下侧。

(2)第1穿动脉于小转子尖下约4.6cm贴股骨干内侧穿出大收肌,立即分为升、降2支。升支贴臀大肌附着处上行,沿途发出1~4支,其末支大转子支达大转子的下部。分布于大转子外侧及股方肌止点处,由于第1穿动脉升支的大转子支与旋股内侧动脉深支、旋股外侧动脉横支以及臀下动脉分支之间有恒定丰富的吻合,可以该血管为蒂切取大转子骨瓣,对股骨上段骨缺损进行修复。

二、病因病机

单纯转子下骨折多见于年青人,多由较大的直接暴力引起,不少病例骨折为粉碎性。而与转子间骨折伴发的转子下骨折可发生在骨质疏松的老年人,可因平地摔跌等较轻外伤引起。转子下骨折后,近端受臀肌,髂腰肌和外旋肌群的牵拉而呈屈曲、外展、外旋移位,远端则受内收肌群和下肢重力的影响而向上、向内、向后移位。

三、分型

(一)Schilden 将转子下骨折分为 3 型(图 2-4-1)

Ⅰ型:横形或短斜形骨折,多由弯曲扭转暴力引起,亦可称为两部分骨折,骨折线与股骨干纵轴接近垂直。

Ⅱ型:长斜形或螺旋骨折,伴有或不伴有蝶形骨片,多由扭转暴力引起,亦可称为三部分骨折。

Ⅲ型:4 块或 4 块以上的粉碎骨折,骨折线延伸到转子间部,多由扭转与直接暴力联合引起。

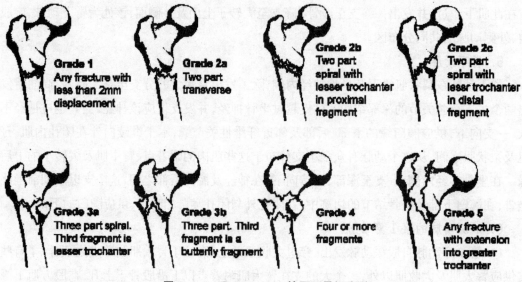

图 2-4-1　Seinsheimer 转子下骨折分型

(二)Seinsheimer 按照骨片的多少、部位及骨折线的形状发展了分类形式

Ⅰ型:无移位骨折或移位少于 2mm 的骨折。

Ⅱ型:两部分骨折。

Ⅱa:横形骨折。

Ⅱb:螺旋形骨折,小转子附连于近侧骨片。

Ⅱc:螺旋形骨折,小转子附连于远侧骨片。

Ⅲ型：三部分骨折。

Ⅲa：三部分螺旋形骨折，小转子属于第3骨片的一部分。

Ⅲb：三部分螺旋形骨折，第3部分为蝶形骨片。

Ⅳ型：粉碎性骨折，骨片呈4片或4片以上。

Ⅴ型：转子下及转子间部位骨折。

（三）Russell 和 Taylor 分型 （图 2-4-2）

Russell 和 Taylor 根据小转子的连续性和骨折线向后延伸至大转子累及转子间窝，这两个影响治疗因素，提出一种分型：

Ⅰ型：骨折线未后延至转子间窝，ⅠA型骨折中，折块和骨折线自小转子下延至股骨峡部区域，这一区域可有各种程度的粉碎骨块，包括双侧皮质骨碎块。骨折不累及小转子，可用中段髓内钉固定，从大转子向小转子斜行以螺钉做近端锁定。ⅠB型骨折的骨折线和碎块包括在小转子至狭部区域。骨折虽累及小转子，但转子间窝保持完整，需用近端髓内钉固定，将锁定螺钉置入股骨头内以控制近断端。

Ⅱ型骨折，骨折线向近端延伸至大转子及梨状窝，ⅡA型骨折，自小转子经股骨峡部延伸至梨状窝，但小转子无严重的粉碎或较大的骨折块。大转子髓内钉入点被累及，但小转子完整，因内侧骨接触而增加了稳定性，可选用髋滑动加压螺钉或重建钉固定。ⅡB型骨折骨折线延伸至转子间窝，同时股骨内侧皮质有明显粉碎而不稳定，小转子的连续性丧失，可选用髋滑动加压螺钉或重建钉固定，但不要忘记内侧植骨。累及转子间窝的髓内钉入点是Ⅱ型骨折的特点。

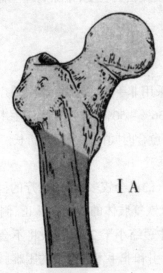

ⅠA

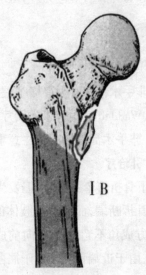

ⅠB

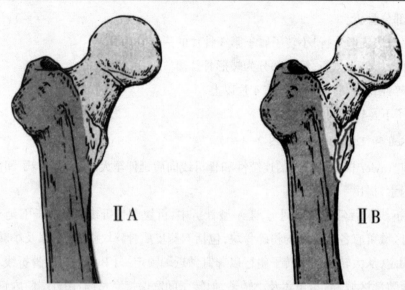

图 2-4-2　转子下骨折的 Russell-Taylor 分型,以转子间窝是否累及为依据,骨折线可位于阴影区内的任何部位

四、临床表现与诊断

外伤史,伤后局部明显疼痛肿胀,伴伤肢内收、短缩畸形。骨折部出血较多,需防止失血性休克。外伤暴力较大者,应注意检查有无多发性创伤。

首先要有包括股骨转子下区的标准正、侧位 X 线片。还应有一张骨盆正位片,以除外髋关节脱位和骨盆骨折等。另外,应对 X 线片认真评价骨质疏松的程度,排除病理性骨折。

五、治疗

(一)保守治疗

一般非手术治疗必须严格掌握适应症,转子下骨折采用非手术方法的治疗,治疗结果报道不一致,Waddell 使用非手术治疗,取得满意结果仅为 36% ~ 50%。仅用于无法手术治疗或开放骨折,非手术治疗方法及注意事项同转子间骨折,但愈合时间比转子间骨折长。

1. 牵引治疗

转子下骨折可牵引治疗,但发生畸形愈合或延迟愈合的机会较多。牵引治疗的目的不是解剖复位骨折断端,而是恢复肢体的解剖力线和长度,以恢复肢体的功能。从正、侧位 X 线片上看侧方成角不超过 7°,向前成角不超过 10°,肢体短缩小于 2cm,一般将不会影响肢体的功能。由于近端骨片倾向于屈曲、外展、外旋,造成牵引和非手术治疗上的困难。牵引时,在屈髋 90°、屈膝 90° 位做骨牵引,因为不可能控制近端骨片,远侧肢体应处于屈曲、外展、外旋,使与近侧部相对合。牵引 3 周后,逐渐减少屈曲角度,直到患肢完全伸直。继续维持骨牵引,牵引重量可适量减少,总的牵引时间要 8 周以上。

2．穿"丁"字鞋

牵引期间或手术复位后穿"丁"字鞋 3～4 周,可防止患肢旋转,减少骨折端的剪切力,维持骨折复位后的位置,有利于骨折的愈合。

(二) 手术治疗

1．滑动钉板及钢板内固定(图 2-4-3,图 2-4-4)

钉板固定的效果取决于股骨内侧皮质连续性的恢复程度。如果内侧骨皮质粉碎,失去良好的支撑作用,内固定可因承受较大的弯曲力而逐渐疲劳失效。对于转子下骨折,术前计划相当重要,应详细设计采用拉力钉固定大块骨折块的方法,以免螺丝钉的位置影响钢板的使用。应至少有4枚螺丝钉固定在远侧骨皮质上;如果使用侧方钢板内固定,应至少有4枚螺丝钉固定在双侧骨皮质上。

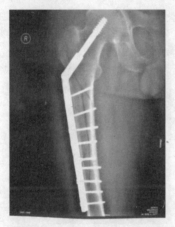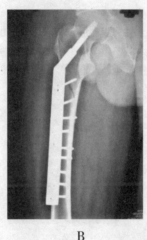

A　　　　　　　　　　B

图 2-4-3　一位男性患者右股骨转子下粉碎骨折 DHS 固定术后正侧位 X 线片(A、B),虽然对位线良好,但骨折远端螺钉相对偏少,只有 4 层皮质骨,不过对于这种长劈裂骨折相对固定牢靠

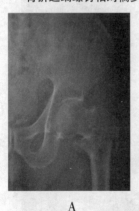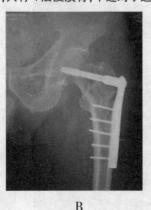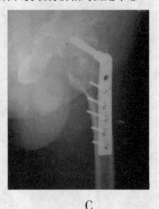

A　　　　　　　B　　　　　　　C

图 2-4-4　一位患者为高位左股骨转子下骨折,外侧骨皮质破裂术前 X 线片(A),行 DCS 内固定术后 X 线片(B、C),为防旋转骨折近端用一枚螺钉固定

2．股骨近端髓内钉固定系统

包括伽马钉、股骨重建钉、PFN/A 等髓内固定系统(图 2-4-5,图 2-4-6,图 2-4-7)。由于

闭合复位髓内钉技术的发展,采用髓内钉技术治疗骨折具有手术切口小、出血量少、感染率低等优点,因此,髓内钉已经成为现阶段治疗股骨转子下骨折的重要固定手段。

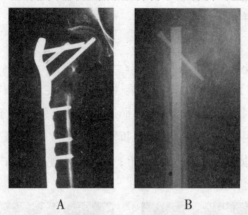

A   B

图2-4-5 一位68岁女性患者右股骨转子下骨折锁定钢板内固定术后半年钢板断裂(A),二次行髓内钉固定并植骨(B)

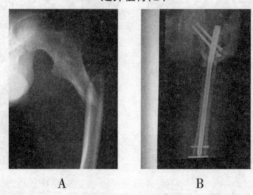

A   B

图2-4-6 一位28岁男性患者左股骨转子下骨折股骨重建钉内固定前(A)后(B)X线片

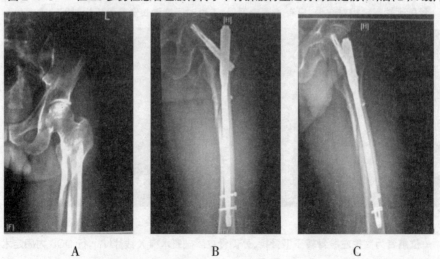

A   B   C

图2-4-7 一位54岁男性患者左股骨转子下劈裂骨折股骨近端加长PFNA钉内固定前(A)后(B、C)X线片

六、术后处理

如患者一般情况好,术后 3 ~ 4 天可鼓励患者活动髋、膝关节。由于股骨转子下骨折存在特殊的高应力集中的生物力学特性,一般在术后 4 周,临床检查患肢局部没有触痛,甚至患肢可以伸直抬高而没有产生疼痛,X 线片显示,骨折端有连续骨痂生成,此时可以开始部分负重,否则应延长负重时间。完全负重一般在术后 12 周后。

第五节 股骨干骨折

股骨干骨折是临床上最常见骨折之一,约占全身骨折 6%,好发于 20 ~ 40 岁年龄组。其次为 10 岁以下者。股骨是体内最长、最大和强度最高的骨骼,且是下肢主要负重骨之一,如果治疗不当,将引起下肢畸形及功能障碍。目前股骨骨折治疗方法较多,必须依骨折部位、类型及病人年龄等选择比较合理的方法治疗。不管选用何种方法治疗,且必须遵循恢复肢体的力线及长度,无旋转,尽量行以微创保护骨折局部血运,促进愈合;采用生物学固定方法及早期进行康复的原则。股骨小转子下 5cm 至股骨髁上 5cm 处为股骨干, 主要由骨皮质构成,皮质内有少量小梁骨。骨干向前向外呈轻度弧形,后方有一股骨脊,是后侧屈肌群的附着部,手术切开复位时可作为复位的标志;术中剥离困难,因有 4 根穿通动脉的分支沿股骨脊进入股骨,易出血,应尽量减少损伤。髓腔亦有轻度向前外凸的弧形,中上 1/3 最窄,成人为 8 ~ 10mm。选择使用髓内钉固定时应予考虑。股骨干骨折的治疗不应成为难题,但如不按骨折治疗的原则处理,使骨折断端无法获得确实的固定,必然使畸形愈合率及骨不连率明显上升,应引起重视。创伤和手术后出血机化,如伸直位制动时间长,形成粘连,以致关节僵直在伸直位,屈曲活动受限。

一、应用解剖

股骨干是身体中最长及最坚强的管状骨,向内下倾斜,女性由于骨盆较宽,这个斜度更大。股骨干前倾,凸度向前,从外表观察,上部呈圆柱形,向下部逐渐呈椭圆形,至髁上部位则呈三棱形。在它的后方有一条纵形粗线为肌肉附着处,且有加强股骨干坚固性的作用。在切开复位时,此骨嵴可作为骨折复位的标志。股骨干的横径及骨皮质与承受的压力、张力度有关,机械因素对骨干部横径的影响比对骨端更显著。骨干横径的增加主要取决于管状骨壁的增厚,即骨干周径的增加与骨壁厚度增加成正比。因此,髓腔随骨质的增添而缩小,在负重增加的影响下,骨壁的厚度与髓腔的大小成正比。股骨的皮质除股骨嵴最厚外,前后侧的对应点的皮质厚度基本一致,一般是中间厚,两端逐渐变薄,向下至髁部变为一薄层。股骨的骨髓腔呈圆形,自小转子底部起始,向下至股骨下端关节面上一手掌处止。骨髓腔约自股骨大转子至外上髁连线上 1/4 处开始狭窄,至此线中点以下 1cm,最狭窄处约在此线中点近侧 2 ~

3cm 处。如以此线中点近远侧 4cm 连线代表股骨干髓腔的中线,并沿髓内针进入方向引线,两线的交点在近侧 4~5cm 处,夹角约为 5°~7°,骨折处进行髓内针固定时,应注意这些解剖特点。正常股骨本身有个向前弯的弧度,股骨干骨折采用牵引复位,弧度凸面的伸肌收缩时,有利于骨折断端之间沿股骨干轴线相互嵌压,而当弧度凹面的屈肌收缩时,则易产生向前成角的应力,因此早期即应开始股四头肌锻炼。

股骨干为三组肌肉所包围,其中伸肌群最大,由股神经支配;屈肌群次之,由坐骨神经支配;内收肌群最小,由闭孔神经支配。由于大腿的肌肉发达,股骨干直径相对较小,故除不完全性骨折外,骨折后多有错位及重叠。股骨干周围的外展肌群,与其他肌群相比其肌力稍弱,外展肌群位于臀部附着在大转子上,由于内收肌的作用,骨折远端常有向内收移位的倾向,已对位的骨折,常有向外弓的倾向,这种移位和成角倾向,在骨折治疗中应注意纠正和防止。否则内固定的髓内针、钢板,可以被折弯曲、折断,螺丝钉可以被拔出。股动、静脉,在股骨上、中 1/3 骨折时,由于有肌肉相隔不宜被损伤,而在其下 1/3 骨折时,由于血管位于骨折的后方,而且骨折断端常向后成角,故易刺伤该处的腘动、静脉。

股骨大转子、股骨外髁、髌骨和膝关节间隙是股骨主要的体表标志。股骨外侧最主要的软组织结构是阔筋膜、髂胫束和股外侧肌,它们共同作用形成张力带。根据手术进路的选择,股外侧肌常向腹侧回缩而远离股骨粗线或它可被轻柔提起形成微创内固定技术所谓的"通道"。

大多数间接手术中,骨盆和胫骨的额外骨性标志对评估肢体成角、旋转和长度很重要。粉碎性骨折时,健肢也应铺巾,以便手术中进行比较。

二、病因病机

(一)致伤机制

(1)直接暴力:包括车辆直接撞击、机器挤压、重物击伤及火器伤等。

(2)传导暴力:多系高处坠下等所产生的杠杆作用及扭曲作用所致。

(二)骨折端移位情况(图 2-5-1)视暴力方向及骨折部位等不同而异。单纯以部位而言,其骨折后的移位规律如下

1.股骨干上 1/3 骨折

近位骨折片因髂腰肌、臀中肌及外旋肌牵拉而屈曲、外展、外旋。远位骨折片因内收肌群,股四头肌群和后侧肌群作用而内收并向后上方移位。

2.股骨干中 1/3 骨折

近位骨折片由于同时受部分内收肌群作用,除前屈外旋外无其他方向特殊移位,远位骨折片由于内外及后侧肌群牵拉而往往有较明显重叠移位,并易向外成角。

3.股骨干下 1/3 骨折

远位骨折片受腓肠肌牵拉向后倾斜移位,可损伤腘窝部血管和神经,非手术治疗难以复

位固定。

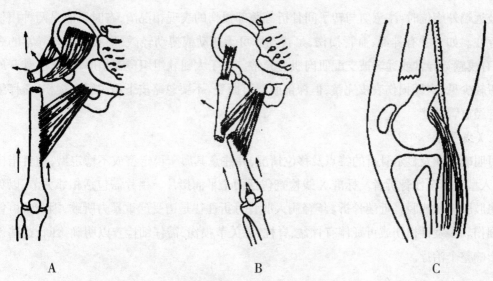

A　　　　　　　　　　B　　　　　　　　　　C

图 2-5-1　A 股骨干上 1/3 骨折移位情况示意　　B 股骨干中 1/3 骨折移位情况示意图
C 股骨干下 1/3 骨折的移位及其易损伤动静脉示意图

三、分型

（1）横行骨折。大多数由直接暴力引起，骨折线为横行。

（2）斜行骨折。多由间接暴力所引起，骨折线呈斜行。

（3）螺旋形骨折。多由强大的旋转暴力所致，骨折线呈螺旋状。

（4）粉碎性骨折。由强大暴力所致，骨折片在 3 块以上者（包括蝶形的）。

（5）青枝骨折。断端没有完全断离，多见于儿童。因骨膜厚，骨质韧性较大，伤时未全断。

四、临床表现与诊断

股骨干骨折的诊断一般均无困难，但应注意全身情况及相邻部位有无其他损伤，例如髋脱位、股骨颈骨折等，以防漏诊。股骨干骨折的诊断主要依据：

（一）外伤史

除非病理性骨折，一般均较明确，且多属较严重的损伤。

（二）临床表现

1. 全身表现

股骨干骨折多由于严重的外伤引起，出血量可达 1000～1500ml。如系开放性或粉碎性骨折，出血量可能更大，患者可伴有血压下降，面色苍白等出血性休克的表现；如合并其他部位脏器的损伤，休克的表现可能

2. 局部表现

可具有一般骨折的共性症状，包括疼痛、局部肿胀、成角畸形、异常活动、肢体功能受限

及纵向叩击痛或骨擦音。除此而外,应根据肢体的外部畸形情况初步判断骨折的部位,特别是下肢远端外旋位时,注意勿与转子间骨折等髋部损伤的表现相混淆,有时可能是两种损伤同时存在。如合并有神经、血管损伤,足背动脉可无搏动或搏动轻微,伤肢有循环异常的表现,可有浅感觉异常或远端被支配肌肉肌力异常。由于大腿软组织覆盖很厚,因此股骨开放性骨折较少见。大腿损伤表皮完整,但深部肌层可撕裂。不要忽略皮下组织脱套损伤,需仔细检查神经血管功能。

3. X线平片

可明确诊断及显示骨折的特点及移位情况,并注意其属于稳定型或不稳定型,前者指横形、嵌入型及不全性骨折者。标准X线检查包括两个平面摄片。摄片需包括相邻关节,以免遗漏患肢股骨颈或胫骨近端骨折。年轻病人股骨骨折往往是遭受严重暴力所致,因此常可伴其他损伤。多发性损伤或可疑伴有骨盆、脊柱、膝关节损伤,需仔细检查以明确诊断,这些创伤会影响整个治疗。

五、治疗

股骨干骨折的治疗方法选择首先取决于患者的年龄,其次是骨折的类型及其特点,以及患者的具体情况等。

1. 新生儿

指产伤所致者,可将患肢呈前屈状用绷带固定至腹部。一般的畸形愈合不会造成明显后果。

2. 3周岁以下小儿

多选用Bryant悬吊牵引,持续3周左右,重量以使臀部离床为标准。患侧大腿小夹板固定。其最大优点是便于护理。但超过3周岁者此法慎用,以免引起末梢缺血,足趾坏死。

3. 4~8岁的患儿

多选用水平皮肤牵引,重量一般2~3kg,最大不得超过5kg,牵引力过大易拉伤皮肤或起水泡,影响继续牵引。上1/3骨折,患肢屈髋、屈膝、外展、外旋位牵引;下1/3骨折,屈膝加大,以松弛膝后关节囊及小腿三头肌,减少远端段后移倾向;中1/3骨折,屈髋、稍外展牵引。牵引的同时用夹板外固定,4~6周去除牵引,继续用夹板固定至骨折愈合。牵引期间应定时检查伤肢长度及牵引的胶布粘贴情况,及时调整牵引重量和体位,防止过度牵引。

4. 8~12岁的患者

一般采用保守治疗,按以下步骤进行:

(1)骨牵引:克氏针行胫骨结节牵引,重量2~3kg,一般持续10~14天,注意针眼,切勿感染。

(2)人字石膏:待骨折断端纤维连结后,可在牵引下行髋人字石膏固定。拍X线片如显示骨折对位满意,则将克氏针拔除。

（3）观察：于石膏固定期间应争取定期摄 X 线片观察，如发现骨折断端有成角畸形（多因肿胀消退，肌肉萎缩及骨折端的重力作用引起），应及早将石膏行楔形切开。

（4）拆除石膏：4～6 周后拆除石膏摄 X 线片，如愈合欠佳，仍应继续固定（可改用超髋关节的下肢石膏）。

（5）功能锻炼：拆石膏后进行。

5. 13～18 岁的患者

方法与要求和前者相似，因骨牵引时间较长，一般为 2～3 周，故以选择直径较细的克氏钉为宜。

对于经以上保守治疗仍有断端成角畸形，可考虑切开截骨矫形，钢板内固定。或者在新鲜骨折也可考虑切开复位内固定，使断端解剖复位，有利于骨折愈合，但有第二次手术取出内固定之虞。

6．成年患者

可供选择的治疗方法较多，但不外乎保守治疗和手术治疗，详述如下：

（1）保守治疗

①骨牵引加夹板固定适用于各类型骨折的治疗。将伤肢置于 Thomas 架或 Brune 架上。股骨上 1/3 骨折应屈髋屈膝外展牵引，可选用股骨髁上牵引、胫骨结节牵引。早期应大重量牵引并及时拍片，骨折断端重叠一旦矫正，及时调整牵引重量至维持量，避免过牵。对于斜行、螺旋、粉碎、横断骨折，有时于牵引中可自行复位。横断骨折应将骨折重叠完全牵开再行手法复位。残余移位可通过夹板加纸垫矫正。牵引期间应经常测量下肢长度及力线，相应调整牵引重量和方向。牵引后，从第二天开始，进行股四头肌收缩练习，既可矫正残余移位或使骨折自行复位，又可促进患肢的血液循环，促进损伤组织的修复。牵引时间以 4～8 周为宜，可根据 X 线片决定去牵引时间。复位要求骨折端无重叠，无成角，水平移位不大于骨干 1/2 直径，无旋转移位。

②带针的石膏支具固定来治疗股骨干骨折。在骨折的早期用传统骨牵引方法使骨折复位和维持位置，于 2～3 周后在麻醉下近侧和远侧骨折块用螺纹针固定。针包绕在石膏管型内，由于每一个骨折块上有两个针固定，骨折将不会因单针固定而发生旋转，为减少皮肤出现问题，仅用一个针穿过内侧皮质。用此方法治疗的一个问题是若大腿周径减小，针可能很快松动，而应力集中于针和骨的界面，因而为得到在骨内最大的固定力，应用粗的螺纹针斜形插入到大转子。用此方法的优点是易于用楔形切除来矫正成角畸形，维持对线，病人可不影响上下关节早期活动，在没有另外方法可选择时，此仍不失为一个可选择的方法。

（2）手术治疗

①髓内固定系统（图 2-5-2，图 2-5-3，图 2-5-4）股骨干骨折是髓内钉的最好适应症之一。临床上常用髓内钉有 V 形针、梅花髓内针、自锁髓内钉、交锁髓内钉、旋入式髓内钉等。但目前 V 形针、梅花髓内针基本弃用，交锁髓内钉优先选用。一般在术前根据 X 线平片所显

示股骨的长度及髓腔内直径选择相应长短与粗细之髓内钉,术中若有条件者,最好在带电视增强装置的 C 臂 X 线机透视下进行闭合复位,待骨折端复位良好,可在大转子顶部将皮肤切一 6cm 切口,使髓内钉由大转子内侧梨状窝处直接打入,穿过骨折断端。若无 C 臂 X 线机或骨折呈粉碎性,闭合复位困难,则切开复位,可自大腿外侧切口暴露骨折端在直视下开放复位及扩大髓腔;然后将导针自近折端髓腔逆行插入,直达大转子内侧穿出皮肤,扩大开口。将所选髓内钉顺着导针尾部引入髓腔穿过两处断端,使钉头部达股骨干的下 1/3 处为止。如系中下 1/3 骨折者,应超过骨折线 10cm。钉尾部留置于大转子外方不可太长,一般为 1.5cm左右,否则易使髋关节外展活动受阻。一般于一年后将钉子拔出。但不论使用那种髓内钉,术中应特别注意骨片旋转移位,这是骨折错位或畸形愈合最常见的原因。

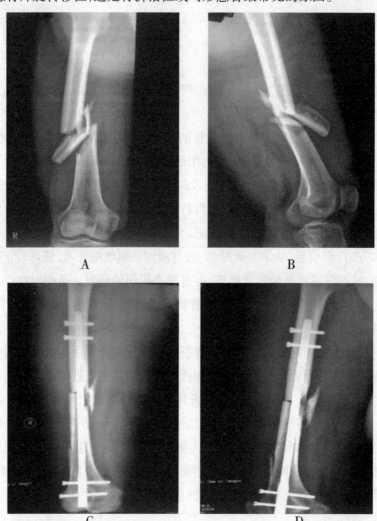

图 2-5-2　一位 56 岁男性患者右股骨干中下段粉碎骨折闭合复位逆行交锁髓内钉内固定手术前(A、B)后(C、D)X 线片

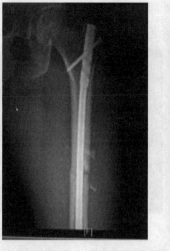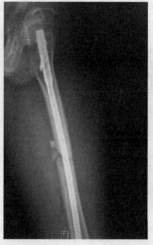

A　　　　　　　　　　　　　　B

图 2-5-3　股骨干中上段骨折顺行交锁髓内钉内固定术后 X 线片

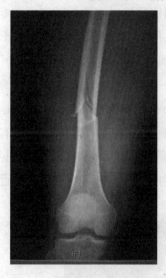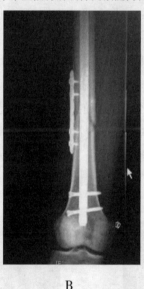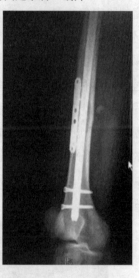

A　　　　　　　　　　B　　　　　　　　　　C

图 2-5-4　一位 43 岁男性患者右股骨干中下段骨折顺行髓内钉及微型锁定钢板内固定前（A）后（B、C）X
线片

　　②接骨板内固定（图 2-5-5）适用于股骨干上、中、下 1/3 任何骨折。因股骨干的张力侧位于前外侧，故应将钢板置于股骨干前外侧。对于手术切开安放接骨板时，手术切口应在大腿外侧的股骨大转子和股骨外髁之间连线上。切开阔筋膜，沿肌间隔牵开股外侧肌，应保护股动脉穿支。如采用微创技术放置接骨板，手术切口在股骨外髁前外侧约 3～5cm。骨折间接复位（股骨牵开器）后，在肌腹下沿股骨干用骨膜剥离器分离并插入接骨板，接骨板的固定螺钉经小切口拧入。在接骨板内固定术中，最应引起重视的是解剖复位时骨片游离失活。只有简单骨折方可解剖复位坚强内固定。严重粉碎骨折需用长接骨板桥式固定，使骨折部位不受干扰。股骨转子下骨折的治疗难题是接骨板疲劳，尤其是在无内侧骨皮质支撑时。植骨可在

内固定失败之前使骨折愈合。术后一般不需外固定。切口愈合后,可练习膝关节伸屈活动,术后4周用拐保护下地,患肢负重力度应循序渐进。

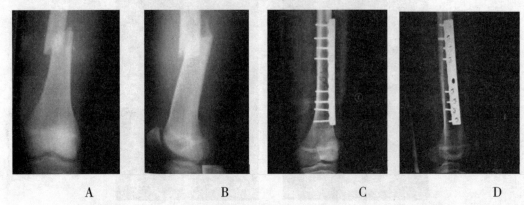

A   B   C   D

图2-5-5　股骨干中段骨折钢板内固定手术前(A、B)后(C、D)X线片

　　③外固定支架(图2-5-6)　用骨外固定支架治疗股骨干骨折并不是很好的适应症。股骨有丰富的肌肉包绕和丰富的血运,更应多考虑内固定、外固定穿针经内侧面时有损伤血管的危险,针穿过股四头肌可损害伸膝装置,影响膝关节功能。用骨外固定支架治疗股骨干骨折通常采用半针固定,由于单平面固定的稳定性较差,半针固定以三维多平面固定较为恰当,针穿过外侧面和前外侧面,尽量减少对伸膝装置的损害。一般来说,外固定支架仅作为暂时短期固定装置。用外固定治疗股骨干骨折的最好适应症是:挤压伤所致的广泛软组织损伤和骨缺损;Ⅲ度开放骨折;同侧肢体部位多发骨折,如骨盆骨折合并股骨干骨折,应用于有生命危险的多发创伤病人和感染性股骨干骨折。外固定支架的最常见并发症是针道感染,轻度感染可加强局部护理和口服抗生素,严重感染时,针可在骨内松动,须取出后重新在附近部位穿针固定。

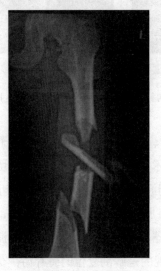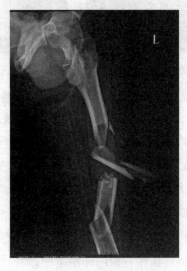

A   B

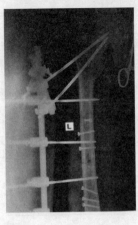
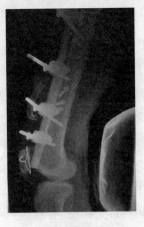

C   D

图2-5-6 一位34岁男性患者车祸致左股骨颈及左股骨干开放粉碎骨折螺钉有限内固定及外固定架固定
手术前(A、B)后(C、D)X线片

六、术后处理

股骨近端骨折内固定后,应伸展髋关节以防屈曲挛缩。股骨干中段骨折内固定术后,肢体应取90°～90°(髋关节屈曲90°,膝关节屈曲90°)位置,防止挛缩,便于膝关节活动。股骨远端内固定后,应将膝关节屈曲30°～60°置于CPM操练机上,以便活动。根据病人全身情况、伴随损伤和依从性,术后几天即可开始行走。如病人能遵从医嘱,几乎所有病例均可部分负重(10～15kg)。依照骨折类型和内固定方式,医生应根据病人个体情况逐渐增加负重。若骨折是解剖复位,髓内钉固定稳定,通常在两个月内可完全负重。在3个月内可作非接触性的运动,此取决于骨折的类型、骨愈合的质量和病人希望参加的运动类型。4～8个月内可作非职业性的体育活动。年轻病人可在术后18～24个月取出髓内钉,由于髓内钉是一个负重分担装置,取钉后无须作短期保护。

七、股骨干骨折常见的并发症及其治疗

股骨干骨折在治疗过程中易出现各种并发症,可影响下肢的负重及活动,应注意防止,一旦发生则需积极治疗。现将常见者列举于后:

(一)畸形愈合

股骨干骨折为引起畸形愈合最常见的部位之一,其原因除创伤本身严重外,多因治疗不当,包括方法的选择及观察等均有直接关系。股骨干骨折成角畸形大于15°、旋转畸形大于20°,或短缩畸形大于2.5cm者均应施术矫正;但小儿及老年病例可放宽标准。常用的术式有:

(1)人工骨折及石膏外固定:适用于骨折端尚未完全骨性愈合的儿童病例。一般在全麻或硬膜外麻醉下进行。

(2)开放切骨髓内钉固定术:较为多用,尤其适合于成年人。术前应注意双侧肢体长度,以防患侧短缩。

（二）再骨折

既往发生率甚低，不超过 0.5%，但自加压钢板问世后，已成数十倍地增加，几乎达 10% 以上，因此在对股骨干骨折企图行加压钢板治疗时，必须考虑这一现实问题。

再骨折后之愈合过程一般是较之原骨折愈合为快，但系加压钢板所致的再骨折，因局部骨质萎缩，骨皮质外方血循环通路受阻，加之骨小梁韧性降低，使再愈合过程较之新鲜骨折为长。为预防拆除加压钢板后所致的再骨折，应在拆除加压钢板术后用石膏制动 4～6 周，个别病例需时间更长。

对再骨折的治疗与新鲜骨折相同，但继发于加压钢板之后者，可继续再行比先前较长加压钢板固定，但没有髓内钉更简便、有效。

（三）膝关节伸膝装置粘连

除与膝关节长时间制动、关节部损伤和血肿及长时间对膝关节囊的持续牵引有关外，大多系股中间肌的粘连与斑痕化之故，而此种改变又多与骨折的部位直接有关。因此，对此种病例应尽可能早地促使其早期功能活动。一旦发生，轻度者可通过理疗、功能锻炼等非手术疗法促进关节功能的恢复。活动范围小于 80° 者，则可行股四头肌成形术，术中将膝关节内及髌韧带下方之粘连带等全部松解，然后再切除已斑痕化之股中间肌。术后强调患者功能活动为主的 CPM 锻炼。此手术要求切口一期愈合，决不可出现感染，因为任何感染均将明显影响手术疗效。

（四）延迟愈合与不愈合

（1）延迟愈合：多系开放性损伤或粉碎性骨折者，除修改不恰当的治疗措施外，主要是延长固定时间、局部制动确实和促进骨折愈合的电刺激疗法等，一般均可获得愈合。

（2）不愈合（图 2-5-7）：较为少见，多系开放骨折继发感染、或局部严重骨缺损等因素所造成。在处理上应强调切除硬化骨、有效坚强内固定及髂骨块、骨诱导材料，或两者混合植骨，但提倡颗粒植骨。同时尚应考虑到关节功能的恢复，不宜选用需长时间外固定的术式。

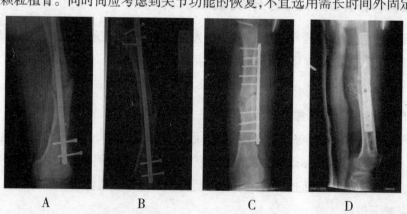

A   B   C   D

图 2-5-7　A、B 股骨干中下段骨折髓内钉固定术后一年余，因过早负重致骨不愈合，内固定物断裂失效。C、D 行内固定物取出，并行限制性加压钢板有效固定，取髂骨、骨诱导材料混合颗粒植骨术后，一年半后股骨骨折达到骨性愈合，但流失其影像资料。

（五）血管神经损伤

除早期血管神经损伤（图2-5-8）多需探查、观察外，后期主要指由于牵引、石膏或夹板所引起的腓总神经损伤，当然以预防为主，一旦发生应先去除致压原因，使用神经营养剂等，如仍不恢复则应及早行手术探查，并于术中决定更进一步处理。

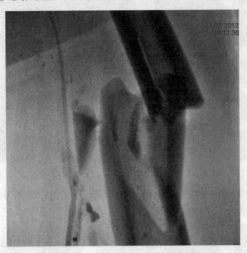
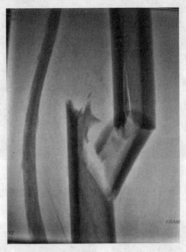

A   B

图2-5-8 股骨干骨折损伤腘静脉形成血栓致血管闭塞（A），经溶栓后腘静脉贯通（B）

（六）内固定断裂的处理（图2-5-9，图2-5-10）

优质的、符合内固定物要求的金属一般不易断裂，除非遇到意外暴力才发生断裂。一旦发生内固定断裂，原则上要求应将其取出，尤其是需进行另一种手术时，否则可酌情暂缓取出。但这不是一个小手术，因此，对此种病例于术前应估计充分，特别是金属周围无反应者，往往更难摘除，多需切骨后，直接持住内固定尾部方可取出。

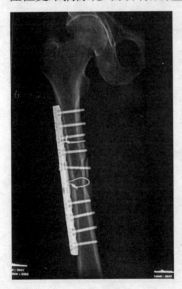
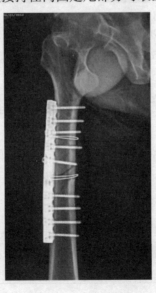
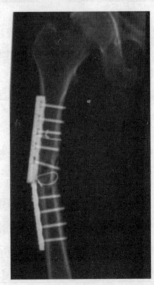

A   B   C

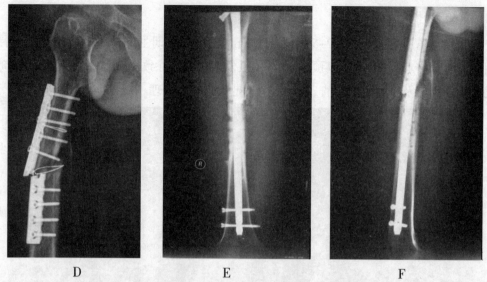

图 2-5-9　一位 42 男性患者右股骨干骨折钢板内固定(A、B)术后一年钢板断裂(C、D),二次手术股骨重建钉内固定并植骨术后(E、F)X 线片

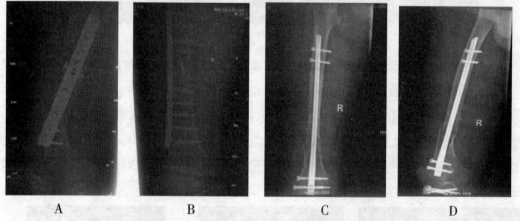

图 2-5-10　A、B 股骨干中下段骨折钢板内固定术后八月余,因过早负重致骨不愈合,内固定螺钉断裂失效。C、D 行内固定物取出,并行逆行髓内钉有效内固定,取髂骨颗粒植骨

第六节　股骨远端骨折

随着交通事业的发展及建筑行业的突飞猛进,股骨远端骨折已成为骨科临床常见病、多发病,约占股骨骨折的 6% 左右。所谓股骨远端骨折是指股骨下端 9cm 以内的骨折,包括股骨髁上和股骨髁间骨折。典型患者往往是高能量创伤的青年或骨质疏松的老者。有 1/3 年轻患者为多发性创伤,只有 1/5 的股骨远端骨折是孤立性损伤。由于骨折部位骨结构的特点,骨折后多为粉碎性,不稳定骨折,难以牢固固定,骨折波及膝关节,在治疗方面较为复杂,易引起残疾,在处理上应小心谨慎。该骨折较为多见,且因易引起腘动脉的刺伤而为大家所重视和警惕。如果该血管一旦受损,肢体的坏死率在全身大血管损伤中占首位,因此在处理时

务必小心谨慎。对膝关节功能的影响,是临床最难治的并发症之一。

一、应用解剖

股骨远端膨大呈"喇叭"状,主要由松质骨组成,干端成为股骨髁,外侧髁较内侧髁宽大,内侧髁较狭小,其所属位置较低。股骨两髁关节面于前方联合,形成一矢状位凹面,即髌面,当膝关节伸直时以容纳髌骨。在股骨两髁有一深凹,为髁间窝,膝交叉韧带从其间经过。除关节囊外,附着在股骨髁上面的肌腱和韧带作为复杂的应力传递系统,维持了膝关节的功能和稳定。腓肠肌起点在股骨髁后方;交叉韧带位于髁间窝,腘肌腱进入股骨外髁,股骨髁侧面是关节囊和增厚的侧副韧带起点。由于靠近神经血管,股骨远端骨折血管损伤约 3%,而神经损伤约 1%。股骨远端骨折出现半月板损伤和骨软骨骨折的比例为 8% ~ 12%,而伴有髌骨骨折者将近 15%。

二、病因病机

1.直接暴力

来自横向之外力直接作用于股骨髁部,多引起髁部的粉碎型骨折。

2.间接暴力

多在高处坠下时,如膝关节处于屈曲位,易招致 V 型、Y 型或 T 型骨折;亦易合并膝关节内韧带及半月板损伤。

三、分型

(一)股骨单髁骨折 Hohl 分型(图 2-6-1)

1.矢状位骨折

骨折线在矢状面呈垂直型。骨折线自股骨髁间窝向外上至外上髁上方的干骺端皮质骨,或向内上至内上髁上方的干骺端皮质骨。骨折移位多不大,但可引起膝内翻或外翻。

2.冠状位骨折

又称 Hoffa 骨折。股骨外髁骨折的发生率较内髁多 2 ~ 3 倍。为膝关节屈曲时,股骨后侧突起部分受到胫骨平台撞击所致。

3.混合型骨折

骨折线介于矢状位和冠状位之间。

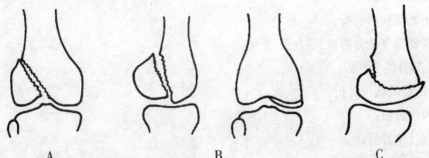

图 2-6-1　股骨单髁骨折 Hohl 分型:A 股骨髁矢状位骨折;B 股骨髁冠状位骨折;C 股骨髁混合型骨折

（二）股骨髁间骨折 Neer 分型（图 2-6-2）

1. 轻度移位

常由膝关节屈曲受撞击造成，多见于骨质疏松者；

2. 股骨髁向内移位

膝关节处于屈曲位，暴力来自前外侧，折线由股骨外上髁近侧向内上斜形至内上髁上方。如暴力大，可致开放骨折；

3. 股骨髁向外移位

膝关节处于伸直位，暴力来自外侧，造成横断骨折，折线可略呈斜形，自内下方至外上方。膝关节在屈曲位，来自大腿内侧的暴力也可造成此型骨折；

4. 合并髁上和骨干骨折移位

膝关节屈曲，暴力来自前方，骨折呈粉碎性，可致开放性骨折，或伴严重肌腱韧带损伤，或血管损伤。

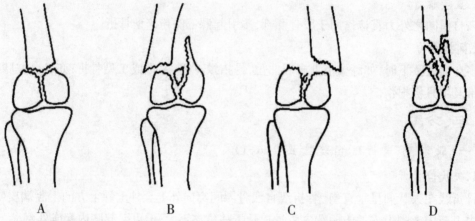

图 2-6-2　股骨髁间骨折 Neer 分型：A 轻度移位；B 向内移位；C 向外移位；D 合并髁上和骨干骨折移位
（引自 Neer C S. Grantham S A and Shelton M L. Supracondylar Fractures of the adult femur. J. Bone Joint Surg.，1967,49 A,592）

（三）AO 分型（图 2-6-3）

A 型：关节外骨折

A1：单纯性骨折；

A2：干骺部楔形骨折；

A3：干骺部复杂骨折：

B 型：部分关节骨折；

B1：外髁，矢状位骨折；

B2：内髁骨折；

B3：冠状位骨折；

C 型：完全关节骨折；

C1:单纯关节,干骺部单纯骨折;

C2:单纯关节,干骺部多碎片骨折;

C3:关节多碎片骨折。

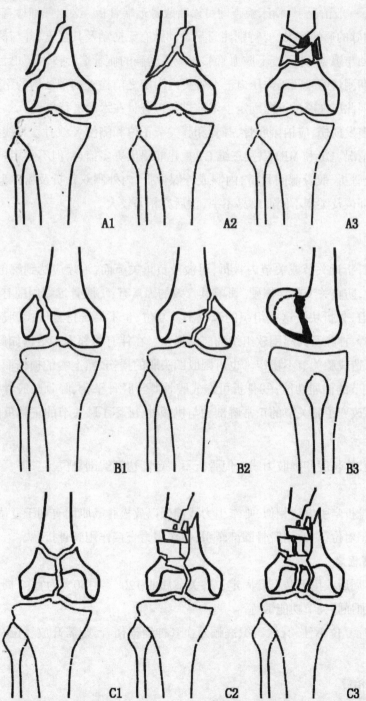

图 2-6-3 A1 单纯性骨折;A2 干骺部楔形骨折;A3 干骺部复杂骨折;B1 外髁,矢状位骨折;B2 内髁骨折;B3 冠状位骨折;C1 单纯关节,干骺部单纯骨折;C2 单纯关节,干骺部多碎片骨折;C3 关节多碎片骨折

四、临床表现与诊断

股骨远端骨折膝上出现明显肿胀,股骨髁增宽,可见畸形,做膝关节主动及被动活动时,可听到骨擦音。一般情况下,临床检查即可诊断股骨远端骨折。必须仔细检查神经血管的状况。为确定腘动脉的通畅情况,要特别注意足背动脉有无搏动及其强度,并与健侧对比。同时注意足趾的活动与感觉,并可查下肢血管彩超或更精确的血管造影技术。如疑有骨筋膜间室综合征,应早期测量筋膜间隔内压力。在骨折内固定之前检查韧带结构的稳定性会产生疼痛,且不可靠,因此应在麻醉下内固定手术前进行检查且在术后进行复查。

下肢疑有多发损伤,应拍摄股骨、胫骨和膝关节正位和侧位 X 线片。X 线平片显示骨折的类型及移位情况。CT 和 MRI 以及三维 CT 重建能提供更多信息,但不常用。股骨远端骨折包括:股骨髁上骨折,股骨髁间骨折,内髁或外髁骨折,内外髁双骨折及粉碎型骨折等,在处理上视骨折之部位及类型不同而难易不一,预后亦相差较大。

五、治疗

股骨远端骨折近关节或关节内骨折,可波及负重关节面,治疗应达到解剖复位,牢固内固定,早期活动,防止关节粘连僵硬。影响其疗效的因素有:①股骨远端周围有关节囊、韧带、肌肉及肌腱附着,骨折块受这些组织的牵拉不易复位,也不易维持复位;②股骨远端骨折可并发腘窝部血管、神经及其周围软组织的广泛损伤。在伴有相邻支持结构如侧副韧带、十字韧带损伤时,可造成膝关节不稳定。也可因股四头肌的损伤、髌上囊的损伤而造成伸膝装置粘连,损害膝关节的伸屈功能;③骨折可造成股骨髁与胫骨平台、胫骨与股骨关节面之间相应关系的破坏,改变了膝关节的正常解剖轴与机械轴,破坏了膝关节的正常负荷传导。

（一）保守治疗

目的恢复肢体长度和下肢力线。但骨折不一定能达到解剖复位。

1.骨牵引

与股骨干骨折牵引方法相似,唯牵引力线偏低以放松腓肠肌而有利于复位。如胫骨结节牵引未达到理想对位,则改用股骨髁部牵引,使作用力直接作用到骨折端。

2.下肢石膏固定

牵引 2~3 周后改用下肢石膏固定,膝关节屈曲 120°~150° 为宜;2 周后换功能位石膏。拆石膏后加强膝关节功能锻炼。

若保守治疗复位不佳、有软组织嵌顿及血管神经损伤者,则需开放复位及内固定(或用外固定)。

（二）手术治疗

凡对位未达功能要求、骨折端有软组织嵌顿、伴有血管神经刺激、压迫或损伤症状者,均应考虑及早施行手术探查与复位。开放复位视手术目的的不同可采取侧方或其他入路显示骨折断端,并对需要处理及观察的问题加以解决,包括血管神经损伤的处理、嵌顿肌肉的松解等,而后将骨折断端在直视下加以复位及内固定。

1. 螺钉固定(图 2-6-4)

用于重建股骨髁关节面的螺钉可以是粗的也可以是细的，可以是实心的也可以是空心的。只有单髁骨折可以通过一个小切口,插入螺钉进行固定,然后外加石膏托保护 4～6 周。

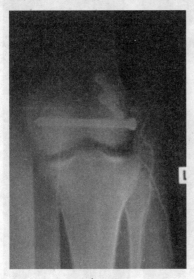 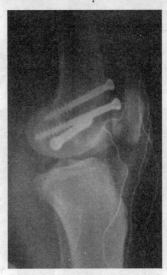

图 2-6-4 左股骨外髁骨折螺钉内固定术后正位(A)及侧位 X 线片(B)

2. 锁定钢板内固定(图 2-6-5,图 2-6-6)

锁钉钢板相当于体内骨外固定架,支撑效果相当明显,因此无论是关节内,或关节外粉碎骨折的最佳选择的内植物。通常将钢板放置在股骨外侧,对于内侧髁粉碎骨折更为适宜。

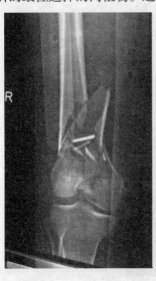 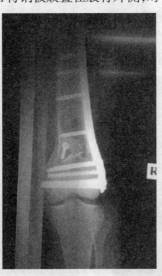 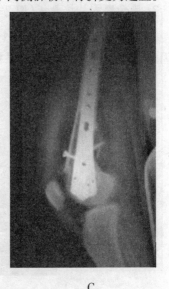

图 2-6-5 右股骨髁间粉碎骨折股骨髁锁钉钢板内固定术前正位(A)及术后正位(B)、侧位(C)X 线片

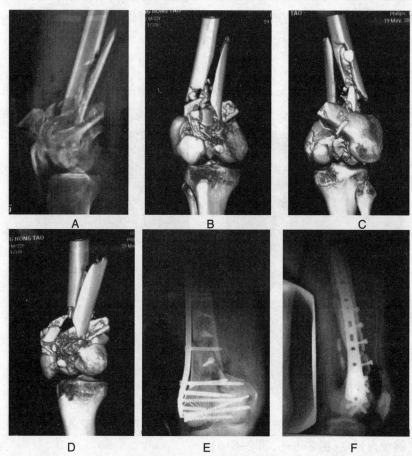

图 2-6-6　右股骨髁间严重粉碎骨折股骨髁锁钉钢板内固定术前正位(A)X 线片及 CT 重建片(B、C、D),术后正位(E)、侧位(F)X 线片

3. 股骨髁支持接骨板(图 2-6-7)

股骨髁上及髁间骨折粉碎不严重,可选择的内植物,其主要靠钢板与骨头间的摩擦来增加固定的稳定性,往往支撑效果相对锁定钢板较差。

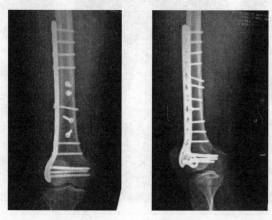

图 2-6-7　右股骨髁上粉碎骨折支持钢板内固定术后正位(A)及侧位(B)X 线片

4. 逆行髓内钉(DFN)(图 2-6-8)

逆行髓内钉适用于股骨远端关节外骨折,有时也用于简单的关节内骨折,在 C 臂 X 线机指引下,屈曲膝关节切开髌骨下方髌韧带进入关节腔。在髁间窝(后交叉韧带的起点)的前缘开窗进入股骨髓腔,然后将连在瞄准装置上的微弯曲的股骨远端髓内钉(DFN)插入髓腔,为防止交锁固定的螺钉放置错误,交锁固定应从远到近依次进行。必要的话可将近端骨片和远端骨片纵向加压固定。带锁髓内钉与带刀刃角接骨板或 DCS 不同,有轴向和侧弯稳定性,无需植骨即可维持较长时间的稳定性,甚至是股骨髁上的粉碎骨折。但另一方面,关节面骨片的正确复位则难以维持。

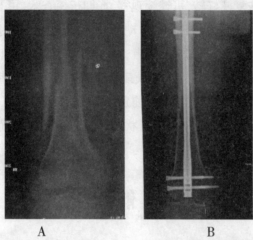

| A | B |

图 2-6-8　右股骨髁上粉碎骨折股骨逆行髓内钉内固定术前正位(A)及术后正位(B)X 线片

5. 外固定支架(图 2-6-9)

多发性损伤、开放性骨折或伴严重软组织创伤的闭合骨折病人可用超关节的外固定支架。如有可能可用少量的松质骨螺钉或空心螺钉来重建关节面。超关节外固定支架可用 Schanz 螺钉安装,打入股骨外侧和胫骨前内侧或外侧。股骨和胫骨的固定装置通过套管对套管来连接,这样可提供足够的稳定性,直到进一步治疗。

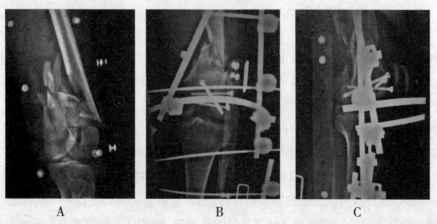

| A | B | C |

图 2-6-9　右股骨髁间粉碎开放骨折外固定架固定术前正位(A)及术后正位(B)、侧位(C)X 线片

六、术后处理

对于稳定性股骨远端骨折,并复位螺钉钢板固定良好者,两周去除石膏;粉碎性骨折不稳定者,四周后去除石膏。在床上练习膝关节伸屈活动,或在 CPM 机上被动伸屈膝关节。髓内钉固定稳定者,一般不需石膏外固定,早期膝关节功能锻炼。骨折完全愈合前,不能负重。

七、合并有其他损伤:应酌情加以处理

(1)血管损伤者多因骨折端刺激腘动脉引起血管痉挛所致,破裂者较少见,先予以牵引下手法复位,如足背动脉恢复或好转,可继续观察,择期行探查术(可与开放复位及内固定同时进行);如复位后足背动脉仍未改善,且疑有动脉损伤者,则应立即手术探查。

(2)神经损伤以观察为主,除非完全断裂者,一般多留待后期处理。

(3)合并膝关节韧带伤原则上早期处理,尤其是侧副韧带及交叉韧带完全断裂者。对半月板破裂,不宜过多切除,仅将破裂之边缘或前角、后角部分切除即可。

(4)畸形愈合者,根据畸形角度和出现症状的严重程度可截骨矫形。内翻或外翻超过 10°,旋转畸形超过 15° 应截骨纠正。

第七节 髌骨骨折

髌骨是膝关节的重要组成部分,是人体中最大的籽骨。在伸膝活动中,髌骨通过杠杆作用能使股四头肌力量提高约 30%,尤其在伸直膝关节的最后 10° ~15° 时,髌骨的作用更显重要。因此,髌骨骨折后如处理不当,将会严重影响膝关节的活动,甚至造成终生残疾。髌骨与股骨内外髁的前方形成髌股关节,髌骨骨折后应尽量恢复关节面的平整,以减少创伤性髌股关节炎的发生。髌骨骨折的发生率约为全身的 1%,其好发时间与天寒(结冰滑倒)、带皮水果(西瓜皮、香蕉皮等均易使人滑倒)等有关,尤多见于来去匆匆的、股四头肌力较强的青壮年者。

一、应用解剖

髌骨略呈三角形,位于股骨滑车的前方,并与滑车构成关节,称髌–股关节。膝关节在屈曲运动中,髌骨在滑车前面上下滑动,两软骨间的摩擦阻力比肌腱与软骨的摩擦阻力小。因此髌骨有保护股骨髁软骨面免受磨损的作用。

髌骨位于伸膝装置内,解剖结构包括髌骨近侧基底部、远侧关节外尖端下极部分及关节外髌骨前面和后侧的关节面。股直肌和股中间肌附着在髌骨近侧基底部,股内侧肌及股外侧肌分别附着于髌骨两侧。股四头肌腱的中央部分通过髌骨与髌韧带相连,止于胫骨结节,其包绕髌骨两侧部分称股四头肌扩张腱膜或髌骨旁腱膜,是髌骨的重要支持带。髌骨结合股四头肌腱、髌韧带及其两旁的腱膜构成一组完整的伸膝装置,髌骨是这套装置的重要组成部分。

髌骨的前方由髌骨外动脉环包绕,它来自膝关节动脉的分支。这个动脉环通过髌中血管

和远端血管给髌骨供血。髌中血管给髌骨前中 1/3 供血,远端血管给髌骨下极供血。所以髌骨大面积坏死很少发生,但当髌骨损伤严重、过多切除髌骨两侧时可发生髌骨坏死。髌前横切口时注意隐神经的髌下支。隐神经的髌下支从内侧穿到胫骨的前外侧面支配髌骨远端的感觉,它沿着皮下组织行走,若行横切口时易损伤该神经。

髌骨作为伸膝装置中人体最大的股四头肌和附着在胫骨结节上的髌韧带两个杠杆臂的支点,通过髌股关节传递巨大的力量。作用在股四头肌的最大应力值是 3200N,而髌韧带的应力值达到 2800N。年轻人站立时可高达 6000N。这相当于自身体重的 3~7 倍,这种负荷需要骨固定的牢度较高。在人体中髌骨软骨厚度最大,达到 4~5mm,这是膝关节屈曲时产生的巨大压力造成的,特别是从蹲位站起时。髌股关节的形状及髌骨后关节面的个体差异很大。髌骨的轨迹也是由伸膝装置的结构及股四头肌的平衡性所决定的。在伸屈活动时髌骨关节面始终与股骨髁的变化相适应症。从伸直到屈曲 45°,髌骨关节面与股骨的前面相接触,当膝关节屈曲超过 45°,股四头肌后面与股骨的髌骨凹形成关节,这就增加了杠杆的力臂,即从股四头肌肌腱与髌韧带的结合部到膝关节旋转轴的距离。由于髌骨的高度,使伸膝装置力臂增加,这样膝关节完全伸直(最后 15°)时可另外增加 60%的力量。所以,在行髌骨切除时一定要把以上因素考虑在内,因为术后膝关节过伸的力量将明显减弱。髌骨位于股骨髁的前面,因而有保护膝关节尤其是股骨髁软骨面免受外伤的作用。

二、病因病机

骨折为直接暴力和间接暴力所致。直接暴力多因外力直接打击在髌骨上,骨折多为粉碎型,其髌前韧带、股四头肌腱及髌骨两侧扩张部破坏轻,骨折移位较小,髌前部有时有损伤,甚至形成开放骨折。间接暴力多由于股四头肌突然强力收缩,牵拉髌骨向上,髌韧带固定髌骨下部,股骨髁部向前顶压髌骨形成支点,三种力量同时作用造成髌骨骨折。骨折多为横断骨折,移位大,髌前韧带及两侧扩张部撕裂严重。

三、分型

(一)根据骨折的发生机制不同分型:

1. 肌肉拉力致横行骨折

当平地或高处跌下时,由于股四头肌防御性突然收缩,即可引起髌骨中部横行骨折,并出现纵向移位。此在临床上最为多见,约占 60%左右。

2. 直接撞击致粉碎骨折

跌倒时膝部直接着地、或重物撞击及急刹车时均可引起星芒状粉碎样骨折,以致为复位造成困难。此种类型在临床上约占 20%~25%左右。

3. 肌肉拉力＋直接暴力致上方横行骨折、下方粉碎骨折

一般先因肌肉拉力引起骨折,当患者跪地跌倒着地时,使远端又遭受直接暴力而出现此种类型,约占 10%左右。

4．肌肉收缩致髌骨下极撕脱性骨折

此种临床上少见的髌骨下极撕脱性骨折,主要是因暴力集中于髌骨下极之故,约占 3%～5%左右,对关节面多无影响。

5．股四头肌收缩时内外侧不平衡致纵形骨折

即收缩力较强的一侧通过髌韧带的扩张部将暴力集中到髌骨的侧方,尤其屈曲位时,易引起外侧纵形骨折,一般多无明显移位。

(二)根据骨折是否有移位分型

1．无移位型

骨折端无移位,可有纵行、横行、斜行、边缘星状及粉碎等多种形态的骨折线出现。

2．移位型

以髌骨的中 1/3 骨折为多见,骨折端分离,骨折远端可向前下方翻转。

四、临床表现与诊断

髌骨骨折绝大多数由膝前方直接暴力引起,例如高处坠落、跌倒、打击,受伤时常常是在屈膝状态。肌腱的撕脱骨折,多由间接暴力引起。髌骨骨折的典型症状是膝关节肿胀、压痛及功能障碍,尤其是伸膝功能障碍。但主动伸膝活动的存在并不能排除伸膝附属装置完整的髌骨骨折,如果骨折有移位可触及两骨块间的缺损。常有关节积血,应同时注意评估软组织损伤情况以免忽略髌骨滑囊损伤或开放性骨折时遗漏损伤程度分级。

标准的膝关节正、侧位片及髌骨轴位 X 线片是很有意义的。在正位片上,髌骨正常投影应在股骨髁间窝的中线,下极正好位于内外股骨髁远端连线上。在侧位片上,胫骨近端必须被拍摄到,以排除在胫骨结节处的髌韧带撕脱骨折。髌韧带断裂撕脱或髌骨位置异常可用高位髌骨或低位髌骨来判断,由髌骨的两极间最长长度与髌韧带长度比判断,此比率正常等于 1。若比率小于 1,常提示高位髌骨或髌韧带撕裂。膝关节屈曲 45° 时拍摄的髌骨轴位片也很重要,这对诊断髌骨纵向骨折和骨软骨骨折是有帮助的。断层摄片在某种特殊情况下有诊断意义,例如应力骨折,老年骨缺失和关节积血,髌骨不连或畸形愈合。CT 仅用于检查骨折不愈合、畸形愈合和髌股关节排列异常。

应注意排除髌韧带撕裂、髌骨脱位和发育异常(双髌骨)。单纯股四头肌或髌韧带撕裂只能通过临床检查排除。侧位 X 线片也可以提示髌骨位置的异常。髌骨脱位,通常发生向外侧方移位,可以导致髌骨内侧缘骨软骨撕脱骨折。双髌骨、三髌骨是由于发育时未愈合的原因,常为双侧性。双髌骨常常局限在髌骨近端外侧的 1/4,其 X 线特征是圆钝的硬化线,若是尖锐线则为骨折线。

五、治疗

(一)保守治疗

主要包括以下三种,多用于无移位及年迈者。

1. 单纯护膝固定

即选用保健式护膝 2 个(膝后部无孔者)重叠套于膝关节处,并在前方中点剪一 2cm × 2cm 十字形小孔套住髌骨,起稳定及制动作用,持续 3~5 周。

2. 伸直位石膏固定

较为简便,适用于无明显移位之各型骨折;一般制动时间 4~6 周,如固定过久则影响膝关节伸屈功能。因此,凡需长时间制动之病例,仍以手术疗法为宜。

3. 抱膝圈固定

即用一硬性橡皮圈,外方包以棉花及绷带、四周分别与固定带相连,并将其固定于膝部。抱膝圈套住髌骨,通过慢性加压,将圈逐渐缩小,达到使髌骨复位及固定目的。此法仅适用于年迈体弱不适宜手术之病例。因其复位效果并非十分理想,尤其是如果关节面不平整时,易诱发创伤性关节炎而出现不良后果。

4. 可吸收线环状经皮潜行缝合

适合于无移位骨折或错位不严重的髌骨骨折。先将髌骨闭合复位,使关节面平整,然后用较粗 10 号可吸收线经皮紧贴髌骨的四周呈环状缝合。再将丝线抽紧、打结、剪断,线结埋入皮下。丝线缝合时需沿髌骨边缘中部,切勿过浅(偏前),如此易引起髌骨后方软骨面的分离而产生创伤性髌股关节炎。缝合完毕后用伸直位石膏托固定 4~6 周。

(二)手术治疗

1. 环形钢丝内固定骨折(图 2-7-1)

当膝关节屈曲时将骨折端张力转变成压力。术中可先用复位钳行骨折复位,然后沿髌骨近折断近侧横向用枚克氏针钻孔,穿过钢丝,再在远折断远侧横向用枚克氏针钻孔,然后将钢丝另一头穿过该孔并打结呈"O"字形环扎在髌骨周围,"O"形环扎钢丝有较强的对抗力,如下极骨折,钢丝太靠近髌骨的下缘,钢丝可穿过髌韧带内,同样起到环扎固定作用,环扎钢丝的尾结应打在内侧或外侧。这种固定方式较简单,适合任何类型髌骨骨折,但内固定可靠性较差,强度不够,必须借助外固定 6 周后,拆除外固定才能进行膝关节功能锻炼。

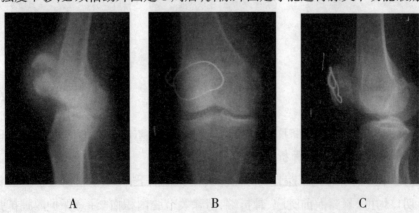

A   B   C

图 2-7-1 髌骨骨折环形钢丝内固定手术前(A)后(B、C)X 线片

2. 克氏针张力带固定骨折（图 2-7-2）

横行骨折病例,可先复位用两枚平行克氏针纵行固定,再外加张力带钢丝固定。这种固定方式可使患者早期进行膝关节功能锻炼。

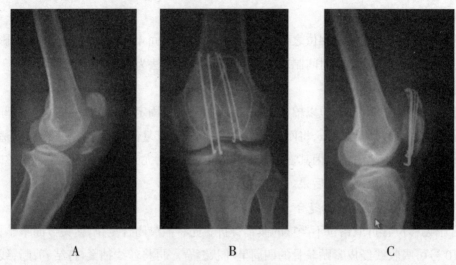

图 2-7-2　髌骨骨折克氏针张力带内固定手术前(A)后(B、C)X 线片

3. 拉力螺钉加前方张力带钢丝内固定骨折（图 2-7-3）

髌骨远端的骨折最好用拉力螺钉纵行固定,前方的张力必须通过前面的张力带钢丝来对抗,否则内植物拉力螺钉有被拉出或固定失败的可能。髌骨上极的骨折是稳定的,若有必要可将股四头肌腱另外经骨缝合到髌骨上。术后外用石膏托固定 4~6 周。

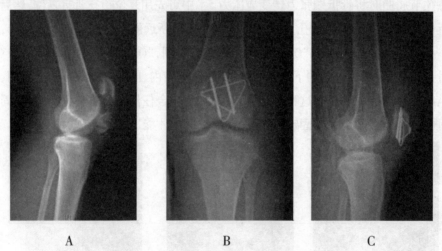

图 2-7-3　髌骨骨折拉力螺钉张力带内固定手术前(A)后(B、C)X 线片

4. 记忆合金聚髌器内固定骨折（图 2-7-4,图 2-7-5）

适应症较广泛,基本避免了髌骨切除术。具体实施如下:一般取仰卧位。经髌骨前纵形或前横弧形切口均可。暴露髌前腱膜、骨折端,清除关节腔内积血。注意保护髌腱扩张部及髌前软组织,缝合髌前腱膜及髌腱扩张部。骨折解剖复位后,以环形钢丝内固定骨折,再放置聚

髌器,利用记忆合金聚髌器将髌骨骨块自周缘向中心聚拢并维持复位。其兼有复位与固定的作用。固定后,各爪能向心性持续自动地对骨折断端间施加压力。尤其是内聚髌器的体部位于髌骨的前表面,固定符合张力带原则。固定可靠,术后可以早期活动。该方法简便易行,并发症少,疗效好。是目前比较理想的一种手术治疗方法。

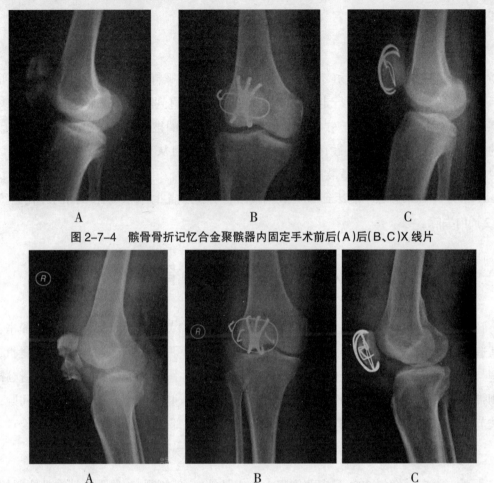

图 2-7-4　髌骨骨折记忆合金聚髌器内固定手术前后(A)后(B、C)X线片

图 2-7-5　髌骨粉碎性骨折记忆合金聚髌器结合形状记忆合金弓齿钉内固定手术前后(A)后(B、C)X线片

5. 髌骨部分切除术

髌骨部分切除效果优于全切除,无论如何应保持力臂的完整性。一个下极、上极粉碎,甚至中央带粉碎的髌骨,通过切除碎骨片后再复位,可取得很好的效果。如果横行骨折,切除远端或近端,将主要骨片复位是可行的。若粉碎区在边缘,应切除部分碎骨片以防止骨赘形成。然后缝合邻近的韧带以保持伸膝的轴线处于中央,否则髌骨的平衡将被打破。同时必须加用髌骨—胫骨结节环形钢丝缝扎来固定骨折并保护髌韧带。

6. 髌骨切除术

对于严重粉碎、软骨广泛破坏的病例,髌骨切除可能是惟一的方法,将碎骨片和碎裂的软组织经仔细解剖后切除,尽可能地保护伸膝装置,然后进行肌腱重建。若缺损区在 3～4cm,可以行直接缝合。伸膝装置的缩短对增加肌肉的前负荷是有利的,否则术后容易出现股四头肌无力。若直接缝合不可能,建议采用倒"V"字成形缝合术。应注意,在髌骨切除术中尽可能保留一个较大的骨片,对维持力臂的作用是有利的。术后固定4周开始练习膝关节屈伸活动。

若有保留髌骨的机会,则尽可能复位内固定来保留髌骨,不要部分切除或全切除,这样对膝关节功能影响较大。

六、术后处理

因为骨折固定可靠内植物(不仅有克氏针而且有拉力螺钉)被前方的张力带保护,所以术后可以不用石膏或支架。但行走时,必须用支具保护,一直到股四头肌肌力恢复。早期康复锻炼,特别是主动锻炼,对关节软骨的康复是有利的,持续的被动活动(CPM机)对此也有一定的促进作用。若伤口没有问题,6周内可以允许负重,并且从0°到90°主动屈曲活动。屈膝对于将前方拉力变成压力是最重要的,这也有利于骨愈合。去除内植物的平均时间是1年(8~18个月)。如果屈膝不能达到90°或钢丝断裂引起疼痛,髌骨胫骨结节间的环扎钢丝应在12周内去除。

第八节　胫骨平台骨折

胫骨平台骨折是膝关节创伤中最常见的骨折之一。膝关节遭受内/外翻暴力的撞击,或坠落造成的压缩暴力等均可导致胫骨平台骨折。由于胫骨平台骨折是典型的关节内骨折,其处理与预后将对膝关节功能产生很大的影响。同时,胫骨平台骨折常常伴有关节软骨、膝关节韧带或半月板的损伤,遗漏诊断和处理不当都可能造成膝关节畸形、力线或稳定问题,导致关节功能的障碍。因而,所引起的问题往往更多于其他部位。

一、应用解剖

胫骨上端向后倾斜20°且向两侧膨大形成胫骨内、外侧髁,与股骨下端内外侧髁相适应症,以增加膝关节的稳定。胫骨内外两侧关节面呈鞍形,但在侧位观,平台关节面略呈凸形;正位观则略呈凹形。内侧髁关节面稍凹陷,略呈长圆形,外侧髁关节面较平坦,呈圆形。胫骨髁间嵴位于内外两侧平台之间,为非关节面区域。此处由前向后顺序附有内侧半月板前角、前交叉韧带、外侧半月板前角、胫骨髁间嵴、外侧半月板后角、内侧半月板后角和后交叉韧带。胫骨上端骨骺至19岁闭合。胫骨上端周围皮质骨较薄弱,具有纵向骨小梁,向上至同侧平台软骨下皮质骨。在平台皮质骨下方,有横向骨小梁与纵向骨小梁呈交叉状排列。外侧平台骨小梁分布密度不及内侧平台密集,故骨的支撑力相应的减弱,胫骨平台的关节软骨下皮质骨亦常较股骨髁为薄弱。因此,暴力使胫骨平台和股骨髁相互撞击时,常引起胫骨平台骨折。膝部外侧容易遭受侧向暴力,较多见造成外侧平台骨折,膝部内侧受另腿保护,不容易遭受侧向暴力,故内侧平台骨折较少见。在内外两侧平台与相应的胫骨髁之间,各关节面的中部相互直接接触,周围部有半月板介入,相互呈间接接触。在膝关节内外两侧,尚有侧副韧带保持关节的侧向稳定性。正常膝关节约呈 6° ～10° 外翻,下肢负重轴线通过关节中部略偏内侧,胫骨外侧平台周围一小部分尚与腓骨头相连,构成胫腓上关节。腓骨头对外侧平台后部 1/3-1/4 关节面起支撑保护作用。

二、病因病机

(1)直接暴力:外力直接作用于髁部,以汽车前方的保险杠或自行车前轮等直接撞击者较多,或被其他致伤物的直接致伤者。

(2)传导暴力:多系自高处跌下或滑下时所产生的垂直压缩力所致,且易引起双侧髁部骨折。如骨折外形似倒 T 形者,则称之为 T 型骨折,或引起似倒 Y 形的 Y 型骨折。

(3)扭曲暴力:多因突然的内旋或外旋所致,且常伴有内翻或外翻,以致易同时出现关节内韧带损伤。此情况多见于各种剧烈运动的比赛或训练中,因此以青壮年患者多见。

三、分型

(一)Moore 分型(图 2-8-1)

Ⅰ型. 劈裂骨折;

Ⅱ型:全髁骨折;

Ⅲ型:边缘撕裂骨折;

Ⅳ型:边缘塌陷骨折;

Ⅴ型:四部骨折。

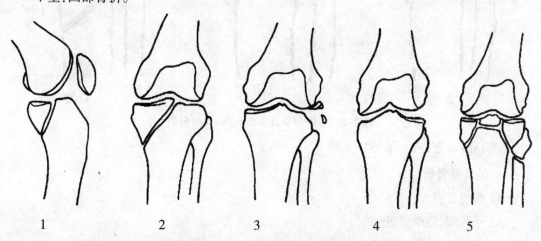

1　　　　2　　　　3　　　　4　　　5

图 2-8-1　胫骨髁骨折 Moore 分型

(1)劈裂骨折;(2)全髁骨折;(3)边缘撕裂骨折;(4)边缘塌陷骨折;(5)四部骨折

(二)Schatzker 将胫骨平台骨折分型(图 2-8-2)。

Ⅰ型:外侧平台的单纯楔形骨折或劈裂骨折。

Ⅱ型:外侧平台的劈裂压缩性骨折。

Ⅲ型:单纯中央压缩性骨折。

Ⅳ型:内侧平台骨折。其可以是劈裂性、劈裂压缩性或粉碎性。

Ⅴ型:包括内侧平台与外侧平台劈裂的双髁骨折。

Ⅵ型:同时有关节面骨折和干骺端骨折,胫骨髁部与骨干分离,即所谓的骨干-干骺端分离,通常患者有相当严重的关节破坏、粉碎、压缩及髁移位。

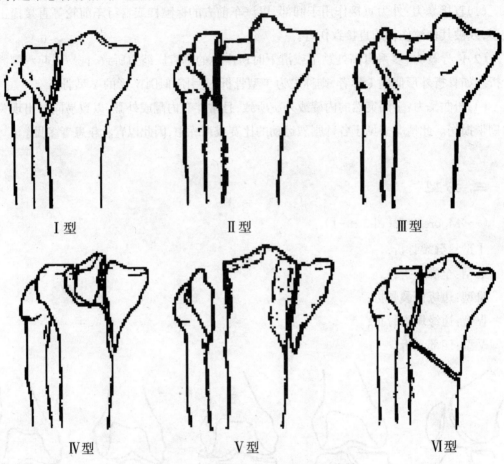

| Ⅰ型 | Ⅱ型 | Ⅲ型 |

| Ⅳ型 | Ⅴ型 | Ⅵ型 |

图 2-8-2　胫骨平台骨折 Schatzker 分型

(三)AO 分型(图 2-8-3)

A 关节外骨折

A1 撕脱骨折

A2 干骺端,简单骨折

A3 干骺端,多折块骨折

B 部分关节骨折

B1 单纯劈裂骨折

B2 单纯压缩骨折

B3 劈裂加压缩骨折

C 关节完全骨折:

C1 关节简单骨折,干骺端简单骨折

C2 关节简单骨折,干骺端多折块骨折

C3 全关节多折块骨折

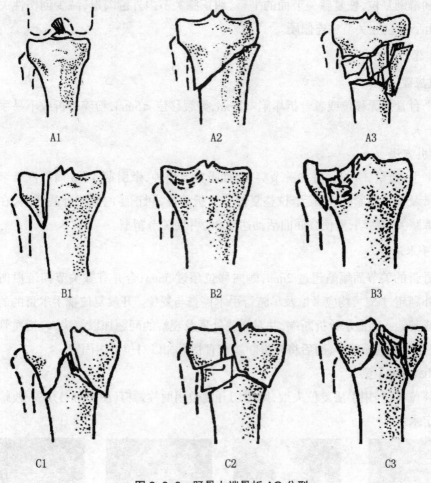

图 2-8-3 胫骨上端骨折 AO 分型

四、临床表现与诊断

伤后膝关节疼痛,肿胀,活动障碍。严重骨折可见膝关节和小腿上段广泛瘀斑,出现张力性水泡。有时有骨擦音,骨折移位时局部有畸形。浮髌试验阳性。体检时要注意询问受力的内外方向,检查有无侧副韧带损伤。侧副韧带部位肿胀、压痛常表明该韧带有损伤。由于骨折塌陷,对股骨缺乏支撑力,可有异常的内外翻活动,此时侧副韧带不一定损伤,需与临床检查结合考虑。膝关节屈曲 15° 作 Lachman 试验,松弛应考虑有交叉韧带损伤,半月板有无损伤,需手术中探查明确。

正侧位 X 线片虽可明确诊断,了解骨折类型和严重程度,但骨折的实际损伤往往比 X

线片所示更加严重。增加左右斜位片有利判明骨折的塌陷部位。CT片可做手术方式的参考。膝关节CT三维重建更能明确骨折的部位和严重程度。必要时行MRI扫描。

五、治疗

胫骨近端骨折是近关节或关节内骨折,可波及负重关节面,治疗应使塌陷及劈裂的骨折片严格达到解剖复位,恢复膝关节面的平整,纠正膝关节内外翻畸形,减少创伤性关节炎的发生,早期活动,防止关节粘连僵硬。

（一）保守治疗

1. 适应症

胫骨平台骨折无移位或者骨折塌陷<2mm,劈裂移位<5mm,粉碎骨折或不易手术切开复位骨折。

2. 牵引方法

跟骨牵引,重量3~5kg,并做关节穿刺,抽吸关节血肿,牵引期4~6周。依靠牵引力使膝关节韧带及关节囊紧张,间接牵拉整复部分骨折移位,纠正膝内翻或外翻成角,在牵引期间积极锻炼膝关节活动,能使膝屈曲活动达90°,并使关节塑型。

（二）手术治疗

平台骨折的关节面塌陷超过2mm,侧向移位超过5mm;合并有膝关节韧带损伤及有膝内翻或膝外翻超过5°,均应考虑及早施行手术探查与复位。开放复位视手术目的的不同可采取侧方或其他入路显示骨折断端,并对需要处理及观察的问题加以解决,包括血管神经伤的处理、嵌顿肌肉的松解等,而后将骨折断端在直视下加以对位及内固定。

1. Schatzker I 型

轻度移位者,经用手法复位失败,则需切开复位用两枚螺钉(图2-8-4)或一枚螺钉加克氏针内固定术。

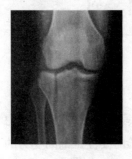 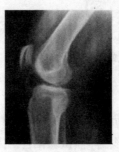 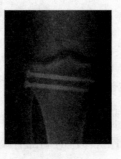 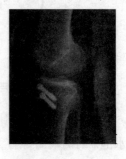

A   B   C   D

图2-8-4 胫骨外侧髁劈裂骨折两枚螺钉内固定手术前(A、B)后(C、D)X线片

2. Schatzker II 型

原则上行开放复位,将塌陷之平台向上方撬起恢复原位,再取髂骨或人工骨植入骨缺损处,并选支持钢板内固定(图2-8-5)。术后辅以下肢石膏托外固定。4~6周后拆除石膏开始

膝关节屈伸功能锻炼,下地负重至少在 10~12 周以后,否则易再次塌陷。

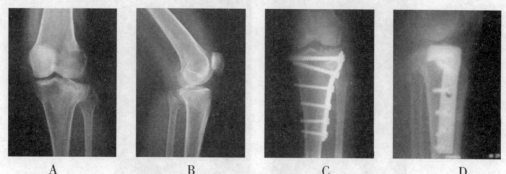

A   B   C   D

图 2-8-5　胫骨外侧髁塌陷骨折植骨及 L 钢板内固定手术(A、B)后(C、D)X 线片

3. A2、A3、C1、C2、C3 型

治疗上较为复杂,视下述情况不同酌情处理。

(1) A3、C3 型:因手术难以复位,更难以固定,因此对无把握获得良好内固定者,可行跟骨持续牵引 4~6 周,并在勃郎氏架上作膝关节功能活动,以利用股骨下端之形态促使胫骨平台尽可能地恢复原位。牵引重量开始为体重的 1/12~1/14,1 周后递减,3 周后仅以 1.5~2.0kg 维持。

(2) C1、C2 型者:如骨块较大,应尽早手术切开复位,T 型钢板、或 L 型钢板、高尔夫解剖钢板、锁定钢板等给予固定(图 2-8-6,图 2-8-7,图 2-8-8),必要时取髂骨植骨。并用石膏托制动 4~6 周后开始关节活动,视骨折愈合及内固定物强度等不同,而决定下地负重时间。

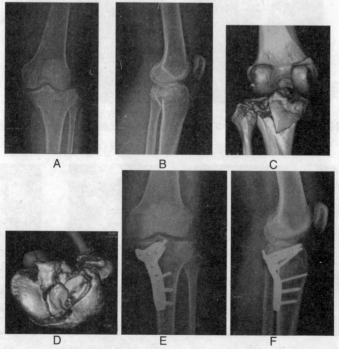

A   B   C

D   E   F

图 2-8-6　胫骨近端 SchatzkerⅣ型骨折术前 X 线片(A、B)及 CT 重建(C、D),显示膝关节半脱位,切开复位植骨及锁定钢板内固定手术后 X 线片(E、F),位置良好

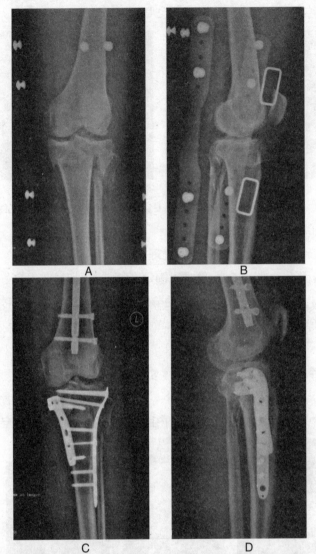

图 2-8-7 一位车祸男性患者多发骨折,其中左侧胫骨近端 Schatzker V 型骨折术前 X 线片(A、B),切开复位植骨及双侧锁定钢板内固定手术后 X 线片(C、D),位置良好

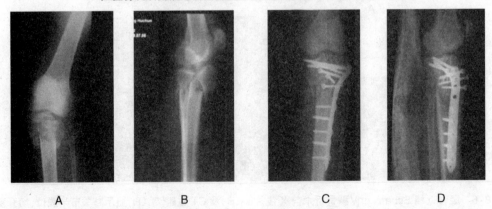

图 2-8-8 胫骨近端 Schatzker VI 型骨折切开复位植骨及锁定钢板内固定手术前(A、B)后(C、D)X 线片

(3)有伴发损伤者:对血管神经伤应及早手术探查,并酌情处理;腓骨头骨折予以复位,复位困难者则切除之;伴有十字韧带及侧副韧带损伤者应及早修复。骨折之复位及内固定情况等可酌情处理。年迈病例亦可选用人工膝关节置换术。

六、术后处理

对于稳定性胫骨平台骨折,并复位螺钉钢板固定良好者,4~6周去除外固定;粉碎性骨折且有明显塌陷移位者,因有坚强内固定,6周后取除外固定,可在床上练习膝关节伸屈活动,或在 CPM 机上被动伸屈膝关节,早期膝关节功能锻炼,虽在骨折未达完全愈合,绝对不能负重。

第九节　　胫腓骨骨折

胫腓骨骨干骨折在全身骨折中最为常见。儿童有时也可见胫腓骨的"青枝骨折"。长跑运动员也可见到腓骨的"疲劳性骨折"。其中以胫骨干单骨骨折最多,胫腓骨干双骨骨折次之,腓骨干单骨折最少。

一、应用解剖

胫骨是连接股骨下方的支承体重的主要骨骼,腓骨是附连小腿肌肉的重要骨骼,并承担 1/6 的承重。胫骨干横断面呈三棱形,在中下 1/3 交界处,变成四边形,此处易于骨折,腓动脉在分出胫前动脉后,穿过比目鱼肌向下走行,此处血管固定,胫骨上 1/3 骨折移位,易损伤胫后动脉,造成小腿下段严重缺血坏死。胫骨中上 1/3 骨折易引起小腿的骨筋膜室压力增高造成缺血性肌挛缩成坏疽。胫骨中下 1/3 骨折使滋养动脉断裂,易引起骨折延迟愈合。腓骨颈骨折易损伤腓总神经。

小腿部的上界为膝部下界,下界平内、外踝基底部的环线。小腿部的深筋膜在外侧向深部发出前、后 2 个肌间隔,肌间隔和小腿骨、骨间膜、深筋膜一起将小腿分为前、后浅、后深和外侧 4 个骨筋膜间室,分别容纳小腿肌的前、后和外侧肌群及血管和神经。按其位置小腿部也相应地分为前、后及外侧 3 区。

(一)小腿前、外侧区

小腿前区包含小腿前群肌和行于其间的腓深神经及胫前动、静脉,小腿前群肌的肌腱、神经和血管都经踝关节前面及深肌支持带深面到达足背。小腿外侧区主要包含小腿肌外侧群和行于其间的腓浅神经。

1. 浅层结构

皮肤移动性小,血液供应差,损伤后伤口愈合较慢。浅筋膜疏松且含少量脂肪、弹性差,轻度水肿时,临床多在内踝上方指压检查,易显压痕。浅静脉为大隐静脉及其属支。在小腿上部,隐神经居静脉的后方,在小腿下部则绕过静脉至其前方。腓浅神经于小腿外侧中、下 1/3 交界处穿出深筋膜至皮下。

2. 深层结构

小腿前区的深筋膜较致密,在胫侧它与胫骨内侧面的骨膜相融合;在腓侧,深筋膜发出前、后 2 个肌间隔,附着于腓骨前、后缘的骨膜。小腿的前、后肌间隔,胫、腓骨及其间的骨间膜与小腿前区的深筋膜,共同围成外侧骨筋膜间室和前骨筋膜间室。

(1)小腿外侧骨筋膜间室的内容有小腿外侧群肌和腓浅神经等。

①小腿外侧肌群:即腓骨长、短肌,它们起自腓骨,止于附骨和跖骨。其功能为使踝关节屈曲、足外翻;此外,腓骨长肌腱和胫骨前肌腱在足底共同形成"腱环",有维护足横弓的作用。

②腓浅神经:起自腓总神经,下行于腓骨长、短肌之间,沿途分支支配该 2 肌,其末支至小腿中、下 1/3 交界处,经腓骨长肌前缘穿深筋膜浅出至皮下,分布于小腿外侧及足背和趾背的皮肤(第 1 趾蹼及第 1、2 趾相对缘的皮肤除外)。当腓浅神经损伤时,常表现为足不能外翻,分布区的皮肤感觉缺失。

(2)小腿前骨筋间室有小腿前群肌,包括第 3 腓骨肌(少数人缺如,占 26%),胫前动、静脉及腓深神经等。

①小腿前群肌:在小腿骨间膜前面,共有 3 块。由内侧向外侧依次为胫骨前肌、拇长伸肌和趾长伸肌(趾长伸肌远侧分出第 3 腓骨肌,附着于第 5 跖骨底),起自胫、腓骨和小腿骨间膜,止于跖骨和趾骨。其主要功能是使踝关节背伸和伸趾。此外,胫骨前肌还可使足内翻,第 3 腓骨肌可协助足外翻。

②胫前动脉:在胫骨平台平面,腘肌下缘处发自腘动脉,然后穿经小腿骨间膜上方的孔进入前骨筋膜间室,立即发出胫前返动脉。向上加入膝关节网。胫前动脉主干先贴骨间膜行于胫骨前肌与趾长伸肌之间,在小腿中部则位于胫骨前肌与拇长伸肌之间,至踝关节上方,行于拇长伸肌深面,至踝关节前方中点处改名为足背动脉。胫前动脉沿途分支分布于小腿肌前群、膝关节及踝关节。

③胫前静脉:有 2 支,伴行于动脉两侧,其属支与动脉同名。

④腓深神经起自腓总神经,向前下穿腓骨长肌起始部及前肌间隔,进入前骨筋膜间室,即与胫前血管伴行。其肌支支配小腿前群肌和足背肌,皮支(终支)在第 1 趾蹼处浅出,再分为 2 条趾背神经,分布于第 1~2 趾背相对缘的皮肤,此外,还发出踝关节支。当腓深神经损伤时,常表现为足不能背伸及伸趾。

(二)小腿后区

1. 浅层结构

小腿后区皮肤具有质地良好、血供丰富及部位隐蔽等特点,是一供皮区,且面积大,可供吻接的血管多,适合做较大面积的游离皮瓣移植。浅筋膜较大腿部薄,内有小隐静脉、腓肠内、外侧皮神经及腓肠神经等。

（1）小隐静脉起于足背静脉弓的外侧份，经足外侧缘绕外踝后方上行至小腿后区。

（2）皮神经主要有腓肠内、外侧皮神经。

①腓肠内侧皮神经：在腘窝由胫神经发出，与小隐静脉伴行于腓肠肌内、外侧头之间，在小腿中部穿深筋膜浅出，多数由腓肠内侧皮神经与腓肠外侧皮神经发出的交通支吻合成腓肠神经。腓肠神经分支分布于小腿后面下部皮肤，主干继续伴小隐静脉下行，经外踝后方行向足背外侧缘，改名为足背外侧皮神经。分布于足背外侧缘和小趾外侧缘的皮肤。

②腓肠外侧皮神经：由腓总神经发出，于腘窝外侧角穿出深筋膜，向下分布于小腿后外上部的皮肤，并发出 1 条交通支与腓肠内侧皮神经吻合。

2.深层结构

（1）深筋膜此区深筋膜较为致密，与小腿后肌间隔、骨间膜、胫骨与腓骨的后面围成后骨筋膜间室。此间室又被位于小腿肌后群浅、深层肌之间的小腿后筋膜隔分为浅、深后骨筋膜间室。

（2）肌肉：浅层有腓肠肌、比目鱼肌及跖肌。深层有腘肌、趾长屈肌、胫骨后肌和蹈长屈肌。

3. 血管和神经

（1）胫后动脉：是腘动脉的两终支之一，有 2 条伴行静脉。胫后动脉在腘肌下缘处起始后穿经比目鱼肌腱弓的深面，至小腿肌后群浅、深层之间下降，继而沿跟腱内侧缘的前方与之平行走行至内踝后方，于屈肌支持带的深面，分成足底内、外侧动脉进入足底。胫后动脉在内踝后方的一段位置表浅，故可在体表摸到其搏动。

（2）胫神经：自腘窝向下与胫后动脉伴行，在比目鱼肌深面，先位于胫后动脉的内侧，渐与动脉交叉，至小腿下部则位于动脉外侧，到屈肌支持带深面分为足底内外侧神经行向足底。胫神经分支支配腓肠肌、比目鱼肌和跖肌，沿途发出肌支支配小腿肌后群的深层肌，此外，还发出腓肠内侧皮神经。

二、病因病机

（1）直接暴力。重物直接撞击或车轮碾轧，可引起横骨折、短斜骨折或粉碎骨折，近来足球比赛中铲球犯规动作，导致胫腓骨骨折并不少见。两骨折往往均在同一水平。胫骨处于皮下，易发生开放性骨折。

（2）间接暴力。高处跌下，强烈扭转或滑跌，可引起斜骨折。两骨均骨折时，腓骨的骨折线往往高于胫骨的骨折线，易形成开放性骨折。软组织损伤小，出血较少。

三、分型

胫骨骨折分类目前常用的为改良 Ellis 分型见（表 2-9-1）

表 2-9-1 胫骨骨折 Ellis 分型

骨折特点	轻度	中度	重度
移位	0%～50%（直径）	51%～100%	100%
粉碎程度	无或轻微	无或1个蝶形片	2个或更多片或段
软组织伤	开放Ⅰ°（Gastilo）	开放Ⅱ°	开放Ⅲ°～Ⅴ°
	闭合0°（Tscheme*）	闭合Ⅰ°	闭合Ⅱ°～Ⅲ°
暴力	低	中	高能,压伤
骨折形态	螺旋形	横形、斜形	横形、多块

*Tscheme 闭合损伤分级:0° 间接暴力致伤;Ⅰ° 低或中能损伤,骨折局部软组织挫伤;Ⅱ° 肌挫伤严重,深层皮肤擦伤,有骨筋膜室综合征高危性;Ⅲ° 广泛挤压,皮下组织脱套或撕脱,可有动脉损伤或确立的骨筋膜室综合征。

开放骨折的 Gustilo 分型见上篇表 7-0-2

四、临床症状与诊断

胫腓骨骨折后患肢疼痛,肿胀和功能丧失,可有骨擦音和异常活动。有移位骨折者,肢体短缩,成角及足部外旋畸形,加上 X 线检查,诊断并不困难。但应注意骨折的合并症,仔细检查软组织损伤程度,及时发现、及时处理。X 线正位片应包括胫腓骨全长,以免漏诊。X 线可见骨折线、碎骨片、断端移位等。

对于小腿外伤后,除仔细检查骨折的部位、压痛和异常活动情况外,不可忽视并发症的检查。因为并发症往往造成的危害较大和后遗症较多,注意小腿的肌肉张力,足部的皮肤感觉、运动和疼痛,足背动脉的触摸是必不可少的检查,通过这些检查就可及早发现肌筋膜间隔区综合征,并及时减压治疗,防止肌肉坏死,避免截肢的痛苦。

五、治疗

胫腓骨骨折治疗的主要目的是恢复小腿长度、对线和持重功能。胫骨的复位与腓骨的复位同样重要,一般首先满足胫骨的复位。稳定性横骨折和短斜形骨折可闭合手法复位后用夹板或石膏外固定。不稳定性骨折,可结合骨牵引和小夹板治疗。若闭合手法复位后,仍有成角或缩短移位,可采用切开复位内固定。开放性骨折,可清创缝合后,先用跟骨牵引,使骨折段的对线改善,复位后石膏固定或二期切开复位内固定,也可一期清创复位外固定架固定。

(一)保守治疗

保守治疗主要适合于闭合性稳定性骨折。应熟悉骨折移位的病理,受伤机制,骨折界面,软组织损伤情况,包括可能的重要血管,神经损伤,按逆创伤机制实施手法复位,利用肌张力和软组织铰链保持复位稳定。复位后长腿石膏外固定,利用石膏塑形维持骨折的对位、对线。跟骨骨牵引适用于骨折手法复位失败,软组织损伤严重,合并骨筋膜室综合征者,6 周后可除去牵引。

（二）手术治疗

手术治疗主要适合于：①多段骨折难以利用牵引达到复位目的；②手法复位失败者多因骨折端软组织嵌顿而难以达到理想对位目的；③合并血管神经损伤者需行探查术，可同时施术将断端复位及内固定；④同侧肢体多处骨折者为避免相互牵制及影响，以开放复位＋内固定为多选；⑤开放性骨折于清创术之同时证明创口局部干净、条件较好、感染机会少者，亦可酌情行内固定术。常用的手术固定方法如下：

1.钢板内固定

多适用于骨折相对稳定及软组织损伤较轻的骨折。目前仍以动力加压钢板（图2-9-1）应用普遍，但常因追求解剖复位使骨折片软组织剥离，破坏血运。因此多主张生物固定（图2-9-2），采用桥接接骨板、微创固定系统。钢板应安放于骨折张力侧，胫腓骨干骨折的前内侧多为张力侧，如放在胫骨内侧骨面，常因皮肤损伤、坏死而感染。现仍习惯放于有肌肉保护的胫骨前外侧面。

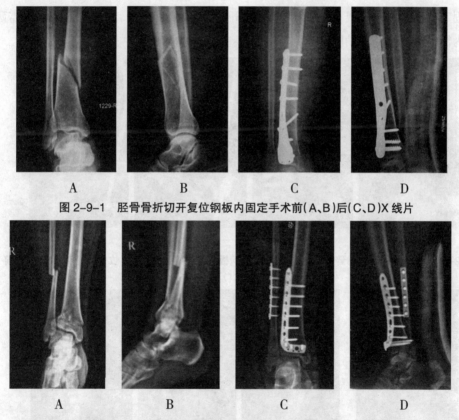

A　　　　B　　　　C　　　　D

图2-9-1　胫骨骨折切开复位钢板内固定手术前（A、B）后（C、D）X线片

A　　　　B　　　　C　　　　D

图2-9-2　胫腓骨远端粉碎骨折切开复位锁定钢板内固定手术前（A、B）后（C、D）X线片

2.髓内钉内固定（图2-9-3）

应用髓内钉内固定治疗闭合或开放性胫腓骨干骨折已被广泛接受。可行闭合穿针，不破坏骨折端软组织，能保持骨的长度，控制旋转应力，骨折固定稳固。术后第一天开始股四头肌等长收缩练习。固定稳定者，可立即开始用被动活动器活动。近来主张同时处理腓骨骨折，给

予解剖复位和内固定。髓内钉常用有交锁髓内钉。

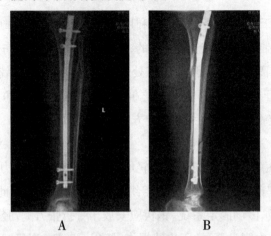

A B

图2-9-3　胫腓骨粉碎骨折闭合复位交锁髓内钉内固定术后X线片(A、B)

3.外固定器固定(图2-9-4,图2-9-5,图2-9-6)

外固定器适用于中度或重度骨折,尤其是开放骨折、伴有感染,或合并骨段缺损需延长,以及作为简单内固定的辅助固定。

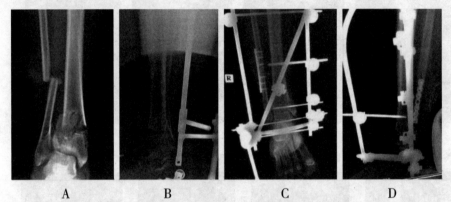

A B C D

图2-9-4　胫腓骨远端粉碎骨折腓骨切开复位钢板内固定、胫骨闭合复位外固定架固定手术前
(A、B)后(C、D)X线片

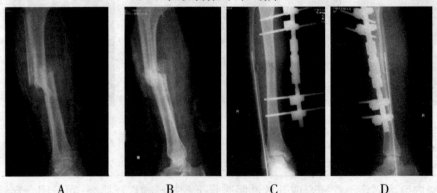

A B C D

图2-9-5　胫腓骨中段开放粉碎骨折腓骨闭合复位克氏针内固定、胫骨闭合复位单臂外固定架固定手术前
(A、B)后(C、D)X线片

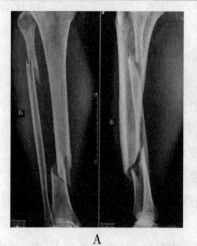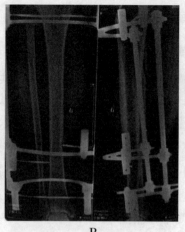

A　　　　　　　　　　　　　B

图 2-9-6　胫腓骨螺旋骨折闭合复位孟氏外架固定手术前(A)后(B)X 线片

（三）开放性胫腓骨骨折的处理

基本处理方法仍为，通过清创术将开放性骨折变成闭合性，然后按闭合性骨折处理。在具体掌握上，应注意以下几点：

1.严格清创术的基本原则与要求

由于胫腓骨表浅，污染多较明显、加之血供较差等而使感染率增高，因此更应遵照清创术的基本原则与操作程序进行。

2．创口闭合

应尽可能一期闭合创口，尤以胫前部。对局部皮肤缺损或张力较大者，尽可能利用减张切开、皮瓣转移、交叉皮瓣或皮瓣转移＋植皮等措施来消灭骨端外露。对已超过 8 小时，或污染严重者则只好留待二期处理。

3．大剂量广谱抗生素

自术前即开始使用，应尽全力避免骨折处感染的发生与发展。当然，最为重要的仍是清创术。

（四）手术注意事项

（1）尽量少破坏血供、胫腓骨血供较差，尤以中下 1/3 段，在施行开放复位及内固定过程中，应尽少地对周围骨膜或附着之肌肉剥离，以求更多地保留血供。

（2）碎骨片不可随意摘除特别是开放性损伤，应在预防感染情况下尽可能多地保留碎骨片，尤其是与软组织相连者，应尽量保留，否则易因骨缺损而形成骨不连后果。

（3）辅加必要的外固定，不仅有利于创伤的修复，且对不确实的内固定也起到保证与保护作用。除非是坚强内固定，外固定一般多需持续到临床愈合阶段，切勿大意。

（4）关节及早进行功能活动除股四头肌静力运动及直腿抬高锻炼外，如内固定较坚固，可早日除去，或间断除去外固定(可改用石膏托等)进行关节活动。

六、胫腓骨骨折并发症的治疗

(一)骨不连接

较为多见,但除了注意骨质情况外,更应注意局部的皮肤及皮下组织状态。对局部张力太大、或皮肤血供不佳、或系植皮创面者,应先通过皮瓣转移等,改善局部软组织状态后方可行植骨术。对小腿骨不连接者较为常用的手术有以下几种:

(1)滑槽植骨术较为简便、易行,且疗效多较稳定。

(2)髓内钉+植骨术多取髂骨等将其植于髓内钉四周以促进其愈合。

(3)胫腓骨融合术即在假关节之上方或下方将腓骨与胫骨植骨融合之(或用交叉骨片亦可),术式亦较简单,成活率高

(4)皮肤、肌肉及骨瓣转移术适用于伴有明显皮肤缺损(或张力过大)者,此法虽较复杂,但疗效较佳,成功率亦高。

(二)骨折畸形愈合

如处理不当较易发生,尤以旋转及成角畸形为多见,如超过10°~15°(成人从严掌握,儿童及老年者可酌情放宽),则需手术矫正。而侧方移位及不超过2厘米的短缩移位则无需处理。其处理要领如下:

(1)旋转畸形主要引起膝、踝关节咬合变异而易诱发创伤性关节炎,需及早处理,一般多采取截骨术矫正,以胫骨上端骨膜下杵臼截骨术为简便易行,且愈合快。

(2)成角畸形亦因与前者类同原因,需及早矫正。如骨折部已骨性愈合,且位于胫腓骨的中下1/3处,则不必将其于该处凿开,而以选择胫腓骨上1/3或近端易于愈合处行柞臼截骨术为宜。

(三)小腿筋膜间隔综合征

1.成因

由胫腓骨骨骼、骨间膜、深筋膜和肌组间隔所形成的小腿筋膜间隔区,是维系小腿正常功能所特有的解剖组织结构,并保持稳定的压应力。但如小腿遭受外伤情况下,由于局部组织的肿胀、渗出液增多、血管破裂所引起的出血等,均促使间隔内压力升高,以致首先引起静脉回流受阻,从而使局部压力更进一步增高;最终压迫动脉,渐而闭塞以致小腿间隔内的肌肉与神经组织缺氧、继而出现缺血性坏死,并丧失功能。但如果骨折时,此封闭的小腿筋膜间隔形成开放状,上述病理生理改变则不易发生,或是病理改变十分轻微。

2.诊断

根据实验,如果小腿的室内压分别升到64mmHg和50mmHg,可使供应室内的小动脉关闭,但是通过室内的大动脉压力高于室内压,故肢体远端的脉搏及毛细血管充盈时间仍可正常。一般情况下,神经缺血30min即发生感觉异常,缺血12~24h即发生永久性神经损害;肌肉缺血2~4h即发生功能障碍,8~12h发生永久性损害或坏死。这些时限与组织代谢有密

切关系,天热时时限短,天冷时时限长。若多个骨筋膜室同时发病或者肌肉丰富的骨筋膜室内发病,尚可出现全身不良反应。大量体液渗出可引起休克,大量肌组织坏死后释出肌球蛋白及钾离子,引起代谢性酸中毒。肌球蛋白沉积在远侧肾小管,引起肾衰竭,酸中毒及高钾血并可引起心律失常。

临床表现及诊断 ①剧痛除自觉痛外,沿肌间隔区有明显之压痛,足踝活动时尤甚。②肿胀受累的肌间隔区肿胀明显,并形成高压力状态,皮肤发亮及潮红样外观。③足背动脉搏动减弱或消失由于压力升高后所引起,早期搏动减弱,后期则消失。④活动受限因神经及肌肉组织缺血性改变,稍许活动即可引起剧痛,故形成"拒动"状。⑤局部症状当某一间隔产生高压时,视肌间隔的部位不同,则出现相应之症状。例如小腿外侧肌间隔主要表现为腓骨肌无力,足内翻时痛及腓神经的皮肤感觉丧失;前侧间隔区表现为胫前肌及伸趾肌无力,以致踝关节跖屈及屈趾疼痛,并于小腿前外侧组织紧张及压痛;小腿后方间隔区则主要表现为腓肠肌及比目鱼肌无力及踝关节背屈痛,小腿后方压痛,以及胫后神经分布区感觉障碍等。⑥组织液压测定显示患处高于正常组织,必要时可以与健侧对比测试。

3.治疗

一旦确诊后必须力争最快速度行切开深筋膜减压,清除积血及坏死组织。无论是肌肉或神经组织,一旦缺血超过4小时即可出现严重后果,甚至出现肌红蛋白尿,应采取相应措施。否则不仅肢体无法保存,且可危及患者生命。预防并发症的关键是及早发现,并按急诊立即切开减压。

第十节 踝部骨折

踝部骨折发病率增加与体重增加和吸烟史有关,而且两者是相互独立的因素。(Orthopaedic Trauma Unit)研究均表明老年女性是踝部骨折发病率最高的人群。总的来说,大多数踝关节骨折都是单踝骨折,占这类骨折的60%,双踝骨折占25%,三踝骨折则占7%,开放性骨折很罕见,只占所有踝部骨折的2%。

一、应用解剖

踝关节即距小腿关节的骨性解剖结构可保持背屈的稳定和跖屈的相对活动度。在站立位、背屈位、极度背屈位,踝关节的作用就好像一个榫接,其稳定主要来自关节接合。在无负重跖屈位,则主要来自韧带结构的支持。

(一)距小腿关节

踝关节是由三块骨组成的复杂关节。由胫骨远端关节面顶部(包括与距骨体连接的后踝),内踝及外踝组成。此关节形如鞍状,覆盖在距骨穹顶上,外侧较内侧大。距骨穹顶前部较后部宽,当踝背屈时,腓骨通过胫腓联合韧带外旋,使得较宽的距骨穹顶前方表面能更好地适应症踝穴。

踝关节是由较大的距骨关节面和较小的胫腓关节面组成的三合一关节。距骨穹顶的外侧周长比内侧长,前部比后部宽。联合韧带可允许踝关节变宽,形成稳定的极度背屈位。

(二)胫骨

胫骨下端可分为:下面、前面、后面、外侧面和内侧面。其下表面为前后凹的关节面,并有轻微横向凸起,把关节面分为较宽的外侧部和较窄的内侧部两个部分。踝后缘稍低于前缘,并于前缘在内踝处相连。此连接内侧有一向内下走行的斜沟,内有胫后肌腱走行。当做内踝骨切开术时,常经此沟,应将此肌腱分离并保护起来。

胫骨远端外侧缘为凹面,有前后两个结节。前结节为胫腓前韧带起点,与腓骨相重叠,后结节为胫腓后韧带深部连接点。这种解剖关系是解释胫腓韧带联合 X 线表现的基础。胫腓前韧带与前结节较为浅表的部位相连接,并向周围延伸至远端胫骨后面。在三踝骨折时,此韧带却常常能免于受伤,其连结后踝和外踝,是复位腓骨骨折后,在直视下直接复位后踝碎片的基础。

远端胫骨关节内侧面向内下斜向走行,在远处延伸到内踝,关节面呈弧状,前表面较大。内踝由两个小丘组成,由丘间沟分开,前丘较大,向远端延伸约 0.5cm 至较小的后丘,其后缘还有胫骨后肌腱沟,三角韧带深层胫距部分从丘间沟穿过并紧贴邻近的丘结节表面,浅层则穿过前丘内侧面和前缘。

(三)腓骨

腓骨下端骨性结构复杂,连接多组韧带,并组成踝关节外侧面。远端腓骨有外侧和内侧两个主要的关节面,同胫骨远端关节面顶部构成外踝的三个表面。骨间韧带连接其外表面后形成外踝后缘。外踝前部、后部、下部、上部均被强大的韧带所包围。前部的韧带有胫腓前韧带、距腓前韧带。下部则主要和坚固的跟腓腓韧带相连。后部,腓骨通过距腓后韧带、胫腓后韧带深层和浅层与距骨及胫骨牢固连接。上部通过向下延续的胫腓骨间韧带和胫骨相连。

(四)距骨

距骨几乎完全被关节软骨覆盖,因而无肌腱附着。其表面呈梯形,前宽后窄,上面从前至后逐渐凸起,由两侧向中间轻微凹陷。这种形状增强了踝关节背屈的稳定性。距骨的内外侧小关节面与上面的关节面相连接。一般说来,距骨骨质密度要比胫骨远端关节面顶部的骨质密度高,因而在踝部骨折中通常不会损伤,由于其外侧缘较内侧缘宽,且前缘较后缘长,In-toan 将此表面描述为切去锥顶的锥体的截面体,这是踝关节旋转轴变化的部分原因。

(五)韧带

踝部的稳定源于其骨性结构及韧带关节构造,支持踝关节的韧带可分为三组(图2-10-1):①韧带联合;②外侧副韧带;③内侧副韧带。

韧带联合由 3 个部分组成。前下胫腓联合韧带起于胫骨前结节和前外侧面,斜向走行附于腓骨的前面。胫腓后韧带由深浅两部分组成,起于外踝后结节,向内上且向后穿行连接到胫骨后外侧结节,其浅层和胫骨后侧横向附着,坚强致密的深层穿过胫骨远端关节面后缘稍下方,构成踝关节的真正后缘。胫腓后韧带比胫腓前韧带要强硬的多,正因这种差异,在受旋转或横向牵拉作用导致的胫骨后结节撕脱骨折时,胫腓前韧带已发生断裂,而胫腓后韧带通常能保持完整。胫腓联合韧带的第三部分为坚硬的骨间韧带,其向上延续参与胫腓骨间膜的构成。这些结构对保持踝穴完整性有重要作用,如果这些结构遭破坏,尤其在三角韧带损伤时,会导致踝穴增宽,造成踝关节负重异常。胫腓前韧带可自身断裂,也可将胫骨远端韧带连接处的骨质撕裂(Chaput's结节)或将腓骨远端的韧带连接处撕裂(Wagstaffe's结节)。胫腓后韧带断裂或胫骨远端的后结节——Volkmann's三角骨折。

外侧副韧带主要由距腓前韧带、跟腓韧带和距腓后韧带构成。距腓前韧带在三条韧带中最为薄弱,在踝关节囊前部的前外侧形成,起于外踝前缘斜下段,在外踝关节面前方与距骨体相连。当踝跖屈时,此韧带可抵抗距骨向前半脱位,在踝内翻扭伤情况下,也易于损伤。跟腓韧带为一坚强、扁平的椭圆形韧带,起于外踝前缘稍下部,行至腓骨肌腱深面,止于跟骨外侧后部。此韧带可对抗踝背屈时产生的内翻,并对踝关节和距下关节起稳定作用。距腓后韧带为一近水平的坚强韧带,起于外踝内面,连接距骨后侧面,是胫距韧带浅层纤维及继续延伸而形成的后方悬韧带。距腓后韧带为外侧韧带中最为坚强的韧带,可防止距骨旋后半脱位。

三角韧带为踝关节内侧提供支持,可分为深、浅两层。浅层起自内踝前丘和后丘前部,止于舟骨、距骨颈、载距突内侧缘和距骨后中部的结节。胫跟韧带是三角韧带浅层中最为坚强的部分,起对抗跟骨外翻的作用。三角韧带深层对踝关节内侧稳定起主要作用,长度短,质地厚,起自前丘与后丘之间,在逗点状的关节面尾部的正下方与距骨内侧面相接,从关节外部难以接近此韧带,除在腓距骨向外移位,及内踝因骨折或截骨术而外翻时,才可能修复。

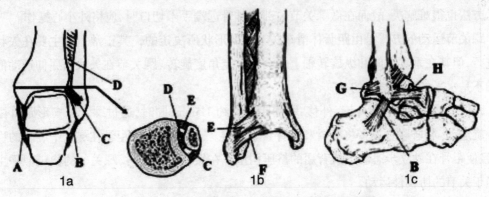

图 2-10-1 踝关节韧带:1a,前侧;1b,后侧;1c,外侧

A 内踝三角韧带;B 跟腓韧带;C 下胫腓前韧带;D 下胫腓骨间韧带;E 下胫腓后韧带;F 下胫腓横韧带;G 距腓后韧带;H 距腓前韧带

(六)肌腱和神经血管

有13条肌腱。可分为后组、内侧组、外侧组和前组。(后组为跟腱和跖腱,跟腱是踝部最为有力的跖屈肌,跖腱可能是一具有个体变异性的退化了的小肌腱,可用于修复踝部和其他

部位的肌腱或韧带。)2组主要的动静脉血管及5根神经经过踝关节。

在踝内侧,屈肌腱在屈肌支持带下穿行。此坚强的韧带组织从跟骨走行至内踝;其内部被分为若干相互间隔的区域。最靠近内踝后方的是胫骨后肌腱,因内踝骨折及距骨骨折复位或为暴露手术视野做骨切开术而导致撕裂、箝闭和断裂都很常见。胫骨后肌的后外侧依次为:趾长屈肌腱、胫后动脉及伴随静脉,胫神经和踇长屈肌腱。

大隐静脉及其伴随神经走行于内踝前方,这些神经、血管紧邻胫骨前肌腱的内侧走行。(在发生创伤性休克时,大隐静脉是建立静脉通路的极好部位。在内踝前部做切口时,如不注意可能损伤到伴随的神经,因此形成疼痛的神经瘤,且难以治疗,故而在做内踝前部解剖时,操作医生应格外细致。)

踝外侧面,腓侧肌腱位于腓骨肌上支持带下方,在腓骨后方走行。在踝同一水平面上,腓骨短肌紧靠外踝上方,腓骨长肌更靠外。

手术入路可能损伤近段的腓浅神经和远端的腓肠神经。在固定腓骨骨折时,应将这些神经及其终末分支很好地暴露和保护起来。

在踝前部,伸肌支持带约束伸肌肌腱、胫前血管和腓深神经。伸肌支持带位于踝近侧,从皮下胫骨前内侧面走行至腓骨远端的前外侧面。在踝远侧,下伸肌支持带呈"Y"字形,其基底部附着在跟骨外侧。在伸肌支持带下方由内至外,依次有胫骨前肌腱、踇长伸肌腱,腓深神经和胫骨前血管,趾长伸肌腱及第三腓骨肌腱。在进入踝前部的手术入路中,胫骨前肌腱和踇长伸肌腱之间是相对安全的部位。

伸肌支持带的浅层有腓浅神经的终末分支。腓浅神经呈扇状分布,分为2个或3个终末分支横穿踝关节支配足背。这些神经分支损伤可导致剧烈疼痛和踝关节功能异常,即使通过手术方法也很难解决,故而在做踝关节前部或腓骨远端手术切口时,应格外小心操作。

踝关节运动的方式是由距骨体滑车关节面的形状所决定的,其正常运动主要在矢状面上进行,但其在垂直方向和纵旋转轴上也会有一定角度旋转。踝关节在矢状面屈伸运动的运动轴不是水平的而是倾斜的。

踝关节背屈时,腓骨外旋、外移,踝间距增加约1.5mm,同时,通过踝穴里楔形距骨配合做外旋运动。胫腓联合韧带将胫骨和腓骨紧紧连接。三角韧带促成距骨在踝穴中旋转的稳定性,且使距骨在站立步态时形成背屈的挤压构型。在做各种姿势时,踝关节的稳定似乎主要依赖于关节的协调性运动。

正常踝关节受力的峰值约为体重之4倍,在内翻位时22%的负荷经胫距关节面的内侧部分传导,当外翻位时10%的负荷经关节面的外侧部分传导。距骨如果在踝穴内有向外侧移位1mm,则减少胫距关节的接触面积42%;向外侧移位3mm,关节接触面积减少60%以上。距骨在踝穴内发生倾斜,主要是外踝韧带陈旧损伤后距骨体在踝穴内外侧降低内侧升高的向内侧倾斜,胫距关节的接触面积减少,关节所承受的应力必然集中,可以导致关节退行性改变。

二、病因病机

踝关节骨折多由于间接暴力引起。如在跳伞、滑雪、跳远等运动项目中常见。受伤时踝关节大多处于跖屈位置,暴力传导可以引起骨折。

三、分型

根据间接暴力的大小、方向、踝关节受伤时所处的位置不同,可以发生不同类型的骨折。

(一)Danis-Weber 分型(图 2-10-2)

根据腓骨骨折的水平位置和胫距关节面的相应关系,将踝关节骨折为 A、B、C 三型。腓骨骨折位置越高,胫腓韧带损伤越重,踝穴不稳的危险性越大。

A 型:腓骨骨折线在踝关节平面以下,多为横行撕脱性骨折,亦有仅撕脱外侧副韧带者,内踝无骨折,胫骨后缘及下胫腓韧带联合多半完整无损。

B 型:正位于下胫腓韧带联合水平的腓骨骨折,可伴有内踝撕脱骨折或三角韧带损伤;胫骨后缘可以完整或显示由后胫腓韧带撕脱的三角骨块。

C 型:腓骨骨折在下胫腓韧带联合与腓骨头间的任何部位,内踝有撕脱骨折或三角韧带损伤;胫骨下端后外侧有骨折块;下胫腓韧带联合多为撕裂。此型是外旋应力和某种冲击暴力的合并作用。Weber 认为踝关节有一处以上的骨折或韧带损伤即是手术适应症。

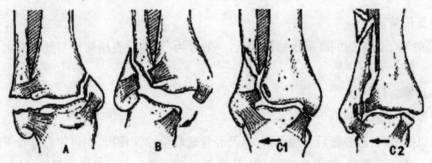

图 2-10-2　Danis-Weber 分型　A 外踝骨折在下胫腓以下;B 外踝骨折在下胫腓联合处;C 外踝骨折在下胫腓联合以上;下胫腓分离发生率:A≈0%;B≈50%;C≈100%。

(二)Lauge-Hansen 分型

Lauge-Hansen 通过尸体解剖和临床实践研究,将踝关节骨折分为 5 类。这种分类可反映出受伤时足的姿势、外力的方向、韧带损伤与骨折间的关联,并同时能阐明骨折的严重程度,对指导手法整复,大有裨益,但较复杂。

1.旋前外展型

又称之为 P-A 型(pronation-abduction type),发生机制为当足部处于旋前位时遭受外展暴力所致。分为以下 3 度。

Ⅰ度:引起内踝骨折或内侧三角韧带撕裂伤。

Ⅱ度:在前者基础上,因外力持续作用而引起下胫腓前韧带(或下胫腓其他韧带)损伤,或后踝撕脱骨折。

Ⅲ度：在Ⅱ度基础上再加上外踝骨折，此系外力持续作用所致。

2.旋后内收型

又称为 S-A 型(supination-adduction type)。此型的损伤机制主要因为足部在旋后位时突然遭受内收的暴力所致，一般分为以下 2 度。

Ⅰ度：外踝骨折(少见)，或外侧副韧带断裂(多见)。

Ⅱ度：Ⅰ度损伤加内踝骨折。

3.旋前外旋型

又称 P-E-R 型(pronation-external rotation type)，系足部处于旋前位再加外旋暴力所致；一般分为 4 度。

Ⅰ度：内踝骨折或三角韧带撕裂。

Ⅱ度：第Ⅰ度加下胫腓韧带及骨间韧带断裂。

Ⅲ度：第Ⅱ度加骨间膜撕裂和腓骨下方螺旋形骨折(外踝上方 6～8cm 处)。

Ⅳ度：第Ⅲ度加后踝撕脱骨折。

4.旋后外旋型

简称 S-E-R 型(supination-external rotation type)，系足处于旋后位受外旋暴力所致，临床上多见。

5.垂直压缩型

由高处落下所引起的踝部压缩性骨折，一般分为：单纯垂直压缩型与复合外力压缩型两类。

①单纯垂直压缩型：又可分为：

A.背伸型：引起胫骨前下缘骨折。

B.跖屈型：常引起胫骨后下缘骨折，以及胫骨远端粉碎性骨折，亦可伴有腓骨下端骨折。

②复合垂直压缩型：多因旋转、内收、外展等暴力相结合而引起压缩骨折的同时，内外踝等处亦伴有不同类型之骨折。

(三)AO 分型

根据外踝损伤的情况，将踝关节骨折分为 A，B，C 3 型，而 3 型中各有不同亚型，分别用 1，2，3 等数字代表

A 型：韧带联合平面以下腓骨骨折(韧带联合下型)

A1—单纯腓骨骨折

A2—合并内踝损伤

A3—合并后内侧骨折

B 型：韧带联合平面腓骨骨折(经韧带联合型)

Bl—单纯腓骨骨折

B2—合并内侧损伤

B3—合并内侧损伤及胫骨后外侧骨折

C 型：韧带联合平面以上腓骨骨折（韧带联合上型）

C1—单纯腓骨干骨折

C2—复合性腓骨干骨折

C3—近端腓骨骨折

四、临床表现及诊断

踝关节骨折常有踝关节外伤病史。多为踝关节暴力扭伤，少数为直接暴力损伤。局部肿胀、压痛。可伴有皮下淤血，肿胀明显时可有张力性水泡、畸形、合并踝关节脱位时畸形更加明显，功能障碍。X 线片检查可以明确踝关节骨折的部位、类型和移位方向。应摄踝关节前后位、侧位和内旋 20° 前后位片。后者即踝穴位，腓骨短缩最易在此位发现。CT 可进一步明确踝关节前后缘及压缩骨折情况。踝关节骨折常合并韧带损伤，必要时可行踝关节 MRI 检查。

五、治疗

（一）保守治疗

不伴有踝穴增宽或距骨移位的单纯腓骨骨折，如骨折移位小于 2cm，保守治疗可以取得很好的效果。但要注意鉴别腓骨骨折是否伴有明显或隐匿的踝关节内侧结构损伤。对于有踝关节内侧疼痛，平片却没有异常征象的腓骨骨折的病人，须行应力摄片。如果应力摄片显示内侧间隙增宽（>4mm），且伴有距骨移位，则腓骨骨折就需要固定。

虽然移位的踝部骨折通过闭合复位也可以取得满意复位甚至解剖复位，但维持这种复位通常需要以长腿石膏固定于非功能位至少 6 周，由于康复期较长且并发症多，因此，对于移位的踝关节骨折，如果没有手术禁忌症，主张开放复位内固定，如有明显的骨质疏松、动脉机能不全、对行走能力期望不高以及生命预期较短的病人不太适合典型的开放复位内固定。

（二）手术治疗

踝关节骨折移位、韧带断裂，均可引起踝穴增宽，导致距骨移位，从而显著减少踝关节的接触面积。关节面的高接触压可引起创伤性骨关节炎，因此，大部分骨折专家认为距骨移位是切开复位内固定的最适宜指征。而移位较少的腓骨骨折（<2mm），也提示距骨不稳定，对于年轻体健的病人具有手术适应症。

明显的骨折移位，导致胫距关节脱位，通常伴有严重的局部软组织损伤，需要即刻的闭合复位，以解除软组织张力，减轻神经血管结构的损伤，减少痛苦，以利于软组织消肿，从而增加手术的安全性。如果距骨不能闭合复位，建议立即开放复位（图 2-10-3）。

开放性踝关节骨折，以及影响软组织修复的移位骨折需行急诊开放复位内固定（图 2-10-4，图 2-10-5）。

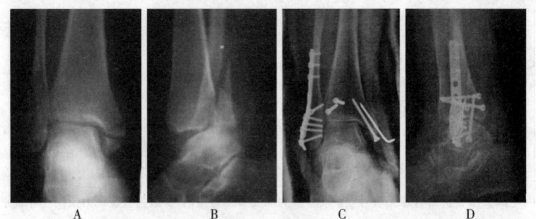

A　　　　　　　B　　　　　　　C　　　　　　　D

图 2-10-3　三踝粉碎骨折外踝切开复位钢板内固定、内踝切开复位螺钉＋克氏针内固定手术前（A、B）后（C、D）X 线片

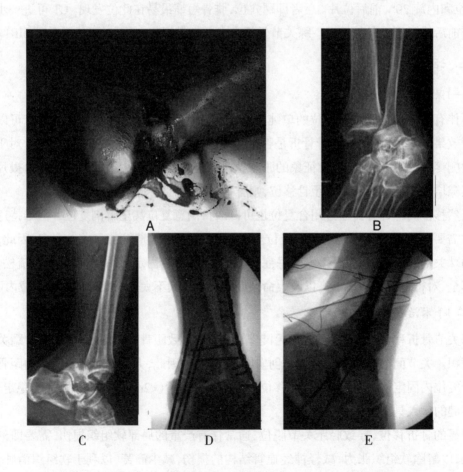

图 2-10-4　双踝开放粉碎骨折脱位，外踝切开复位钢板内固定、内踝缘伤口清创复位克氏针内固定手术前（A、B、C）后（D、E）X 线片

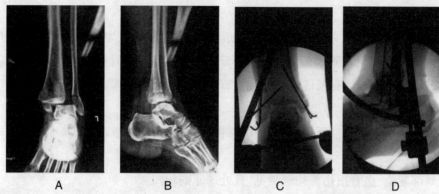

图 2-10-5　双踝开放粉碎骨折复位克氏针有限内固定、外固定架及克氏针固定手术前(A、B)后
(C、D)X 线片

六、踝关节骨折合并症的治疗

踝关节骨折常见的合并症及治疗方法主要有以下几种：

1..假关节形成

较为多见,如已引起踝关节不稳,影响站立及步行时,则需及早施术,一般多采用坚强内固定＋植骨术。

2．畸形愈合

亦较多见,主要因骨折对位不良或未行复位所致。除易引起踝关节创伤性关节炎外,亦伴有踝关节不稳定,故应及时切开矫正对位,切勿失去时机,一旦形成创伤性关节炎再行矫正术则已无多大意义。

3．创伤性关节炎

除常见于粉碎型骨折外,因畸形愈合所致者亦非少见,由于疼痛而不敢负重。轻者可行理疗、关节镜下冲洗减压及外用护踝等,中度者宜切井或关节镜下行软骨面修整术等,重度者则应考虑行踝关节植骨融合术。

4.腓骨肌腱滑脱

较为少见,主要表现为外踝后方肿胀、压痛及足背伸时腓骨肌腱滑向前方,跖屈时则还纳。早期治疗主要采取跖屈位小腿石膏固定 4~5 周,晚期已形成习惯性者则需手术治疗。

5．下胫腓关节骨性愈合

较为少见,除外伤本身所致者外,下胫腓关节内固定术亦可引起。因其对踝关节的稳定及活动影响不大,故无需特别处理。

6. Sudeck 骨萎缩

在踝部此种损伤偶可发现,主要表现为局部持续性疼痛、肿胀、压痛及皮肤发亮等现象,X 线片显示该处骨质疏松征。予以对症处理后多可自愈。症状持续较久者亦可局部钻孔减压而获得缓解。

7. 骨软骨损伤

除早期创伤本身所致者外,畸形愈合时亦可发生,主要表现为关节活动及负重时痛感,但 X 线平片无阳性所见。确诊多需关节镜下证实。一般行保守疗法,包括局部制动、外用护踝、硫酸软骨素片口服等,有条件者亦可行关节镜下软骨面修整术。

8. 距骨不稳

主要因外踝副韧带松弛所致,轻者护踝保护,重者需行韧带重建术。

9. 其他

包括局部感染、血管损伤等均较少见,且处理原则相同。

七、术后处理

对于踝部骨折,并复位螺钉钢板固定良好者,4～6 周去除外固定,即刻负重功能锻炼;粉碎性骨折且有明显关节面塌陷骨折者,虽有坚强内固定,6 周后取除外固定,挂双拐部分负重踝关节功能锻炼,待骨折完全愈合后,可完全负重。

第十一节　距骨骨折

全身诸骨骼中距骨是唯一一块无肌肉起止的骨头,血供较差,不愈合及无菌性坏死者多见。此种损伤的发生率在足部骨折中约占 1% 左右,虽十分少见,但所引起的问题较多,亦属临床上为大家所重视的课题之一。

一、应用解剖

距骨的解剖特点距骨分为头部、颈部及体部;头部与舟骨构成距舟关节,后方为较狭窄的距骨颈,距骨体位于后方,不仅体积最大,上方以滑车状与胫骨下端构成踝关节,此处为力量传导最为集中的部位,易引起损伤。

距骨表面有 60% 左右部位为软骨面所覆盖,上关节面边缘部分亦有软骨延续,距骨可在踝穴内向前后滑动的同时,亦可向左右倾斜及旋转活动。

距骨体的后方有一突起的后结节,如在发育中未与体部融合时,则形成游离的三角形骨块,周边部光滑;常可见于 X 线平片上,易与撕脱骨折相混淆。

距骨无肌肉附着,但与关节囊及滑膜相连,并有血管伴随进入,如在外伤时发生撕裂,则易因血供中断,而引起缺血性坏死。

距骨的血液供应十分丰富,结合各家文献报道,其血液供应有三个来源:胫后动脉、胫前动脉及腓动脉。按部位归纳为:①距骨头的血液供应是由足背动脉分支至内上半部;附骨窦动脉供应外下半部。②距骨体的血液供应为:附骨管动脉供应中、外 1/3;三角支供应内 1/3;附骨窦动脉分支供应外下一小部分。③距骨后结节由胫后动脉的跟骨支供应。这些分支在距骨内形成一个血管网,而且与其他骨之间有血管相通。距骨犹如居于血管网之中。既然距骨的血供如此丰富,为什么在距骨骨折与脱位后会发生缺血性坏死呢?其主要因素为:距骨表面约有 2/5 为关节软骨面所覆盖,并无肌肉附着,血管进入距骨内部较为集中,故易受损伤。另外距骨为松质骨,当受伤时可因为被压缩而损伤骨内血管。缺血性坏死的发生率与骨折、脱位的程度也有直接关系。如距骨颈骨折不会影响血液供应,若距骨同时向后脱位,则将易发生坏死。

二、病因病机

距骨骨折致伤原因大多系高处坠下时的压缩性、或挤压性暴力所致;尤以足背伸时更易引起。此时以距骨颈部骨折为多发,次为距骨体骨折。足处于中间位时,则多导致距骨体骨折,而足跖曲时则距骨后突易招致骨折。类同的暴力尚可引起距骨的脱位。

三、分型

距骨骨折根据部位分为距骨外侧突骨折、距骨后突骨折、距骨头骨折、距骨颈骨折(骨折线通过跗骨窦)、距骨体骨折(骨折线通过距下关节后关节面):

1.距骨头骨折

多呈粉碎状,较少见。

2.距骨颈骨折

较多发,视骨折情况不同又可分为:

(1)单纯距骨颈骨折,不伴有脱位征者。

(2)伴距骨体后脱位之距骨颈骨折,此型较复杂,后期问题亦多。

3.距骨体骨折

亦可分为 3 型:

(1)无移位之距骨体骨折。

(2)有移位之距骨体骨折。

(3)粉碎性距骨体骨折。

4.距骨后突骨折

易与三角骨块相混淆。

5.距骨外侧突骨折

多为足背曲时内翻或外翻暴力所致。

四、临床表现及诊断

多由直接暴力压伤或由高处坠落间接挤压所伤,局部肿胀、疼痛、畸形,不能行走、站立,局部压痛明显。X 线摄片可见骨折,必要时可行 CT 扫描以明确诊断。

五、治疗

根据骨折的类型及具体情况不同,酌情采取相应的治疗措施。

（一）保守治疗

（1）无移位之骨折小腿石膏功能位固定 6～8 周。在固定期间，如局部肿胀消退致石膏松动，可更换石膏。

（2）有移位之骨折应于手法复位后以小腿石膏固定。

①距骨颈骨折：牵引下将足跖屈位，并稍许内翻，向后推进以使骨折复位，在跖曲位不宜超过 20° 以小腿石膏固定 2 周，换功能位小腿石膏继续制动 6～8 周。

②伴有距骨体后脱位之距骨颈骨折：徒手牵引下（必要时跟骨骨牵引），使足部背伸及外翻，以使胫距间隙增宽及松解跟骨载距突与距骨之间的交锁，从而有利于距骨体的还纳。与此同时术者用拇指将距骨向前推移，当感到已还纳复位后，即逐渐将足跖屈，并在此位置上行小腿或长腿石膏（后者用于移位明显者，膝关节亦维持于微屈位）固定，4 周后更换功能位石膏，再持续 6～8 周。

③轻度距骨体压缩性骨折：持续牵引 3~5min，而后以小腿石膏功能位固定之。

（二）手术治疗

无法闭合复位之骨折包括手法复位失败者则需开放复位，并再酌情行内固定或外固定术。

（1）可吸收螺钉内固定术（图 2-11-1）

（2）螺钉内固定术（图 2-11-2）：

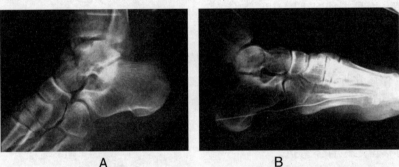

图 2-11-1 — 距骨颈粉碎骨折切开复位可吸收螺钉内固定手术前(A)后(B)X 线片

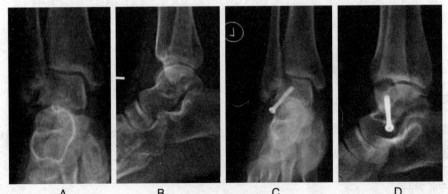

图 2-11-2 —距骨外侧突骨折闭合复位空心螺钉内固定手术前(A、B)后(C、D)X 线片

3.克氏针内固定术(图 2-11-3)：

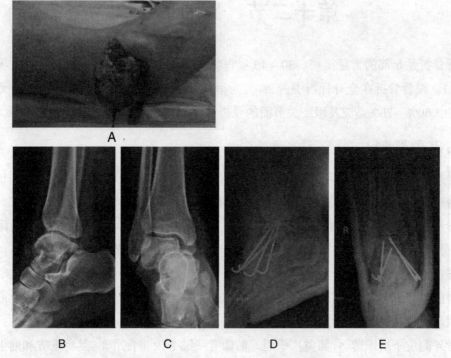

图 2-11-3　距骨体开放粉碎骨折复位交叉克氏针内固定手术前(A、B、C)后(D、E)X 线片

六、距骨骨折并发症的治疗

(一)距骨缺血性坏死：较为多见

(1)早期以非手术疗法为主,可采取避免负重,局部制动及活血药物治疗,必要时亦可采取距骨钻孔术以求导入血供。

(2)后期需将坏死骨部分或全部切除,而后植入人工距骨,或行胫距关节融合术。

(二)创伤性关节炎：亦较为常见,尤以复位不佳者

(1)早期减少或不负重,踝关节可使用锌氧膏或护踝制动。

(2)后期多需关节融合术,酌情施以跟距关节、或三关节、或四关节融合术;后者尽可能少用,或作为最后一次的手术选择。

距骨骨折后,坏死率非常高,踝关节及距下关节创伤性关节炎发生率也较高,行距下关节,甚至踝及距下关节融合术是行之有效的弥补性手术,单纯距骨切除或胫跟融合术预后效果都不理想。

七、术后处理

距骨由于本身解剖结构特殊,营养较差,骨折后坏死率极高,故手术后唯一可处理的就是让患者在骨折未愈合之前,患肢绝对不要负重,以免加重坏死。

第十二节　跟骨骨折

跟骨骨折是足部的常见损伤。30~40岁青壮年是跟骨骨折发病率最高的人群,男女比例约5:1。跟骨骨折在全身骨折中占2%,为跗骨骨折中最常见者,约占全部跗骨骨折的60%。其中60%~70%是波及跟距关节面的骨折。

一、应用解剖

跟骨是足部最大一块跗骨,是由一薄层骨皮质包绕丰富的松质骨组成的不规则长方形结构。将跟骨按其解剖学特点分为前部、体部、结节部、载距突部和丘部5个部,

跟骨形态不规则,有六面和四个关节面,其上方有三个关节面,即前距、中距、后距关节面。三者分别与距骨的前跟、中跟、后跟关节面相关节组成距下关节。中与后距下关节间有一向外侧开口较宽的沟,称跗骨窦。

跟骨前方有一突起为跟骨前结节,分歧韧带起于该结节,止于骰骨和舟骨。跟骨前关节面呈鞍状与骰骨相关节。

跟骨外侧皮下组织薄,骨面宽广平坦。前面有一结节为腓骨滑车,其后下方和前上方各有一斜沟分别为腓骨长、短肌腱通过。

跟骨内侧面皮下软组织厚,骨面呈弧形凹陷。中1/3有一扁平突起,为载距突。其骨皮质厚而坚硬。载距突上有三角韧带,跟舟足底韧带(弹簧韧带)等附着。跟骨内侧有血管神经束通过。

跟骨后部宽大,向下移行于跟骨结节,跟腱附着于跟骨结节。其跖侧面有两个突起,分别为内侧突和外侧突,是跖筋膜和足底小肌肉起点。

整个跟骨除后结节以外,均包绕一层皮质骨壳,其内则为特殊的松质骨小梁。骨小梁按所承受压力和张力方向排列为固定的两组,即压力骨小梁和张力骨小梁。两组骨小梁分成两组三束。第1组为压力骨小梁,分为前后两束。前束从跟骨沟不厚的皮质层发出,向前下方走行。后束从跟骨后关节面后的皮质层发出,呈扇形向后方跟骨结节走行。第2组为张力骨小梁,薄且长,沿跟骨两侧和下面分布。其两端呈扇状向上扩散,大部分停止在前两束骨小梁的远端,少部分入跟骨结节和跟骰关节面的皮质层。在后关节面下方形成一骨质疏松的区域,在侧位X光片呈三角形,称为跟骨中央三角,是营养血管进入的部位。是跟骨的构造薄弱处,临床在处理跟骨骨折和行跟骨牵引选择穿刺点时,都要注意该区的保护。

跟骨结节骨骺出现年龄,一般男性为7~11岁,女性为5~10岁;愈合年龄,一般男性为14~19岁,女性为13~18岁。

跟骨骨折后常可在跟骨侧位X光片上看到两个角改变。跟骨结节关节角(Böhler角),正常为25°~40°,由跟骨后关节面最高点分别向跟骨结节和前结节最高点连线所形成的夹

角。跟骨交叉角（Gissane 角），由跟骨外侧沟底向前结节最高点连线与后关节面线之夹角，正常为 120° ~ 145°。

跟骨的血液供应很丰富，其上面前部的血液供应来自足背动脉的跗窦动脉弓；其上面后部来自腓动脉和胫后动脉之间的跟骨上吻合支；内侧面来自胫后动脉和外侧足底动脉的分支；下面来自外侧足底动脉的跟骨下分支；外侧面由腓动脉的侧支供应。

二、病因病机

跟骨骨折致伤原因大多系高处坠下时的压缩性、或挤压性暴力所致，骨折多呈粉碎性。

三、分型

目前跟骨骨折的分类有 20 多种，都有自己的特点、优点和缺点。但分类依据大都主要是根据 X 线片和 CT 片进行的。

四、根据 X 线片分类

（一）Essex-Lopresti 分类（图 2-12-1）

舌状骨折，关节压缩骨折。

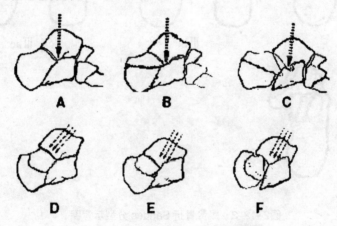

图 2-12-1　tEssex-Lopresti 分类法

（二）Paley 分类

A 型：无移位骨折；B1 型：舌状骨折；B2 型：粉碎舌状骨折；C1 型：关节压缩型骨折；C2 型：粉碎关节压缩型骨折；D 型：粉碎的关节内骨折。

五、根据 CT 进行分型

Sandes 分类（图 2-12-2）：是目前应用最普遍的根据 CT 评估的分型系统。这个系统应用 30° 半冠状位扫描，此扫描方向最大限度地显示了跟骨后距关节面并将跟骨从外向内平均分为三个柱。A、B、C，分别代表骨折线位置。这样，就可能有四部分骨折块，三部分关节面骨折块和二部分载距突骨折块。

Ⅰ型:所有无移位骨折。

Ⅱ型:二部分骨折,根据骨折位置在 A、B 或 C 又分为Ⅱa、Ⅱb、Ⅱc 骨折。

Ⅲ型:三部分骨折,根据骨折位置在 A、B 或 C 又分为Ⅲab、Ⅲbc、Ⅲac 骨折。典型骨折有一中央压缩骨块。

Ⅳ型:骨折含有所有骨折线,Ⅳabc。

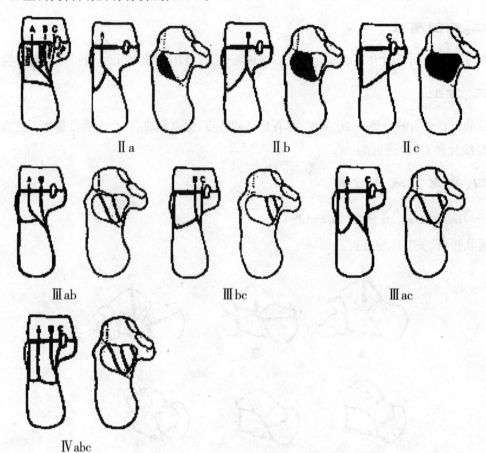

图2-12-2　跟骨骨折 Sandes 分型示意图

OTA 分类(图 2-12-3):根据跟骨骨折冠状 CT 扫描,外侧关节骨快(LIF),载距突骨块(SF),跟骨结节和跟骨体骨块(TF),前方的前外侧骨块(ALF),前内侧骨块(AMF)。

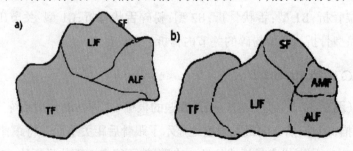

图 2-12-3　跟骨骨折 OTA 分类法示意图:外侧观(a)上面观(b)

六、临床表现及诊断

依典型的外伤史、足跟疼痛及压痛、足跟淤血、宽而扁的畸形以及跟骨向外倾斜呈外翻、外踝下方正常凹陷消失等,不难作出骨折判断。X线片主要是标准侧位及轴位片,摄轴位片时 X 线球管应与足纵轴线呈 40° 角投照,侧位片上从跟骨的前关节突到后关节面画一线,再自后关节面到跟骨结节画一线,两线交角称跟骨结节角(Bhler 角),正常为 20° ~40° ,进一步 CT 检查结果很容易作出诊断,有条件可进行三维重建等检查。

七、治疗

跟骨骨折治疗的目的和原则主要是纠正畸形和异常对线,恢复肢体长度、重建跟骨的几何形态、恢复跟骨丘部的形态、跟骨的轴长及高度、Böhler角、Gissane 角和距骨的倾斜角、纠正距舟半脱位,恢复足弓高度和外踝与跟骨的间距,保持距骨、跟骨、舟骨及骰骨之间正常的关系,消除跟腓撞击,恢复小腿三头肌的肌力,解除疼痛,使患者能够穿正常的鞋子。最大限度地保存后足的功能,要取得理想的疗效,手术必须同时满足这些条件,只融合距下关节面不纠正畸形和异常对线,不去除卡压肌腱的舟距骨折块,势必达不到预期的手术效果。

(一)保守治疗

1.无移位的跟骨骨折

包括骨折线通向关节者,用小腿石膏托制动 4~6 周。待临床愈合后即拆除石膏,用弹性绷带包扎,促进肿胀消退。同时作功能锻炼。但下地行走不宜过早,一般在伤后 12 周以后。

2.有移位的骨折

如跟骨纵行裂开,跟骨结节撕脱骨折和跟骨载距突骨折等。可在麻醉下行手法复位,然后用小腿石膏固定于功能位 4~6 周。后结节骨折需固定于跖屈位。

3.60 岁以上老年人的严重压缩粉碎性骨折

采用功能疗法。即休息 3~5 天后用弹性绷带包扎局部,再作功能锻炼,同时辅以理疗按摩等。

(二)手术治疗

1.适应症

包括关节内跟骨骨折手术适应症和关节外跟骨骨折手术适应症。关节内跟骨骨折手术适应症:①关节面不平整,台阶≥1mm,如 Sanders Ⅱ、Ⅲ、Ⅳ型骨折;②跟骨长度缩短明显;③跟骨宽度增加≥1cm;④跟骨高度降低≥1.5cm;⑤Böhler角缩小≥15° ;⑥Gissane 角缩小≥90° 或增加≥130° ;⑦跟骰关节骨折块的分离或移位≥1mm;⑧伴有跟骨周围关节的脱位或半脱位;⑨跟骨外膨明显影响外踝部腓骨长短肌腱的活动;⑩跟骨轴位片示内翻畸形成角≥5° 、外翻≥10° 。关节外跟骨骨折手术适应症:①跟骨体骨折有较严重的压缩、移位、短缩和增宽畸形;②跟骨外侧壁的剪切骨折;③跟骨结节后上骨折块分离≥1cm;④前突骨折发生疼痛性骨不连接;⑤鸟嘴型骨折。

2.禁忌症

①局部软组织覆盖条件差的患者;②年迈不能行走、截瘫或其他内科疾病导致行走很少的患者;③神经系统疾病引起肢体感觉减退或丧失者;④患有严重的系统性疾病如心、肝、肾功能衰竭等;⑤有吸烟史或糖尿病患者为相对禁忌症;⑥对跟骨骨折手术治疗没有太多经验的外科医生也是相对禁忌症。

3.手术时机

①急诊手术:在张力性水泡出现前进行手术。其优点:骨折易复位,住院时间短。缺点:术中出血多,皮肤坏死率高;②急诊延迟手术:在伤后1~2周进行手术。其优点:手术骨折界线清楚,出血少,感染相对少。缺点:骨折压缩严重着,可发生皮肤某种程度的挛缩,复位后出现皮肤相对缺损,创口张力高,缝合困难,致伤口愈合困难;③伤后3~7天手术,具有急诊手术和急诊延迟手术的优点,缺点少于急诊手术和急诊延迟手术;④延期手术:在伤后2周以后手术,在该期手术较容易发生软组织并发症,骨折复位困难,手术效果不理想,故对局部及全身情况较好的患者一般不主张。

4.软组织评估

为避免术后伤口并发症,必须解决原发损伤后的肿胀问题。皮肤有水泡是手术禁忌症,评估软组织最好的测试方法不是表面的肿胀,而应是皮肤的柔软度。皱纹试验是一种用来评估软组织肿胀程度的客观试验。这种试验在踝关节背伸和外翻时,如果在踝关节的前外侧有皮纹生成,则可以手术,如果没有起皱,那么这种严重肿胀影响手术复位的安全性。

5.手术入路

①外侧入路;②内侧入路;③载距突入路;④内外侧联合入路。

6.手术方法

①骨圆针撬拨复位及固定(图2-12-4):手术在麻醉后进行。于跟骨后结节跟腱外侧方,用尖刀戳一小口,由此插入一粗骨圆针,到近折块内。然后将膝屈曲,以松弛腓肠肌。术者握住骨圆针向足距面下压,使骨折块复位。最后将骨圆针击入远位骨折块内固定,再用石膏靴外固定维持复位。

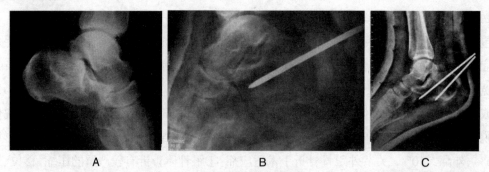

A   B   C

图2-12-4 跟骨骨折Bhler角变小(A)单根骨圆针撬拨复位后(B)及多根骨圆针撬拨复位后(C)

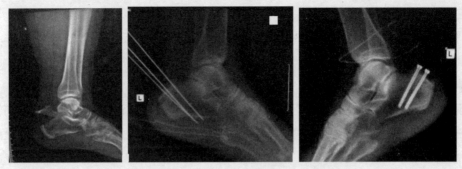

图 2-12-5 跟骨舌状骨折(A)克氏针撬拨复位后(B)及多枚空心钉内固定后(C)X 线片

③切开复位钢板内固定术(图 2-12-6):取跟骨外侧弧形切口手术切口,显露距骨下关节面和压缩凹陷的跟骨骨折及其关节面。用骨膜剥离子插至跟骨凹陷骨折下缘,将压缩的骨折块撬拨复位。残留空隙填以取自髂骨骨块植骨。外侧钢板固定,术后用石膏固定于功能位6~8周。

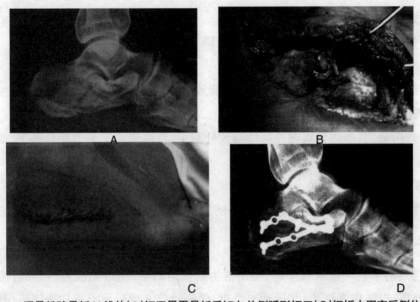

图 2-12-6 跟骨粉碎骨折 X 线片(A)切开暴露骨折后(B)、外侧弧形切口(C)钢板内固定后侧位 X 线片(D)

④跟骨骨折复位外固定器固定术,主要有 Ilizarov 外固定支架,U 型外固定支架,可调式跟骨外固定支架,撑开式骨折复位外固定支架。

八、跟骨骨折的并发症

1.伤口裂开

是跟骨骨折最常见的并发症,可在高达 25% 的患者中发生。

2 跟骨畸形或骨突形成

是最常见的后遗症,当跟骨局限性部位压力增大后,易形成胼胝、疼痛,由于跖侧皮质不平刺激跖筋膜,造成跖筋膜炎而致疼痛。

3.距下关节创伤性关节炎

跟骨骨折手术治疗患者中将近3%因距下关节创伤性关节炎需行关节融合术,在非手术治疗中高达16%。

4.腓骨肌腱卡压综合征

表现在外踝下方有限局性或广泛性压痛及活动时疼痛,易被误诊为距下关节创伤性关节炎行三关节融合术,而未能解除疼痛。可将增生造成卡压的跟骨部分广泛切除并松解肌腱,即可缓解症状。

5.屈趾肌腱粘连爪状趾畸形

见于屈趾及屈姆肌腱,可行肌腱切断或松解术。

6.跟腱无力

因结节关节角减少,跟骨结节上移使跟腱相对松弛,行走时无力,呈跟足步态,可作跟骨截骨术矫正。

7.跟后垫痛

跟垫结构破坏,脂肪组织营养不良,痛阈下降。

8.神经嵌压

胫后神经或腓肠神经的跖内、外侧支受压所致。

9.足外翻畸形

跟骨体骨折后,其外侧骨块向外移位导致外翻平足,可作距下关节融合矫正,或作跟骨截骨术。

10.深部感染及跟骨骨髓炎

在闭合移位关节内骨折中约有1%~3%的发生率,在开放骨折中高达19%。

九、术后护理

①初步护理:术后一般常规护理,使用抗生素预防感染,伤口勤换药,必要时使用抗凝剂,促进微循环,以防皮缘坏死;②运动与负重:保守治疗8周后可负重功能锻炼,开放手术治疗则需12周后可负重功能锻炼;③功能康复:不论保守治疗还是手术治疗,必须尽可能早的进行远端趾间关节、近端膝关节主动或被动屈伸功能锻炼,以防软组织粘连及跟腱挛缩;④内固定物取出:依骨折愈合情况及软组织恢复情况择期取出内固定,一般在半年以后考虑。

(申建军)

第三章　上肢骨折

第一节　锁骨骨折

锁骨位于胸廓的顶部前方,全长位于皮下,为上肢带与躯干连接的惟一骨性结构。易遭受外力发生骨折,发生率占全身骨折的 5%～10%多发生在儿童及青壮年。

一、应用解剖

锁骨为 S 状弯曲的细长骨,位于皮下,架于胸廓前上方,横于颈部和胸部交界处,全长于皮下均可摸到,是重要的骨性标志。锁骨上面光滑,下面粗糙,呈扁平形,形似长骨,但无骨髓腔,可区分为一体两端。中间部分是锁骨体,内侧 2/3 凸向前,外侧 1/3 凸向后。锁骨的中、外 1/3 交界处骨干更细,由于位置表浅,是骨折的好发部位;内侧端粗大,与胸骨柄相关节,称为胸骨端;外侧端扁平,与肩胛骨的肩峰相关节,称肩峰端。

锁骨是许多肌肉和肌腱的附着点,借助于肌肉和肌腱附着可加强上肢带的稳定作用。锁骨上主要附着的肌肉:外侧前上方有斜方肌,前下方有三角肌,内侧前上缘有胸锁乳突肌锁骨部,前下缘有胸大肌锁骨部,锁骨中 1/3 下面有锁骨下肌附着,锁骨内侧部后面有部分胸骨甲状肌及胸骨舌骨肌附着。锁骨是上肢骨中唯一与躯干骨构成关节的骨,具有固定上肢、支持肩胛骨、便于上肢灵活运动的作用,同时对其下方的上肢大血管、神经有保护作用。

二、病因病机

直接外力:对锁骨的直接打击和撞击,包括摔倒时肩部直接着地。

间接外力:摔倒时手掌撑地,外力通过前臂、上臂传导至肩,再传至锁骨,遭受和剪切应力。

三、分型

(一)Neer 法分型:将锁骨远端骨折分为三种类型:

Ⅰ型:微小移位。骨折位于喙锁韧带与肩锁韧带之间,或位于锥形韧带与 斜方韧带之间。韧带未受损而保持完整,骨折端稳定且无明显移位,无须手术。其中包括锁骨的经肩锁关节面的骨折。

Ⅱ型:移位型。骨折发生于喙锁韧带内侧,该型骨折的近折段与喙锁韧带的联结遭到破坏,骨折明显移位,常需手术。Ⅱ型骨折虽只约占外侧端骨折的 1/4,但骨折不愈合率极高。

Ⅲ型:关节内型。骨折包括了锁骨外侧的关节面。可能出现创伤性关节炎,需二期切除锁骨远端以解除疼痛.

(二)Robinson 分型

将锁骨按骨折部位及移位情况进行分型:

Ⅰ型:锁骨内 1/3 骨折。A 无移位骨折,A1 关节外骨折,A2 关节内骨折;B 有移位骨折,B1 关节外骨折,B2 关节内骨折。

Ⅱ型:锁骨中 1/3 骨折。A 骨皮质对位,A1 无移位骨折,A2 成角移位骨折;B 移位,B1 有简单的或单一的碟形骨折片,B2 粉碎性或分段骨折。

Ⅲ型:锁骨外 1/3 骨折。A 无移位骨折,A1 关节外骨折,A2 关节内骨折;B 有移位骨折,B1 关节外骨折,B2 关节内骨折。

四、临床表现及诊断

有上肢外展跌倒或局部被暴力直接打击等外伤史,主要表现为局部肿胀、皮下淤血、压痛或有畸形,畸形处可触到移位的骨折断端,如骨折移位并有重叠,肩峰与胸骨柄间距离变短。伤侧肢体功能受限,肩部下垂,上臂贴胸不敢活动,并用健手托扶患肘,以缓解因胸锁乳突肌牵拉引起的疼痛。触诊时骨折部位压痛,可触及骨擦音及锁骨的异常活动。幼儿青枝骨折畸形多不明显,且常不能自诉疼痛部位,但其头多向患侧偏斜、颌部转向健侧,此特点有助于临床诊断。有时直接暴力引起的骨折,可刺破胸膜发生气胸,或损伤锁骨下血管和神经,出现相应症状和体征。

本病的辅助检查方法主要是 X 线拍片检查,锁骨骨折常发生在中段。多为横断或斜行骨折,内侧断端因受胸锁乳突肌的牵拉常向上后移位,外侧端受上肢的重力作用向内、下移位,形成凸面向上的成角、错位缩短畸形。

五、治疗

(一)保守治疗

对大多数(90%)锁骨骨折而言,手法整复及"8"字绷带、"8"字石膏固定(图 3-1-1)均可取得满意效果,一般不需要手术治疗。

(1)无移位骨折、青枝骨折,三角巾悬吊 3~6 周。

(2)有移位骨折,手法整复后外固定。

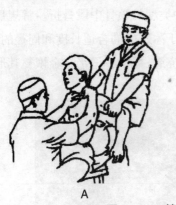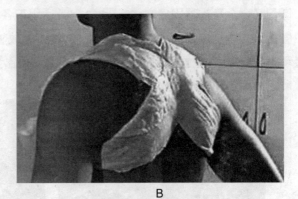

图 3-1-1　锁骨骨折手法整复(A)及"8"字石膏固定(B)

(二)手术治疗

1.适应症

①合并神经、血管损伤，锁骨外 1/3 Ⅱ 型损伤以及部分Ⅲ型损伤。②合并同侧肩胛颈骨折，形成"飘浮肩"。③锁骨粉碎骨折，骨块间夹有软组织影响骨折愈合，或有潜在刺破皮肤的可能而不能行闭合复位。④多发损伤，肢体需要早期开始功能锻炼者。⑤少数患者不愿意接受畸形愈合的外形，而愿意冒骨折不愈合的风险。⑥患者并发有神经系统或神经血管病变，如帕金森病等，不能长期忍受非手术制动者。⑦陈旧骨折不愈合，患肩有明显功能障碍者。

2.手术方法选择

①克氏针髓内固定方法(图 3-1-2)：适用于骨折断端无碎骨折片的横断或斜行骨折。于锁骨骨折部前上侧做一横形长 2~5cm 皮肤切口，暴露骨折断端，将克氏针的针尖端经切口插入骨折远端髓腔内后，用骨钻将针尖端钻出于锁骨的后外侧皮质骨后并出于皮肤，拔出克氏针，使针尾部仍沿原骨内通道自内向外出于皮肤，复位骨折端，去除骨钻，将克氏针的尖端逆向钻入近骨折端的髓腔内后钻透皮质，远端剪断折弯后埋于皮下或置于皮外，无菌包扎针尾部。或将克氏针的针尖端经切口插入骨折近端髓腔内后，用骨钻将针尖端钻出于锁骨的前内下侧并出于皮肤，拔出克氏针，使针尾部仍沿原骨内通道自内向外出于皮肤，复位骨折端，去除骨钻，将克氏针的尖端逆向钻入远骨折端的髓腔内后钻透皮质，近端剪断折弯后埋于皮下或置于皮外，无菌包扎针尾部。

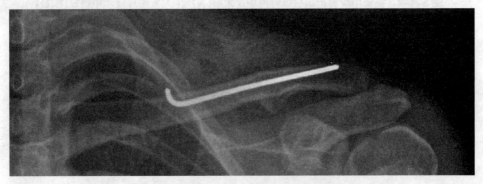

图 3-1-2　锁骨骨折克氏针髓内固定

②记忆合金环抱器固定方法（图 3-1-3）：适用于各种类型的锁骨中段骨折。常规切口，复位骨折或大体复位骨折后，维持骨折复位，将事先放置于冰水中的合适长度和周径的记忆合金环抱器取出，并放置于锁骨骨折的合适位置，用温水浇灌，数秒钟记忆合金恢复其形状，牢牢环抱并固定骨折两端及碎骨片。

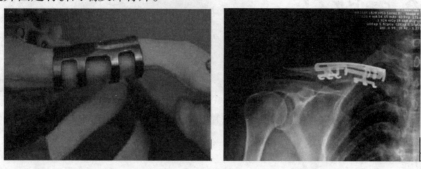

图3-1-3　锁骨骨折记忆合金环抱器内固定（A）（B）

③钢板螺钉内固定方法（图 3-1-4，图 3-1-5）：适用于几乎所有位置的锁骨骨折，达到解剖复位、坚强固定、早期功能锻炼。

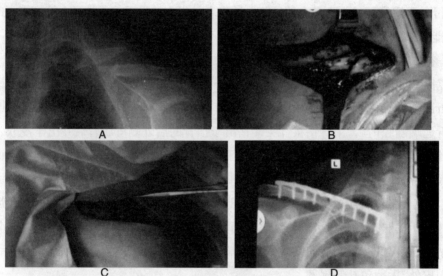

图 3-1-4　锁骨中段骨折钢板螺钉内固定术前（A）后（D）X 线片及术中情况（B、C）

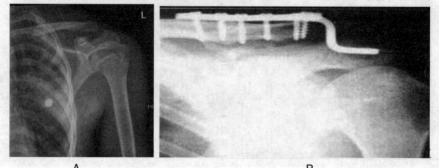

图 3-1-5　锁骨远端骨折钩钢板螺钉内固定前（A）后（B）X 线片

六、术后处理

术后2～3天,疼痛减轻,锁骨带外固定后可下地站立,站立行走时保持叉腰挺胸姿势。术后1～2周可以练习手部及腕、肘关节的各种活动,如"抓空法""伸指伸腕法"等。术后2～3周做肩部后伸活动,如"弯腰划圈法"等。术后3～4周,可逐渐做肩关节的各种活动,重点是外展和旋转活动。但早期禁止做肩前屈动作及持重物,防止内固定断裂、拔钉骨折再移位。定期每月门诊复查。

七、并发症

(1)邻近的骨与关节损伤,可合并肩锁、胸锁关节分离、肩胛骨骨折。当锁骨骨折合并肩胛颈移位骨折时,由于上肢带失去骨性的支撑连接作用,骨折端明显不稳。

(2)胸膜及肺损伤,由于锁骨邻近胸膜的顶部和上肺叶,移位的锁骨骨折可造成气胸及血胸。合并气胸的发生率可高达30%。

(3)臂丛神经损伤,锁骨骨折移位时可造成臂丛神经根的牵拉损伤。损伤部位常在锁骨上,颈椎横突水平,或神经根自脊髓分支处。骨折块的移位也可在局部造成臂丛神经的直接损伤,易构成尺神经的分支受累。

(4)血管损伤,锁骨骨折合并大血管损伤者较为少见。可见于较大暴力、骨折明显移位时。偶也见于锁骨成角畸形或青枝骨折时。常易受累的血管有锁骨下动脉、锁骨下静脉和颈内静脉。腋动脉及肩胛上动脉损伤也有时发生。血管损伤的病理改变可为撕裂伤、血管栓塞、血管外压迫或血管痉挛等。血管造影对诊断损伤的部位和损伤的性质都有很大的帮助。

(5)骨折不愈合,锁骨骨折不愈合较为少见。锁骨骨折不愈合多见于成年人,中1/3约占75%,外1/3不愈合者约占25%。一般认为伤后4～6个月,临床及X线像未能达到正常的骨折愈合进程,即诊断为骨折不愈合。

第二节　肩胛骨骨折

肩胛骨骨折（scapular fracture,SF）相对少见,占肩部骨折的3%～5%,占全身骨折的0.5%～1.0%。SF多由高能量直接暴力所致,76%～100%合并其他部位损伤。由于合并损伤通常较严重,加之对其缺乏足够认识与重视,首次X线检查的漏误诊率非常高。

一、应用解剖

肩胛骨也叫胛骨、琵琶骨(图3-2-1)。位于胸廓的后面,是三角形扁骨,介于第2～7肋之间。分为两个面、三个角和三个缘。前面为肩胛下窝,是一大而浅的窝。后面有一横行的骨嵴,称肩胛冈,冈上、下的浅窝,分别称为冈上窝和冈下窝。肩胛冈的外侧扁平,称肩峰。外侧角肥厚,有梨形关节面,称关节盂。上角和下角位于内侧缘的上端和下端,分别平对第2肋和第7肋。可作为计数肋的标志。内侧缘长而薄,对向脊柱。外侧缘肥厚,对向腋窝。上缘最短,在靠近外侧角处,有一弯向前外方的指状突起,称喙突。左右各一,略作三角形。肩胛骨、锁骨和肱骨构成肩关节。

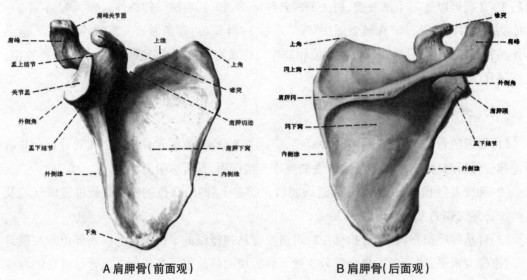

A 肩胛骨(前面观)　　　　　　　　　B 肩胛骨(后面观)

图 3-2-1　肩胛骨解剖图:A 前面观,B 后面观

肩关节上部悬吊复合体(superior suspensory shoulder complex,SSSC)是有肩盂上半、喙突、喙锁韧带、锁骨远端、肩锁关节及肩峰所组成的环状结构(图 3-2-2)。

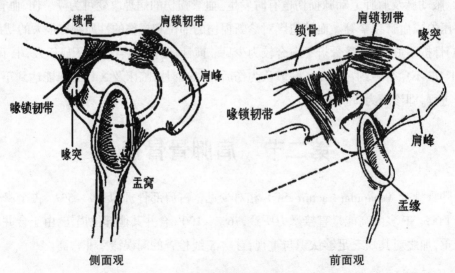

侧面观　　　　　　　　　　前面观

图 3-2-2　肩关节上部悬吊复合体示意图

肩胛骨的运动可分为上提、下抑、外旋、内旋、外展及内收等 6 种运动。肩胛骨(前面观)锁骨除在旋转运动时发生在肩锁关节外,大致都随肩胛骨一起运动。向上旋转时,肩胛骨下角较上角更向外前,致关节盂朝上,向下旋转时相反,关节盂朝下正常时肩胛骨与肱骨一起运动,当上臂外展超过 90° 时,肩胛骨必须向上旋转。

上臂外展并非沿冠状面,而在其前 30° ~45° ,称为肩胛面,如上臂前屈,关节盂必须朝前。肩肱关节和肩胛骨运动是相协调的。肩胛骨与胸壁之间无关节结构,任何一个肌肉的收缩都难以产生肩胛骨单一方向的运动。

因此肩胛骨任何一个方向的运动,均由互相协同而又相互拮抗的肌肉共同完成。有关肩胛骨运动的肌肉中,大都直接附着于肩胛骨上,但少数通过肱骨的运动(如胸大肌,背阔肌)而间接运动。肩胛骨一些肌肉尚同时参与肩胛骨的稳定,使肱骨能顺利运动。由于肩胛骨呈三角形,下述肩胛骨各种运动以肩胛骨下角的方向作为标准。

上提由斜方肌的上部纤维,肩胛提肌及大小菱形肌作用,前者牵拉肩胛骨外侧角,还有外旋作用。除肩胛提肌起于颈椎横突外,其他三肌起于椎骨棘突及项韧带,均可使肩胛骨内旋。

下抑折叠重力本身可以抑低肩胛骨,特别是其外侧角。参与的肌肉有的附着于肩胛骨,也有的附着于锁骨和肱骨,在后一类中,如胸大肌下部纤维及整个背阔肌(特别是其下部纤维)作用于肱骨肩胛骨(后面观),亦可使肩胛骨抑低。当引起向上或用双拐支撑时,可防止肩胛骨向上;前锯肌下部纤维(附着于肩胛骨下角),斜方肌下部纤维(附着于肩胛)亦可使肩胛骨抑低。除上述肌肉外,胸小肌,锁骨下肌亦起到辅助作用。所有这些肌肉主要作用于肩胛肌下角。除前锯肌外,其他各肌尚同时使肩胛骨内旋。

外旋主要为前锯肌作用,它牵引肩胛骨下角使内缘更向前。协助前锯肌者尚有斜方肌,其上部纤维能提起肩胛骨外侧角,而下部纤维能牵引肩胛冈基底向下。前锯肌单独作用使肩胛骨外旋,斜方肌单独则不能,但在外旋开始时,它能支持肩胛骨外侧角,仅在上臂外展45° 以后,前锯肌开始收缩,因此斜方肌瘫痪时,肩胛骨最初下垂,上臂外展时内旋仅在前锯肌开始作用后,才见抬高并外旋。

内旋包括附着于肩胛骨脊柱缘的上提肌(肩胛提肌,大小菱形肌)及附着于肩胛骨及肱骨的下抑肌(胸大肌,胸小肌,背阔肌)。

外展主要为前锯肌,可使肩胛骨脊柱缘紧贴胸壁,协助者尚有胸大肌,胸小肌。胸小肌与前锯肌在旋转肩胛骨运动中虽然作用相反,前者内旋,后者外旋,但如同时作用,则可使肩胛外展。

内收参与者有斜方肌(特别是其中部纤维),大,小菱形肌及背阔肌(特别是其上部纤维)。

上臂活动范围在肩胛胸壁的运动中,斜方肌与前锯肌必须完整,斜方肌与前锯肌的上部纤维及肩胛提肌应视作一个单位,而斜方肌与前锯肌的下部纤维应视作另一个单位。前屈时,斜方肌下部纤维松弛,使肩胛骨滑向前面,而在此时,前锯肌下部纤维则起主要作用。斜方肌的中部纤维及菱形肌在上肢外展时可以固定肩胛骨,但在前屈时松弛,可便利肩胛骨在胸壁上的运动。

上臂的外展与前屈,系由于肩肱关节及肩胛胸壁关节的作用。在肩关节最初30° 外展和60° 前屈时,肩胛骨保持稳定不动,仅系肩肱关节运动,但肩关节继续外展前屈时,肩肱关节与肩胛胸壁关节活动比例为2：1，即每抬高15°时其中肩肱关节活动10°，肩胛胸壁关节活动5°。正的肩胛胸臂有60°活动范围，肩肱关节有120°活动范围，两者总和为180°。肩胛骨如固定不动，上臂只能主动抬起至90°，被动抬起至120°，丧失肩胛骨活动时，其肩部活动至少减去正常活动的1/3。肌电图观察，在肩关节前屈及外展时，肩胛骨和肱骨的运动同时进行。

上提肩胛骨的肌肉受到神经及丛上部纤维支配，下抑肌则受臂丛中，下部纤维支配。

二、病因病机

多为直接暴力打击，如砸伤或摔伤。肩胛骨虽然扁薄，但周缘部位骨质明显增厚，而且被丰厚的肌肉包绕，形成完整的肌肉保护垫，此外肩胛骨在胸壁上有一定的活动度。作用与肩胛骨的外力可以得到一定的缓冲，因此肩胛骨骨折发生率较低。高能量、直接外力是造成肩胛骨骨折的主要原因。

三、分型

肩胛骨骨折有三种类型：Ⅰ型：为体部骨折；Ⅱ型：为骨突部位的骨折，如喙突、肩峰骨折；Ⅲ型：为肩胛骨的外上部位的骨折，即指肩胛颈、肩盂的骨折。Ⅲ型骨折是肩胛骨骨折中最需要特殊治疗和最难治疗的部位。

肩胛骨骨折按解剖分类可分为肩胛骨体部骨折、肩胛颈部骨折、肩胛冈骨折、肩胛盂骨折、喙突骨折和肩峰骨折。肩胛骨体部骨折是肩胛骨骨折的常见类型，多为粉碎性骨折，肩胛骨体部骨折线可为斜行、纵行或星形，亦可贯通至肩胛冈。由于肩胛骨被肌肉、筋膜紧紧包裹，骨折移位多不明显。

按稳定程度分类：Ⅰ型：稳定的关节外骨折：包括肩胛体骨折和肩胛骨骨突部位骨折，肩胛颈骨折，即使有一定的移位，也属关节外稳定骨折。Ⅱ型：不稳定的关节外骨折：肩胛颈骨折合并喙突肩峰或合并锁骨骨折。Ⅲ型：关节内骨折：为肩盂的横行骨折或大块的盂缘骨折，常合并肱骨头脱位或半脱位。

四、临床表现及诊断

有明确的外伤史。肩胛骨局部疼痛肿胀，上臂贴胸，肩下垂活动受限，局部压痛，可有骨擦感。通过X线片可以明确诊断，但体部骨折X线片容易漏诊，因此CT扫描和CT三维结构重建可清晰显示肩胛骨骨折。在影像学检查中尚应注意有无胸部伴发伤。

五、治疗

（一）保守治疗

肩胛骨骨折以青壮年居多，有明显外伤史，但肩胛骨被肌肉包绕，形成保护肉垫，加之肩胛骨边缘部分明显增厚，且在胸壁上活动度甚大，受外力后的移位缓冲了暴力强度，一般移位小，属稳定性骨折，采用保守治疗即可。多数学者认为大部分肩胛骨骨折可通过功能康复治疗而获得满意疗效,仅少数移位严重及肩盂关节的骨折需手术治疗。这些方法虽然有效,但治疗时间长、痛苦大,且骨折愈合后往往遗留肩部疼痛、肩关节外展受限等后遗症。对体部、肩峰、肩胛冈及喙突的稳定性骨折,多数仅予三角巾悬吊 3~4 周,无需特殊处理,少数局麻下行手法复位,复位后石膏或肩外展架固定 3~4 周,并发症少见。肩胛颈和肩胛盂的稳定性骨折,多有轻度移位,需复位并行上肢牵引 3~4 周,再用三角巾固定 2~3 周,但外展无力、屈伸疼痛等并发症仍较多。

(二)手术治疗

手术指征:①肩峰骨折或肩胛冈骨折移位>5~8mm;②肩胛颈骨折在横断面或冠状面上成角畸形>40°,骨折致关节面≥10mm,合并上部悬吊复合体或浮肩损伤;③体部外缘骨折刺入盂肱关节;④喙突骨折压迫神经血管束;⑤盂缘骨折移位≥10mm,累及盂窝前部 25% 或后部 33%;⑥关节盂窝骨折关节面台阶移位>3~5mm。

因此明显移位的肩胛骨骨折,使肩关节失去原有的稳定性,使用非手术治疗,可出现外展无力、肩峰下疼痛等肩关节功能障碍,严重影响患者的生活和工作。目前多数学者主张对移位严重的骨折开放复位内固定治疗(图 3-2-3,图 3-2-4,图 3-2-5,图 3-2-6),并发症少,疗效好,骨折愈合快,当患者全身情况稳定后,并推荐这一治疗方式。

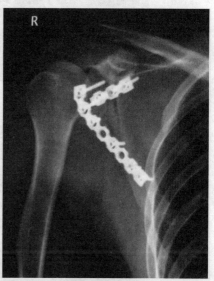

图 3-2-3　肩胛颈不稳定骨折切开复位钢板内固定术后 X 线片

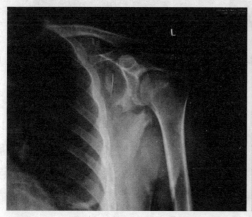

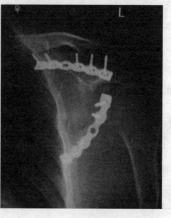

A　　　　　　　　　　　　B

图 3-2-4　肩胛颈及肩胛冈不稳定骨折切开复位钢板内固定术前(A)后(B)X 线片

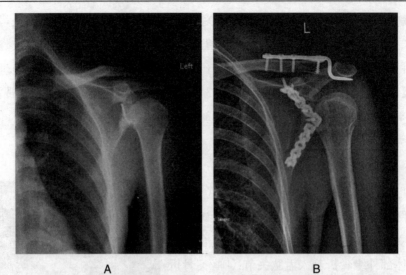

图 3-2-5　肩胛颈及锁骨远端骨折切开复位钢板内固定术前(A)后(B)X 线片

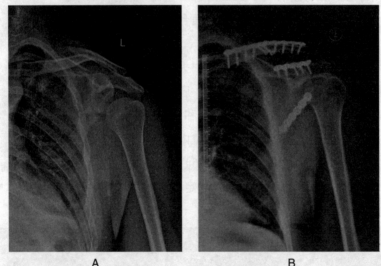

图 3-2-6　不稳定肩胛颈及锁骨骨折切开复位钢板内固定术前(A)后(B)X 线片

六、术后处理

术后 2~3 天,疼痛减轻,三角带悬吊后可下地站立,站立行走。术后 1~2 周可以练习手部及腕、肘关节的各种活动,如"抓空法""伸指伸腕法"等。术后 3~4 周,可逐渐做肩关节的各种活动,重点是外展和旋转活动。但早期禁止做肩前屈动作及持重物,防止内固定断裂、拔钉骨折再移位。定期每月门诊复查。

附:飘浮肩(floating shoulder injury FSI)

一、概念

传统意义上的 FSI= 不稳定型肩胛颈骨折 + 锁骨骨折(图 3-2-7),强调骨折远端以损伤界面为轴向前下内旋转移位。不稳定肩胛盂、肩胛颈、肩胛冈、肩峰或喙突基底骨折伴喙锁间隙明显分离。造成 FSI 稳定性破坏的必要条件是盂肱关节与骨折近端及躯干之间完全失去了骨性和韧带连接。

狭义的 FSI= 肩胛颈骨折 + 同侧锁骨骨折，真性 FSI 合并韧带损伤致骨折稳定性严重破坏，反之为假性 FSI。临床上，任何引起肩胛带不稳定的同侧肩胛颈及锁骨骨折，均可理解为 FSI。广义的 FSI= 肩胛颈骨折 +Rockwood Ⅲ ~ Ⅵ 型肩锁关节脱位等 SSSC 双重损伤。

二、损伤类型

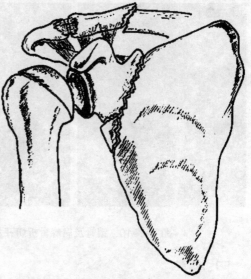

图 3-2-7 不稳定型肩胛颈骨折 + 锁骨骨折

飘浮肩从广义上可概括为三种主要类型，即单纯肩胛颈骨折、混合型肩胛颈骨折、累及体部或肩盂的肩胛颈骨折合并同侧锁骨骨折或肩锁关节（骨折）脱位。

三、治疗

（1）单纯固定锁骨（图 3-2-8），当肩胛颈骨折移位＜10mm 且成角＜40°时，可单纯固定锁骨，否则应同时固定肩胛颈。

（2）固定锁骨 + 肩胛颈（图 3-2-9，图 3-2-10），复位锁骨骨折或肩锁关节脱位同时，根据术中 X 线片检查，决定是否对肩胛颈固定。

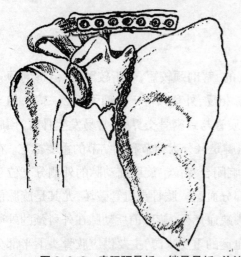

图 3-2-8 肩胛颈骨折 + 锁骨骨折，单纯
固定锁骨示意图

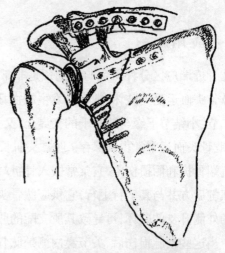

图 3-2-9 肩胛颈骨折 + 锁骨骨
折，两者同时固定示意图

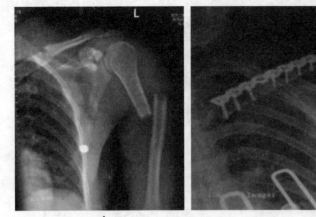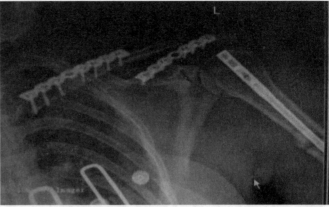

图 3-2-10　锁骨及肩峰骨折切开复位钢板内固定术前(A)后(B)X线片

四、总结

FSI 使肩胛颈的解剖结构及其上方悬吊装置受到双重破坏。非手术难以纠正不稳定型 FSI 的三维移位。早期切开复位内固定可取得满意疗效。对于有明确不稳定证据的 FSI,肩胛颈、锁骨骨折或肩锁关节脱位一期内固定。

FSI 的远期疗效主要取决于肩胛颈骨折的复位质量。当锁骨骨折或肩锁关节脱位复位后,并非所有的肩胛颈骨折均可达到间接复位,这可能与某些早期缺乏影像证据的 SSSC 韧带损伤等有关。

第三节　肱骨近端骨折

一、应用解剖

肱骨近端应区分外科颈与解剖颈是非常重要的,解剖颈较短,骨折较罕见,但解剖颈骨折后肱骨头血运受到破坏,常容易发生缺血坏死。相反,外科颈位于解剖颈下 2～3cm,相当于大结节、小结节下缘与肱骨干的交界处,又为松质骨与致密骨交界处,常易发生骨折,预后较好,肱骨头血运常常得到保存。肱二头肌长头肌腱是区分大结节和小结节的重要标志。在肱骨近端骨折和骺损伤中,它常常嵌入骨折端,影响闭合复位。旋肱前动脉的外侧分支位于二头肌腱后方并与其平行上行,它供应肱骨头大部分血运。肱骨头血管破坏,尤其是旋肱前动脉的外侧升支的破坏,可导致其所支配的肱骨头缺血坏死。旋肱前后动脉在外科颈的外侧交通。当这些动脉损伤后,关节囊内侧是肱骨头血运的重要来源,主要供应肱骨头下半部分血运,尤其是肱骨头带有较大部分内侧骨折块时,血运会有适当保留。如果骨折后,肱骨头无软组织相连,5 年内常发生缺血坏死,表现为塌陷及畸形。紧靠肱骨外科颈内侧有腋神经向后进入三角肌内,臂丛神经、腋动脉通过腋窝,骨折严重移位时可合并神经、血管损伤。

肱骨外科颈为胸大肌止点以上的骨折,骨折移位与解剖有密切关系:①由于冈上肌和冈下肌的牵拉,使骨折近端呈外展及外旋位。②由于背阔肌及大圆肌的牵拉,使骨折远端多向内、向前移位。③由于肱二头肌、三角肌的牵拉,使骨折远端向上移位。

二、病因病机

多为间接暴力所致,如跌倒时手掌或肘部先着地,传达暴力所引起,故多见于中老年人,也可发生于儿童与成人,预后不佳,常残留肩关节功能障碍。由于肱骨近端周围肌肉比较发达,肩关节的关节囊和韧带比较松弛,骨折后容易发生软组织粘连,或结节间沟不平滑所致。

三、分型

(一)Neer 法分型

Neer(1970 年)在 Codman 的四部分骨块(肱骨头、肱骨干、大结节、小结节)分类基础上提出此分类方法。Neer 分类方法考虑到骨折的部位和骨折的数目。但分类的主要依据是骨折移位的程度,即以移位大于 1cm 或成角畸形大于 45° 为标准进行分类。

肱骨近端骨折,包括几处的骨折,只要未超过上述的明显移位的标准,说明骨折部位尚有一定的软组织附着连接,尚保持一定的稳定性。这种骨折为轻度移位骨折,属于一部分骨折。二部分骨折是指某一主骨块与其他三个部分有明显的移位。三部分骨折是指有两个骨折块彼此之间以及与另两部分之间均有明显的移位。四部分骨折是肱骨上端四个主要骨折块之间均有明显移位,形成四个分离的骨块。此时肱骨头成游离状态并失去血液供应。

(二)肱骨近端骨折 AO 分类

AO 分类是在 Neer 分类的基础上对 Neer 分类进行改良,分类时更加重视肱骨头的血循环供应情况,因为肱骨头的血循环状况与缺血坏死的发生和骨折治疗的预后有密切关系。

根据损伤的程度,AO 分类系统将肱骨近端骨折分为 A、B、C 三种类型。

A 型骨折是关节外的一处骨折。肱骨头血循环正常,因此不会发生头缺血坏死。

A1 型骨折是肱骨结节骨折。再根据结节移位情况分为三个类型。

A1−1:结节骨折,无移位。

A1−2:结节骨折,伴有移位。

A1−3:结节骨折,伴有盂肱关节脱位。

A2 型骨折是干骺端的嵌插骨折(外科颈骨折)。根据有无成角及成角方向也分为三个类型。

A2−1 型:冠状面没有成角畸形。侧位前方或后方有嵌插。

A2−2 型:冠状面有内翻成角畸。

A2−3 型:冠状面有外翻成角畸形。

A3 型是干骺端移位骨折,骨端间无嵌插。可分为三个类型。

A3—1 型:简单骨折,伴有骨折块间的成角畸形。

A3—2 型:简单骨折,伴有远骨折块向内或向外侧的移位,或伴有盂肱关节脱位。

A3—3 型:多块骨折,可有楔形骨折块或伴有盂肱关节脱位。

B 型骨折是更为严重的关节外骨折。骨折发生在两处,波及肱骨上端的三个部分。一部分骨折线可延及到关节内。肱骨头的血循环部分受到影响,有一定的头缺血坏死发生率。

B1 型骨折是干骺端有嵌插的关节外两处骨折。根据嵌插的方式和结节移位的程度可分为三个类型。

B1—1 型:干骺端骨折有嵌插,伴有大结节骨折。

B1—2 型:干骺端骨折有嵌插,伴有轻度的内翻畸形和肱骨头向下移位。合并有小结节骨折。

B1—3 型:干骺端骨折有嵌插,侧位有向前成角畸形,同时伴有大结节骨折。

B2 型骨折是干骺端骨折无嵌插。骨折不稳定,难以复位。常需手术复位内固定。

B2—1 型:干骺端斜行骨折伴有移位及结节骨折移位。

B2—2 型:干骺端横断移位骨折,肱骨头有旋转移位,伴有结节移位骨折。

B2—3 型:干骺端粉碎移位骨折,伴结节移位骨折。

B3 型骨折是关节外两处骨折伴有盂肱关节脱位。

B3—1 型:干骺端斜行骨折,伴盂肱关节脱位。虽然只有一处骨折线,但通过结节及干骺端。

B3—2 型:与 B3—1 型相似,伴有结节骨折及盂肱关节脱位。

B3—3 型:干骺端骨折伴盂肱关节后脱位及小结节骨折。

C 型骨折是关节内骨折,波及肱骨解剖颈。肱骨头的血循环常受损伤、易造成头缺血坏死。

C1 型骨折为轻度移位的骨折,骨端间有嵌插。

C1—1 型:肱骨头、大结节骨折。颈部骨折处有嵌插,成内翻畸形。

C1—2 型:头、结节骨折,颈部骨折处有嵌插,成内翻畸形。

C1—3 型:肱骨解剖颈骨折,无移位或轻度移位。

C2 型骨折是头骨折块有明显移位,伴有头与干骺端嵌插。

C2—1 型:头、结节骨折,头与干骺端在外翻位嵌插,骨折移位较明显。

C2—2 型:头、结节骨折,头与干骺端在内翻位嵌插。

C2—3 型:通过头及结节的骨折,伴有内翻畸形。

C3 型骨折是关节内骨折伴有盂肱关节脱位。

C3—1 型:为解剖颈骨折伴有肱骨头脱位。

C3—2 型:解剖颈骨折伴有肱骨头脱位及结节骨折。

C3—3 型:头和结节粉碎骨折,伴有头脱位或头的部分骨折块脱位。

四、临床表现及诊断

有明确的外伤史。与其他肩部骨折大致相似,但其症状多较严重。局部肿胀较为明显,局部疼痛且伴有环状压痛及叩痛,可有骨擦感,上臂贴胸,肩下垂活动受限。通过 X 线片可以明确诊断,CT 扫描和 CT 三维结构重建可清晰显示肱骨近端骨折。在影像学检查中尚应注意有无胸部伴发伤。

五、治疗

(一)保守治疗

肱骨近端骨折多发生在中老年,特别是老年患者,极易因此引起冻结肩,因此仔细了解病情,选择治疗方法,保持肩关节一定的活动度,是治疗所必须考虑的。①裂纹骨折:用三角巾悬吊患肢 2～3 周,当疼痛减轻后尽早开始肩关节功能活动;②外展型骨折:骨折有嵌插且畸形角度不大者无需复位,以三角巾悬吊患肢 2～3 周,并逐步开始肩关节功能活动;无嵌插的骨折应行手法整复(图 3-3-1),随后以石膏或小夹板固定 3～4 周;③内收型骨折:有移位者皆应手法复位,并给以适当的外固定。

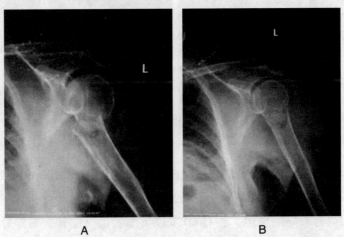

图 3-3-1　肱骨近端外展型骨折闭合复位前 X 线片(A)及手法闭合复位夹板外固定后 X 线片(B)

手法复位外固定　一般需在骨折血肿内麻醉下进行。患者平卧,以内收型为例。一助手用布带绕过患者腋下向上牵拉肩部,另一助手握患肢肘部并保持中立位,肘关节屈曲 90°,沿肱骨纵轴方向牵引。当两助手将骨折两断端拉开后,术者两拇指按住骨折部位向内推,其余四指抱住骨折远端向外牵拉,同时外展上臂。向外成角矫正后,再徐徐前屈肩关节过头部,术者用力向后挤压骨折部位以矫正向前成角,一般骨折即可复位。若畸形较大,此法仍不能复位时,可改用以下手法进行复位:术者立于患者前外侧,两拇指置于骨折远段后侧,其余四指环抱肩前侧相当于骨折成角部位,在牵引下持握前臂的助手将上臂逐渐前屈上举过顶,此时术者两拇指抵住骨折远端向前推顶,其余四指由前向后扣挤按压成角部位,如有骨擦感时表示骨折断端相互抵触,成角畸形已矫正,骨折已复位。然后根据具体情况应用适当的外固定。常用者有：①超肩关节夹板外固定。②外展支架固定：如骨折断端不稳定，复位后不易维持对位时，可用外展支架固定，并沿肱骨纵轴加用皮肤牵引以控制骨折近端向外成角畸形（适应症于内收型骨折）。

无论用哪种方法固定，皆需早期开始功能活动，一般4周左右就可酌情去除外固定。

（二）手术治疗

1.适应症

①肱骨近端骨折移位严重，复位后不稳定；手法整复外固定失败者；②60岁以下病人合并肱骨头粉碎骨折；③合并肱骨大结节撕脱骨折有移位并与肩峰下部抵触；④不能复位的骺板骨折分离（肱二头肌长头嵌入）；⑤治疗较晚，已不能复位的青枝骨折。

2.手术方法选择

①克氏针内固定方法（图3-3-2）：适用于骨折断端无碎骨折片的横断或斜行骨折。对于老年患者手法复位后可经皮克氏针内固定，或骨骺未闭合小儿骨折可闭合复位或切开复位克氏针内固定，往往克氏针针尾留在皮肤外，避免二次手术取出内固定。

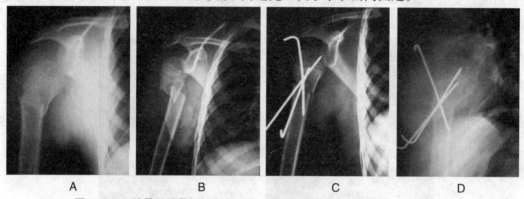

A   B   C   D

图3-3-2　肱骨近端骨折切开复位克氏针内固定术前（A、B）后（C、D）X线片

②钢板内固定方法（图3-3-3）：对于肱骨近端二部分或三部分骨折，虽然骨折有较大移位，但肱骨头仍保留有较好的血运。还有60岁以下患者虽有肱骨头粉碎骨折，血运遭到破坏，也可选择行切开复位肱骨近端解剖钢板内固定重建治疗。

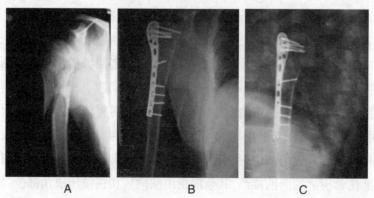

A   B   C

图3-3-3　肱骨近端骨折切开复位钢板内固定术前（A）后（B、C）X线片

③肱骨头置换(图 3-3-4):四部分骨折是肱骨近端中最严重的一种。肱骨头的解剖颈骨折使肱骨头血供系统破坏,肱骨头坏死率高。60 岁以上老年人行人工肱骨头置换术是手术适应症。

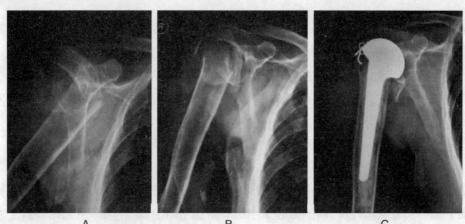

A   B   C

图 3-3-4　肱骨近端粉碎骨折切开人工肱骨头置换术前(A、B)后(C)X 线片

六、术后处理

术后当天可起床,臂部固定 2～4 天后,三角巾悬吊患肢 3 周,逐渐练习活动。一般肱骨近端骨折术后肩关节大部分功能可恢复。老年粉碎型、有肱骨头缺血、坏死及严重移位而又复位不佳者,则预后欠佳。

七、并发症

(一)血管损伤

肱骨近端骨折合并血管损伤者较为少见。一般以腋动脉损伤发生率最高。有的报道在移位骨折者中损伤率为 4.9%,多为高能量损伤骨折移位所致。老年病人由于血管硬化、血管壁弹性较差,较易发生血管损伤。动脉损伤后局部形成膨胀性血肿,疼痛明显。肢体苍白或发绀、皮肤感觉异常。一些病例由于侧支循环,肢端仍有血液供应。动脉造影可确定血管损伤的部位及性质。证实诊断后,应尽早手术探查。固定骨折,同时修复损伤的血管,可行大隐静脉移植或人工血管移植。

(二)臂丛神经损伤

肱骨近端骨折合并臂丛神经损伤发生率为 6.1%。有的报道高达 21%～36%,以腋神经最多受累,肩胛上神经、肌皮神经和桡神经损伤也偶有发生。腋神经损伤时,肩外侧皮肤感觉丧失,但测定三角肌纤维的收缩更为准确、可靠。腋神经损伤时,可采用肌电图观察神经损伤恢复的进程。绝大多数病例在 4 个月内可恢复功能,如伤后 2～3 个月仍无恢复迹象时,则可早期进行神经探查。

(三)胸部损伤

高能量所致肱骨近端骨折时,常合并多发损伤,应注意除外肋骨骨折、血胸、气胸等。

第四节　肱骨干骨折

肱骨干骨折(fracture of humeral shaft)系指肱骨外科颈以下 1～2cm 至肱骨髁上 2cm 之间的骨折,骨折大约占全身骨折的 1.31%。多发于骨干的中部,其次为下部,上部最少。其为典型的直接暴力所致。也可发生在旋转暴力较大的体育运动,尤其是棒球、摔跤。肱骨近段骨折可导致腋神经损伤。肱骨干中 1/3 和下 1/3 骨折可导致桡神经损伤,下 1/3 骨折易发生骨不连。肱骨干骨折合并血管损伤所占比例较小。

一、应用解剖

肱骨干为一长管状骨,上半部呈圆柱形,下半部呈三棱柱形。可分为三个缘,前缘从大结节嵴向下延伸到冠状窝外缘,内侧缘起于小结节嵴止于内上髁,外侧缘从大结节后上方向下达外上髁。营养动脉在肱骨中段穿入,向远近两端分布,所以,中段以下发生骨折,常因营养不良而影响骨折愈合。肱动脉、肱静脉、正中神经及尺神经均在上臂内侧,沿肱二头肌内缘下行。桡神经自腋部发出后。在三角肌粗隆部自肱骨后侧沿桡神经沟紧贴肱骨干,由内后向外前绕行向下,故当肱骨中下 1/3 交界处骨折时,易合并桡神经损伤。

上臂有内侧和外侧两个肌间隔,前有肱二头肌、肱肌及喙肱肌;后有肱三头肌和桡神经,肱骨干有许多肌肉附着,三角肌止于肱骨干外侧的三角肌粗隆,胸大肌止于肱骨结节嵴,背阔肌止于肱骨小结节嵴,以及肱骨前后的肱二头肌、肱三头肌、喙肱肌及肱肌等。肱骨干骨折后,可借助于作用在骨干不同水平面的肌肉牵拉力量对骨折端的移位状态进行分析判断。当骨折发生在胸大肌支点之上时,骨折近端由于受到肩袖的作用而外展外旋。当骨折位于三角肌止点以上时,三角肌牵拉远端向外,同时胸大肌、背阔肌和大圆肌牵拉近端向内。当骨折位于三角肌止点以下时,则三角肌和喙肱肌牵拉近端向上、向外移位,同时远端受到三头肌和二头肌作用向上移位。偶尔骨折断端出现不同程度的成角而维持接触,但更常见的是断端的侧方移位和重叠移位。

二、病因病机

(一)直接暴力

如打击伤、挤压伤或火器伤等,多发生于中下 1/3 处,多为横行骨折、粉碎骨折或开放性骨折,有时可发生多段骨折。

(二)传导暴力

如跌倒时手或肘着地,地面反击暴力向上传导,与跌倒时体重下压暴力相交于肱骨干某部即发生斜行骨折或螺旋形骨折,多见于肱骨中下 1/3 处,此种骨折尖端易刺插于肌肉,影响手法复位。

(三)旋转暴力

如投掷手榴弹、标枪或翻腕赛扭转前臂时,多可引起肱骨中下 1/3 交界处骨折,所引起的肱骨骨折多为典型螺旋形骨折。

三、分型

根据骨折与外界是否交通分为开放性与闭合性骨折。按骨折部位不同可分为上 1/3 段骨折,中 1/3 段骨折,下 1/3 段骨折。按骨折线的方向和特征可分为纵行、横行、斜行、螺旋形、多段、粉碎等骨折。肱骨干骨折的 AO 分型:

A 简单骨折　包括 A1 螺旋形简单骨折、A2 斜形简单骨折(≥30°)和 A3 横断简单骨折(<30°)3 种亚型。

B 楔形骨折　包括 B1 螺旋楔形骨折、B2 弯曲楔形骨折和 B3 碎裂楔形骨折 3 种亚型。

C 复杂骨折　包括 C1 螺旋复杂骨折、C2 多段复杂骨折及 C3 无规律复杂骨折 3 种亚型。

四、临床表现及诊断

主要表现为局部疼痛、环状压痛及传导叩痛等,一般均较明显。完全骨折,尤其粉碎型者局部出血可多达 200ml 以上,加之创伤性反应,因此局部肿胀明显。在创伤后,患者多先发现上臂出现成角及短缩畸形,除不完全骨折外,一般多较明显。异常活动也于伤后立即出现,通过 X 线片可以明确诊断。患者桡神经干紧贴骨面走行,甚易被挤压或刺伤;周围血管亦有可能被损伤。因此在临床检查及诊断时务必对肢体远端的感觉、运动及桡动脉搏动等加以检查,并与对侧对比观察。凡有此合并症时,应在诊断时注明。

五、治疗

(一)保守治疗

肱骨干有较多肌肉包绕,骨折轻度的成角或短缩畸形,不影响外观及功能,故可采取非手术治疗。无移位骨折包括无神经血管损伤的闭合性横形、短斜形、粉碎形或线形无移位骨折,不需麻醉,用轻柔手法纠正成角或旋转畸形。外固定 6~8 周后,X 线片显示有初步骨痂形成去除外固定,进行肢体功能锻炼。临床常有如下方法:

1.U 型石膏夹板固定

对于横断形骨折及无明显移位的斜型螺旋形骨折,行手法复位,患肢屈肘 90°,U 型石膏夹板由内侧腋窝皱褶,向下绕过肘关节至臂外侧,再向上止于肩峰,用绷带缠绕固定并塑形,用颈腕吊带将患肢吊于胸前,起维持骨折对位对线的作用以利于骨折愈合。固定完毕立即拍 X 线片明确骨折对位效果,同时可进行患侧手及腕关节屈伸功能锻炼利于消肿。

2.贴胸吊带制动

适用于儿童及老年人无移位的肱骨干骨折。用以维持骨折对位,病人感觉舒适,无需行骨折手法复位。患肢置于屈肘 90° 前臂中立位,将贴胸吊带套在前臂及上臂,再将另一宽的颈腕吊带套在前臂及上臂,颈腕吊带从上臂外侧绕肩峰、颈部、再转向腕部制动,使上肢悬于胸前。胸侧壁应置衬垫以利于远骨折端外展。

3.小夹板固定

小夹板固定适用于移位、成角畸形不大、对线较好的肱骨干中部骨折,小夹板置于上臂前、后、内、外侧,适合于上臂外形的 4 块弹性板组成,皮肤表面垫有衬垫。外侧、后侧板较长,从肩峰到鹰嘴。前方及内侧板因受肘窝及腋窝的限制而较短。配有 3~4 固定垫以矫正成角畸形。夹板置于患肢后,用 3~4 根绑带分别绑扎,并应随时调节绑扎带的松紧,避免影响伤肢血循环及发生压疮。

4.尺骨鹰嘴骨牵引

适用于长时间卧床的病人和开放粉碎性肱骨干骨折,或短期内无法进行手术治疗的病人。尺骨鹰嘴骨牵引应注意避免损伤肘内侧的尺神经。

(二)手术治疗

开放复位内固定适用于开放骨折伤后 8h 内、彻底清创后不易感染者;闭合骨折因骨折端间有软组织嵌入,手法达不到功能复位要求或肱骨多段骨折者;同一肢体有多处骨折和关节损伤者;骨折合并血管损伤或骨折明显移位合并桡神经损伤者;骨折不连接或严重畸形连接者。采用钢板螺丝钉者,术后仍需可靠的外固定;加压钢板、交锁髓内钉内固定及外固定架固定者,可早期进行功能锻炼。

1.有下列情形之一者行手术治疗

①开放骨折应早期行软组织及骨的清创及骨折内固定。②合并血管、神经损伤的骨折应行骨折内固定及神经血管的修复。③肱骨干中下 1/3 骨折伴有肘关节内骨折时,手法复位及维持复位均比较困难,应行切开复位内固定。④节段型骨折采用非手术治疗时,易产生一处或一处以上骨的不愈合,应行内固定术。⑤双侧肱骨干骨折非手术治疗可造成病人生活上不便及护理上的困难,应行内固定术。⑥手法复位不满意的骨折如螺旋形骨折,骨折端间嵌入软组织,即使骨折对线满意,也会导致不愈合,应行内固定术。⑦非手术治疗效果不满意,也应行手术内固定。⑧多发伤合并肱骨干骨折,一旦病情稳定,应积极行手术治疗。⑨病理性骨折,手术治疗可使病人感到舒适及增加上肢的功能。

2.手术治疗方法

手术治疗方法有多种。临床医师应根据自身的经验,器械设备,骨折类型,软组织条件及全身状况,选择对病人最有利的方法施术。

①弹性髓内钉内固定

弹性髓内钉是一种预成弧形具有一定弹性的钛合金针。依据骨折的部位选用长度适宜的针,自鹰嘴窝上方孔后打入髓腔。一般用两根针,使弧面对骨皮质,两针在髓腔内相互交叉形成张力,固定骨折。适用于肱骨中下段的小儿骨折。

②外固定架固定（图 3-4-1）

外固定架固定适用于开放骨折伴有广泛的软组织挫伤或烧伤的病例。也适用于无法进行坚强内固定及骨折部已发生感染的病人。还适应症于严重劈裂粉碎骨折患者。

外固定架分单臂及组合式两种。临床多数病例采用组合式外固定架以增加稳定性，一般情况下使用单臂外固定架时，在骨折两端应各穿入 3 枚固定针，即 6 个固定点方可达到较牢固的固定。

外固定架的并发症包括针道感染、神经血管及肌腱的刺伤、骨折不愈合等。使用外固定架后应定期行 X 线检查，及时调整骨折端的对位对线，早期行功能练习，以期获得满意的效果。

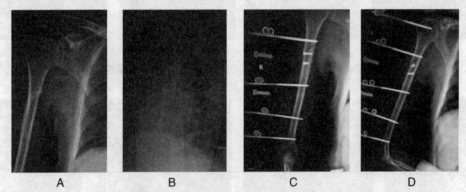

图3-4-1　肱骨中上段骨折切开有限内固定合外固定架固定术前(A、B)后(C、D)X 线片

③带锁髓内钉固定（图 3-4-2，图 3-4-3）

肱骨干带锁髓内钉是从股骨干及胫骨带锁髓内钉衍化来的。依靠髓内钉近端及远端的螺丝钉提供骨折端对位对线的稳定性，防止骨折端短缩及旋转。带锁髓内钉可以顺行打入，即从肱骨大结节进钉经骨折部到肱骨远端。也可逆行打入，即经鹰嘴窝上方3cm 处钻孔，用丝攻扩髓打入髓内钉以增加骨皮质与髓内钉的接触面，加强稳定性。

髓内内固定时都需借助 C 型臂或 G 型臂透视机进行动态定位及观察髓内钉进入髓腔的状况和位置。操作方法是，病人仰卧于可透 X 线的手术床上，两肩间垫沙袋抬高，头转向健侧，最大限度显露肱骨近端，从肩峰前侧沿三角肌做 2～3cm 长切口，沿三角肌肌纤维分离软组织并牵开，在肱骨大结节内侧缘，用骨锥开孔进入髓腔。在 C 型臂透视监控下将导针插入骨折近端，复位骨折，将导针插入远骨折端。如果骨折端复位困难，可在骨折处前外方另做小切口，探入手指协助复位。如果插入导针困难时，可旋转导针方向或旋转远骨折端使导针能顺利通过。肱骨干髓内钉一般选用 7～8mm 粗细。年轻人髓腔较细，常需在打入髓内钉前先沿导针扩髓，而后沿导针打入髓内钉。老人髓腔多较宽，有时可打入较粗髓内钉。髓内钉的长度可用相同长度的导针测量，也可以健侧上臂的长度来决定。髓内钉的尾部应置于软骨下方。近端的锁钉借助导向器由外上至内下拧入，不要穿透内侧皮质。远端的锁钉由前向后或由外向内在导向器引导下拧入。髓内钉术后应早期行肩关节功能练习。

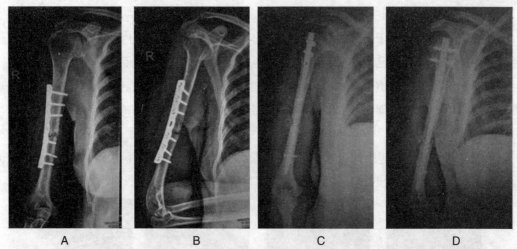

图 3-4-2　肱骨中段骨折钢板内固定术后一年半未愈,切开取出钢板植骨髓内钉内固定术前(A、B)、术后(C、D)X 线片

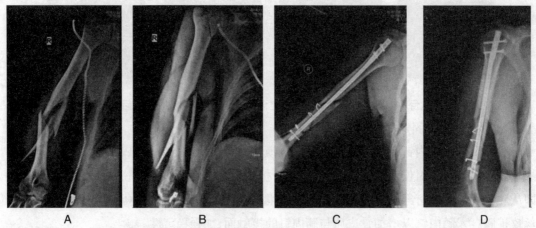

图 3-4-3　一位 33 岁男性患者右肱骨粉碎性骨折(A,B),有限切开复位髓内钉固定并形状记忆合金弓齿钉有限粉碎骨片骨缝合术后 X 线片(C、D),对位线良好。

④钢板螺钉内固定(图 3-4-4)

根据肱骨干骨折部位的不同,使用不同形状、不同宽度及厚度的钢板。较宽的钢板用于肱骨中段骨折,上段及下段的骨折使用较窄的钢板及异形钢板。

肱骨上 1/3 骨折将用前方经三角肌与胸大肌之间入路,必要时将三角肌前 1/3 由锁骨止点上切断,以加大显露。

前外侧入路用以显露肱骨干中 1/3,此切口可延长至肘关节。

后入路用于肱骨下 1/3 骨折。将肱三头肌做一舌状瓣翻向远端。切口远端内侧应注意保护尺神经,切口近端应注意保护桡神经。肱骨中上 1/3 骨折有时也采用后入路,由肱三头肌长头和外侧头之间进入。在切口的上部,三角肌止点水平的后方,将桡神经显露并保护。

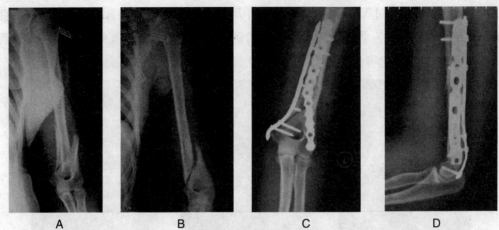

图3-4-4 肱骨中下段粉碎骨折切开复位钢板内固定术(A、B)后(C、D)X线片

六、术后处理

术后应早期进行肩肘关节功能锻炼,定期门诊拍X线片复查,待骨折愈合后可考虑去除内外固定。

七、并发症

(一)神经损伤

以桡神经损伤为最多见,肱骨中下1/3骨折,易由骨折端的挤压或挫伤引起不完全性桡神经损伤,一般于2~3个月,如无神经功能恢复表现,再行手术探查。在观察期间,将腕关节置于功能位,使用可牵引手指伸直的活动支架,自行活动伤侧手指各关节,以防畸形或僵硬。

(二)血管损伤

在肱骨干骨折并发症中并不少见,一般肱动脉损伤不会引起肢体坏死但也可造成供血不足,所以仍应手术修复血管。

(三)骨折不连接(图3-4-5,图3-4-6)

在肱骨中下1/3骨折常有见到,导致骨折不愈合的原因有很多,其中与损伤暴力、骨折的解剖位置及治疗方法有较大关系。创伤及反复多次的复位使骨折处的骨膜及周围软组织受到严重损害,骨折端软组织内的血管受到严重损伤,造成骨折修复所需的营养供应中断,从而影响骨折的愈合。骨折的解剖位置亦影响骨折的愈合,骨折线在三角肌止点以下,这类骨折仅用小夹板或石膏托外固定加颈腕吊带悬吊,在长斜行及螺旋形骨折易致缩短,在横行及短斜行骨折则容易分离,这是导致需要多次复位的重要原因,亦是骨折不愈合的原因之一。过早拆除外固定、手术时损害了血供、适应症选择不当、骨折端间嵌有软组织、肱骨三段或多段骨折未能妥善处理,一般采用植骨加内固定治疗。术后感染也造成骨不连接。特别是内固定不正确、不牢固是切开复位病例失败的主要原因。骨折的愈合是一个连续不断的过程,在整个过程中应无发生再移位的不良应力的干扰,尤其是剪切及旋转应力,因此骨折端必须得到合理的固定。在正常的骨折愈合过程中,膜内骨化与软骨骨化是同时进行的,在骨折端反复存在不良应力的干扰下,来自骨髓腔、骨膜及周围软组织的新生血管的形成和相互间的对接过程受到影响,膜内骨化与软骨骨化将会变得缓慢甚至终止,使骨折愈合延迟或不愈合。

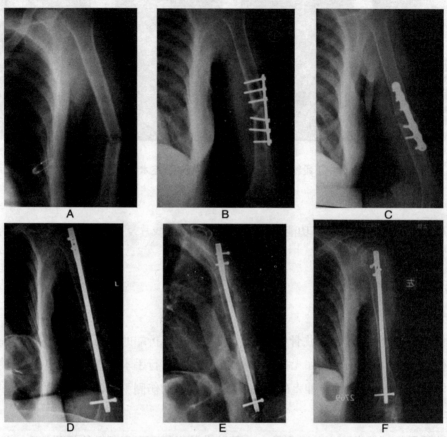

图 3-4-5　一位 54 岁女性患者左肱骨干横行骨折(A)切开复位钢板内固定术 14 个月后(B、C)X 线片显示骨折未愈合并成角畸形,螺钉松动,钢板固定失效。行钢板取出交锁髓内钉内固定并植骨术后 X 线片(D、E),对位线良好,10 个月后复查 X 线片(F),骨折完全骨性愈合。

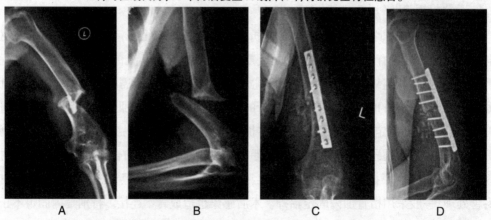

图 3-4-6　一位 56 岁男性患者左肱骨干横行骨折六月余未治疗而不愈合,且移位明显,假关节形成(A、B),切开复位钢板内固定并植骨术后 X 线片(C、D),对位线良好。

（四）畸形愈合

因为肩关节的活动范围大，肱骨骨折虽有些成角、旋转或短缩畸形，也不大影响伤肢的活动功能，但如肱骨骨折移位特别严重，达不到骨折功能复位的要求。严重地破坏了上肢生物力学关系，以后会给肩关节或肘关节带来损伤性关节炎，也会给伤员带来痛苦，因此对青壮年及少年伤员，在有条件治疗时，还是应该施行截骨术矫正畸形愈合。

如为肱骨干骨折成角畸形明显，需要进行截骨矫正者，截骨的部位选肱骨颈松质骨部为好，否则，于肱骨干骨折部截骨可产生骨不连；如当肱骨颈骨折严重畸形者，更应于肱骨颈部做截骨矫正治疗。

（五）肩、肘关节功能障碍

多见于老年伤员。因此对老年伤员不但不能长时间使用广泛范围固定，还要使伤员尽早加强肌肉、关节功能活动，若已经发生肩或肘关节功能障碍，更要加强其功能活动锻炼，并辅以理疗和体疗，使之尽快恢复关节功能。

第五节　肱骨远端骨折

肱骨远端骨折往往是肘关节一种严重损伤，儿童多发生肱骨髁上骨折，发生于中年人及老年人的这种骨折常呈粉碎性，复位较困难固定后容易发生再移位和关节粘连，对肘关节功能将有严重影响，儿童多发生肘内外翻畸形。

一、应用解剖

肱骨远端由内髁和外髁构成，各含关节和非关节部分。外髁的关节部分称肱骨小头，内髁的关节部分称滑车，肱骨下部的横向宽度呈由上向下的逐渐增宽。肱骨下端的内外两缘称肱骨嵴。肱骨嵴下面的终端各向内外两侧突起，称内上髁和外上髁。内上髁较外上髁为大，系内髁的关节部，为前臂屈肌起点，在后方有尺神经沟。外上髁系外髁的非关节部分，外侧的前面有较粗糙骨面，为前臂浅层伸肌起点。

肱骨小头呈半球形向前突起，与桡骨小头的浅凹形关节面保持接触。肘关节屈伸运动时，肱骨小头关节面在不同区域仅有一小部分与桡骨小头接触，肱骨滑车较肱骨小头为大，略呈圆柱形，中部有滑车沟与尺骨半月切迹相接触，滑车的内外两缘为滑车嵴，略呈突起状，有保持肘关节侧向稳定作用。滑车沟的前面起自冠状窝，后面到鹰嘴窝，并在后面略向外侧倾斜，使肘关节在伸直位形成外翻角。外侧滑车嵴和肱骨小头之间的凹陷区称"小头滑车间沟"，为内外两髁的交界处，并与桡骨头边缘接触。肱骨髁的前上方有冠状窝和桡骨窝，后上方有较深的尺骨鹰嘴窝。肘屈曲位，冠状窝和桡骨窝分别与尺骨冠状突和桡骨小头接触。伸肘时，鹰嘴窝容纳尺骨鹰嘴突，使肘关节能完全伸直。冠状窝与鹰嘴窝之间有一层极薄的骨组织隔开。故常呈透明状或偶有缺失，如鹰嘴窝有骨碎片或内固定物，将妨碍肘关节完全伸直。

整个肘关节由肱桡、肱尺、尺桡三个关节构成,均位于同一滑膜腔内。肘伸直位形成的外偏角约为 6°～10°,在前臂旋后位时此角更为明显。此外偏角使伸直的臂部离开大腿,有利于携物功能。在肘屈曲位,外偏角发生改变,前臂使肘外翻为肘内翻。肘部开始屈曲时,前臂呈旋前运动;肘部完全屈曲时,前臂呈旋后运动。此旋转轴线约位于肱骨滑车中心和肱骨的前缘。肱骨内外两髁关节面的旋转弧,使两旋转弧位于不同的轴线上,此为肘关节屈伸运动受到限制的一种原因。

肘内外两侧副韧带系关节囊增厚部分,具有加强肘关节的稳定作用,内侧副韧带较坚强,起自内上髁,向下分为 3 束。前束附着于冠状突的内侧结节,肘伸直位呈现紧张;中间束附着于冠状突和鹰嘴突的内侧面;后束附着于鹰嘴突的内侧面,肘屈曲位呈紧张状态。外侧副韧带呈扇形,起自外上髁,向下分为 3 束,围绕桡骨小头的前、后和侧面,并于环状韧带附着处混合,前束纤维尚附着于尺骨,后束少数纤维附着于环状韧带后部起点的近侧,肘部前后两面的韧带极为薄弱。

二、病因病机

间接暴力和直接暴力均可引起此骨折。间接暴力多为肘关节伸直位或屈曲位跌倒时,手部或肘部先着地,引起向上传导的暴力与肱骨干向下力量发生作用,聚集在肱骨远端位置,产生肱骨远端骨折,一般骨折线较低,多呈粉碎性。直接暴力多为侧方暴力直接撞击肱骨远端,致使肱骨远端骨折,位置一般高于肱骨内外髁,可呈劈裂形或粉碎性。

三、分型

1. 按受伤机制分为伸直型和屈曲型

伸直型:跌倒时,肘关节处于伸直位,手掌和人体重力向上、下传导并集中在肱骨髁部,暴力作用于尺骨,向上撞击使肱骨内、外髁分离,远端分裂为两块或多块并向后方移位。
屈曲型:肘关节在屈曲位时直接撞击地面,也可能由于尺骨鹰嘴向上撞击所致。尺骨断面呈三角形,当暴力传导至该部时,尺骨鹰嘴犹如楔子撞击内外髁间的滑车沟,致两髁间分离移位,而肱骨下端向后移位。

此类骨折,按其骨折线可分为 V 型、T 形和 Y 型,有时肱骨髁部可分裂为三块以上,即属粉碎性骨折。

2. Riseborough--Radin 根据骨折移位程度分为四度

Ⅰ°:骨折无移位或轻度移位,关节面保持平整。
Ⅱ°:骨折块有移位,但两髁无分离及旋转,关节面也基本平整。
Ⅲ°:骨折块有分离并有旋转移位,关节面破坏。
Ⅳ°:肱骨髁部粉碎成三块以上,关节面破坏严重。

3. 肱骨远端骨折

目前被广泛接受的是 AO 分型(图 3-5-1),其按照关节外、部分关节内、完全关节内分为

A、B、C3 大类型：

A 型：关节外骨折，其中 A1 型为骨突撕脱骨折，A2 型为简单干骺端骨折，A3 型为干骺端粉碎骨折。

A1.1 肱骨外髁撕脱骨折；

A1.2 肱骨内髁撕脱骨折，骨折块未嵌入关节；分 3 个亚型：无移位、移位、粉碎型；

A1.3 肱骨内髁撕脱骨折，骨折块嵌入关节；

A2.1 骨折线斜向下内关节外骨折

A2.2 骨折线斜向下外关节外骨折

A2.3 横行关节外骨折，分 3 个亚型：干骺端无明显移位、干骺端向后移位、干骺端向前移位。

A3.1 干骺端简单粉碎骨折，分 2 个亚型：内侧型、外侧型。

A3.2 干骺端一侧粉碎骨折，分 2 个亚型：内侧型、外侧型。

A3.3 干骺端复杂粉碎骨折

B 型：部分关节内骨折，其中 B1 型为外侧矢状面的部分关节内骨折，B2 型为内侧矢状面的部分关节内骨折，B3 型为累及前面的冠状位的部分关节内骨折。

B1.1 分 2 个亚型：骨折线通过肱骨小头、骨折线通过肱骨小头与滑车之间。

B1.2 骨折线通过肱骨滑车外侧简单骨折分 5 个亚型：内侧韧带完整、合并内侧韧带断裂、

B1.3 骨折线通过肱骨滑车外侧复杂骨折

B2.1 骨折线通过肱骨滑车内侧简单骨折。

B2.2 骨折线通过肱骨滑车内侧简单骨折、骨折线通过 groove 骨折

B2.3 骨折线通过肱骨滑车内侧复杂骨折

B3.1 肱骨小头。

B3.2 滑车

B3.3 肱骨小头与滑车

C 型：完全关节内骨折，其中 C1 型为简单关节内、简单干骺端骨折，C2 型为关节内简单、干骺端粉碎骨折，C3 型为关节内粉碎、干骺端粉碎骨折。

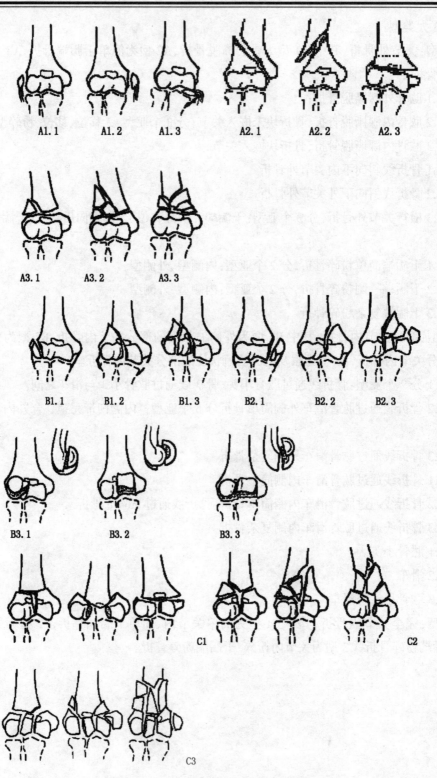

图 3-5-1 肱骨远端骨折 AO 分型示意图

四、临床表现及诊断

主要表现为肘关节局部疼痛、肿胀、畸形,压痛、反常活动、骨擦音阳性、纵向叩击痛阳性、肘关节功能受限等。重点注意正中神经、桡神经、尺神经损伤情况,肘关节及腕关节、肩关节情况;肘关节活动情况,注意观察前臂肿胀程度、皮温、皮肤颜色、皮下瘀斑、桡动脉搏动、被动牵拉痛及手的感觉运动功能,同时注意是否存在其他部位的骨折。凡有此合并症时,应在诊断时注明。X线检查:对损伤部位及时拍摄肘部创伤系列X线片(肘关节正位、肘关节侧位)以确诊骨折及了解骨折类型。CT检查:进一步明确骨折详细情况,指导治疗方案的制定。

五、治疗

(一)保守治疗

适应症为简单骨折,小儿或老人全身情况差不能耐受手术者。

手法复位小夹板、石膏、支具外固定。受伤时间短,局部肿胀轻,没有血液循环障碍者,对于伸直位骨折可进行手法复位后用后侧石膏托或支具在屈肘位90°固定4~5周,屈曲位骨折可进行手法复位用后侧石膏托或支具固定在110°~130°位3周后再固定至曲肘90°位2~3周。固定期间抬高患肢,同时加强手指活动进行功能锻炼,待X线拍片证实骨折愈合良好,即可拆除外固定石膏或支具。

(二)手术治疗

手术治疗适应症:手法复位失败者;存在小的开放伤口,污染不重;有神经血管损伤症状者。手术方式取决于患者的全身情况及骨折局部情况。

1.切开或闭合复位克氏针内固定术(图3-5-2)

对于儿童或粉碎严重难以用钢板内固定的肱骨远端骨折均可采用。

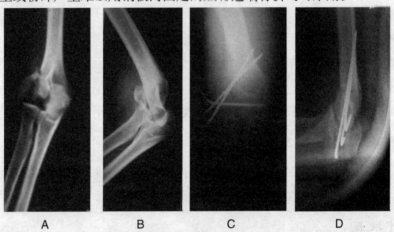

A   B   C   D

图3-5-2 一位32岁患者右肱骨外髁粉碎骨折切开复位克氏针内固定术前(A、B)后(C、D)X线片

2.切开复位解剖钢板内固定术(图3-5-3)

对大多数不稳定性骨折均可采用。

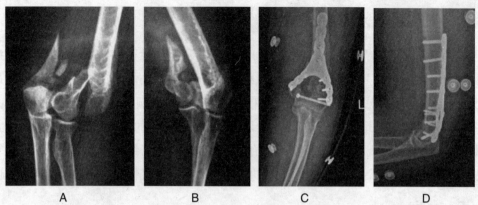

图 3-5-3　一位 63 岁患者左肱骨髁间粉碎骨折切开复位钢板螺钉内固定术前(A、B)后(C、D)X 线片

3.切开复位内外侧解剖锁定钢板双柱内固定术(图 3-5-4)

对于复杂的肱骨髁间骨折可以采用,双解剖锁定钢板固定能够提供更为牢固的稳定,是目前治疗而最好选择,为早期功能锻炼提供坚强的基础。

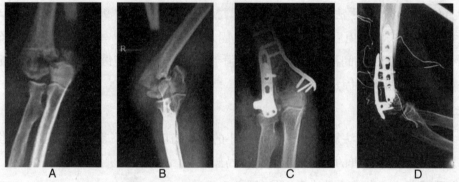

图 3-5-4　一位 67 岁老年患者右肱骨髁间粉碎骨折切开复位解剖锁定钢板内固定术前(A、B)后
(C、D)X 线片

4.全肘关节置换术

对于老年患者原有严重骨性关节炎、骨质疏松、骨折粉碎严重,内固定效果差或不可能获得满意的固定者,可采取该手术。

5.牵开式关节成形术

最主要的适应症是年轻患者存在可导致残疾的疼痛,很少用于治疗新鲜髁间骨折。

六、护理及功能康复

术后应尽可能早的进行肘关节功能锻炼,定期门诊拍 X 线片复查,待骨折愈合后可考虑取除内外固定,预防创伤性关节炎及肘关节僵硬等并发症。

七、并发症

切口裂开、切口及深层软组织感染、骨髓炎、创伤性关节炎、关节活动受限、关节僵硬、异位骨化、骨折延迟愈合、骨不连(图 3-5-5)、骨折畸形愈合、再骨折、内固定失效、二期返修,肘内外翻畸形、尺神经炎、前臂骨筋膜室综合征。

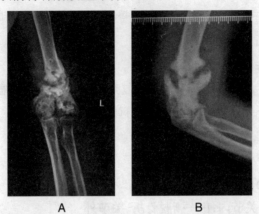

A   B

图3-5-5 一位47岁患者左肱骨髁间粉碎骨折术后骨折不愈合,取出内固定后假关节形成(A、B)X线片

第六节 尺骨近端骨折

一、应用解剖

尺骨近段呈三棱柱状,近端膨大呈弯曲向前方突起的冠状突、向后突起的鹰嘴,由皮质骨向松质骨延续。上尺桡关节由尺骨桡切迹与桡骨的环状关节面构成。桡骨头下部被环状韧带紧紧包绕,此韧带连于尺骨的桡切迹前后缘,将桡骨头紧紧固定于桡骨切迹外侧。环状韧带与尺骨的桡切迹共同形成一个圆弧,前者占圆弧的4/5,后者占圆弧的1/5,桡骨小头在圆弧内作旋前及旋后运动。环状韧带借肘关节的桡侧副韧带与肱骨附着。

二、病因病机

间接暴力和直接暴力均可引起此骨折。间接暴力多为肘关节伸直位或屈曲位跌倒时,手部先着地,引起向上传导的暴力及肌肉强烈牵拉所引起撕脱骨折,或与肘部向下力量聚集在尺骨近端,产生骨折,同时造成桡骨小头脱位。直接暴力多为直接暴力撞击尺骨近端,导致骨折脱位,多呈粉碎性。

三、分型

骨折分型在一定程度上指导治疗和估计预后,多数分型都是描述性的,没有哪一种分型广泛应用。

(一)尺骨鹰嘴骨折分型

1.Colton分型

把鹰嘴骨折分成两大类:Ⅰ型–无移位骨折和Ⅱ型–移位骨折。

Ⅰ型无移位骨折定义为分离<2mm,肘关节屈曲90°时移位无增加,患者可以抗重力伸

展肘关节。

Ⅱ型移位骨折分为三型：ⅡA型-撕脱性骨折；ⅡB型-斜行和横行骨折；ⅡC型-粉碎性骨折；ⅡD型-骨折脱位型。

2. Schatzker-Schmeling 分型

A型骨折：横断骨折，简单骨折(A1)，A2：复杂或者合并中央压缩(A2)；

B型骨折：斜型骨折，近端斜型骨折(B1)，远端斜型骨折(B2)；

C型骨折：多段骨折；

D型骨折：合并桡骨小头骨折。

3. 尺骨鹰嘴骨折 Delee 分型

Ⅰ型：Ia—撕脱骨折，关节内；Ib—撕脱骨折，关节外；

Ⅱ型：横形或斜形骨折；

Ⅲ型：粉碎性骨折；

Ⅳ型：靠近冠状突水平的骨折，常造成前脱位。

(二)尺骨冠状突骨折(coronoidprocessfracture)ReganMorrey 分型(图3-6-1)

Ⅰ型：冠状突尖端撕脱骨折，可能是近期脱位的一个表现；

Ⅱ型：累及小于50%的冠状突；

Ⅲ型：累及大于50%的冠状突(骨折块可包括 MCL 前束止点)。

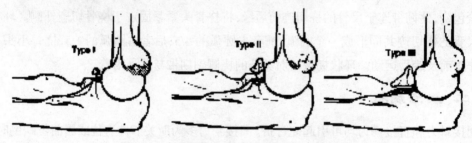

图 3-6-1　尺骨冠状突骨折 ReganMorrey 分型

(三)尺骨近侧1/3骨折合并桡骨头脱位，即 Monteggia 骨折 Bado 分型

Ⅰ型：尺骨近侧或干骺端骨折，向前侧成角，合并桡骨头前脱位，约占60%。

Ⅱ型：尺骨干骺端骨折，向背侧成角，合并桡骨头向后或后外脱位，约占15%。

Ⅲ型：尺骨近侧干骺端骨折，合并桡骨头的外侧脱位，约占20%。

Ⅳ型：尺骨干骨折，桡骨近1/3骨折，桡骨头前脱位，约占5%。

四、临床表现及诊断

有明确受伤史，肘部疼痛、触痛及活动疼痛，局部肿胀、瘀斑、畸形，反常活动，伸肘不稳定，手指麻木；检查真正的正侧位 X 线片，CT 检查观察骨折形态。尺骨冠状突骨折漏诊几率大，必要时进行肘关节 CT 重建。

五、治疗

(一)保守治疗

对于Ⅰ型、Ⅱ型尺骨冠状突骨折,无移位的尺骨鹰嘴骨折,及可复位的Monteggia骨折,复位后,用石膏或支具外固定,小儿固定3~4周,成人固定4~6周,固定期间及拆除外固定后都必须进行功能锻炼。

(二)手术治疗 不同部位骨折,手术治疗方式不同

1. 尺骨冠状突骨折手术适应症

①撕脱性不稳定骨折;②骨块进入关节腔引起关节交锁;③合并尺骨鹰嘴或肱骨滑车骨折。内固定方式可选用钢丝、克氏针、双头加压空心螺钉、特殊解剖钢板,依据骨折类型而定。

2.尺骨鹰嘴骨折

①克氏针张力带内固定,是一种选择较广泛的内固定方式,只适合于横断、没有关节面塌陷的非粉碎性骨折。

②双头加压空心螺钉及形状记忆合金弓齿钉内固定。

③解剖钢板内固定(图3-6-2),适合于粉碎性尺骨鹰嘴骨折。对于骨质疏松患者选用解剖锁定钢板固定更牢靠。

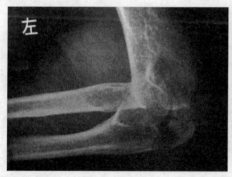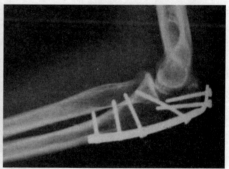

A   B

图3-6-2 一位女性患者,30岁,左尺骨鹰嘴粉碎骨折术前侧位X线片(A),予以切开复位钢板内固定术后侧位X线片(B)

3. Monteggia骨折

①闭合复位克氏针内固定,加外固定。

②切开复位,钢板内固定(图3-6-3),必要时环状韧带重建,桡骨小头复位内固定,对于粉碎性桡骨小头骨折可行桡骨小头切除或置换。但小儿桡骨小头骨折最好重建内固定。

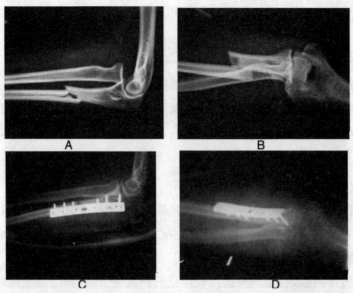

图3-6-3　一位女性患者,26岁,右Monteggia骨折术前X线片(A、B),予以切开复位钢板内固定术后X
线片(C、D)

六、术后护理

术后注意伤口护理,以防伤口感染、裂开,应用抗生素,伤口清洁换药,定期门诊拍X线片复查,待骨折愈合后可考虑去除内外固定。

七、并发症

最大并发症就是肘关节功能僵硬及受限,因此早期加强肘关节功能康复,预防创伤性关节炎及肘关节僵硬等并发症。

第七节　尺桡骨双骨折

一、应用解剖

前臂由两根并行的长管状骨尺桡骨组成。尺骨上端膨大,下端细小,并变圆形构成尺骨小头,小头远端呈圆形关节与三角纤维软骨盘相对,侧方的弧形关节面与桡骨的尺骨切迹形成下尺桡骨关节面。尺骨较直,但整体存在向背侧的弧度,约6.4°。桡骨则下端膨大,而上端细小。远端横截面略呈梯形,远端掌侧骨面平滑,背侧骨面不平,有数条纵沟,其内有背侧伸肌腱通过,沟间纵嵴为伸肌支持带附着部。背侧中线偏内侧有一不明显结节,称Lister结节,为重要骨性标志。桡骨形态比较复杂,存在较长的旋后弓与旋前弓,旋后弓凸向尺侧,顶点位于桡骨结节水平,旋前弓凸向桡侧,约9.3°,顶点位于旋前圆肌粗隆水平。尺桡骨上端互相构成上尺桡关节,尺桡骨下端互相构成下尺桡关节,尺桡骨的弧度均有利于前臂旋转活动,前臂旋转活动是桡骨围绕着尺骨,二骨间有骨间膜紧密相连,可以任意做旋前和旋后活动。

尺桡骨上端并与肱骨下端构成肱尺关节及肱桡关节,桡骨下端与腕骨构成桡腕关节。

尺骨髓腔略成圆形,自尺骨鹰嘴到茎突连线的近端 1/4 开始,向远端延伸,最狭窄处约于此线中点远侧 1cm,直径 4～5mm。桡骨髓腔呈漏斗形,远端 1/4 为漏斗体,髓腔较宽大,此段骨折不适于髓内固定。髓腔近端为柄,中 1/3 髓腔非常狭窄。尺、桡骨骨折的治疗在复位时,应尽可能接近解剖复位,尤其是旋转复位,否则会引起旋转弓的异常,进而影响尺桡关节的关系导致前臂功能受限。

尺桡骨之间的骨间膜为一致密的纤维结缔组织,附着于尺桡骨的骨间嵴,远近侧较薄,中央 1/3 较厚韧,又称中央束,对前臂稳定性有重要作用,文献报道,切断中央束,前臂稳定性减少 71%。有观点认为,骨间膜于旋后位(旋后 20°)时最紧张,二骨的骨间嵴互相对峙很稳定;旋前位时骨间隙最窄,骨间膜最松弛,骨间嵴也不对峙,二骨间稳定即消失。前臂骨间膜提供肌肉的起止,也有桡骨向尺骨传导应力,同时也为前臂旋转活动限定了一个最大活动范围。

桡骨头的柱状唇与尺骨的桡骨切迹组成上尺桡关节的骨性结构。环状韧带与尺骨的桡骨切迹构成一个纤维骨环,包绕着桡骨头,其被肘关节的外侧及内侧韧带的前部加强,该关节的下部被方形韧带加强,其内侧连接于尺骨切迹的下缘,外侧附着于桡骨颈,桡骨头的旋转受方形韧带的限制,旋前时,方形韧带的后部纤维紧张,旋后时,前部纤维紧张。

尺骨头的侧方关节面及桡骨的尺骨切迹组成下尺桡关节的骨性结构,切迹的远侧缘由三角纤维软骨盘附着,软骨盘止于尺骨茎突的基底。旋转活动中,三角纤维软骨盘在尺骨头上以尺骨茎突为轴前后旋转滑动,旋前时其背侧缘紧张,旋后时其掌侧缘紧张。尺骨茎突与桡骨茎突不在一个水平上,桡骨茎突较尺骨茎突长 10～12mm。下尺桡关节掌、背侧有下尺桡前、后韧带加强,旋前时,下尺桡后韧带紧张,旋后时,下尺桡前韧带紧张。

前臂的旋转肌,按其功能分为两组。旋前肌组:旋前圆肌及旋前方肌;旋后肌组:包括旋后肌及肱二头肌。前臂的旋转运动因年龄性别及职业等差别很大,屈肘 90°,旋后 85°。前臂的旋转运动很复杂,尺骨固定及不固定的情况下,前臂的旋转运动轴不同,是在一定范围内变动,尺骨不固定时,范围大一些。尺骨保持固定的情况下,前臂旋转轴由桡骨头中心到尺骨茎突基部,三角纤维软骨盘附着处。正常前臂的旋转运动中,尺骨也在肱尺关节处轻微运动。

前臂的神经中,桡神经浅支在桡骨髓内钉入路时较易损伤,应注意避免。桡神经浅支初行与桡动脉外侧,两者有一定距离,在前臂中部逐渐靠近,自肱桡肌尺侧穿深筋膜浅出,浅出点约在前臂中上 1/3,至桡骨茎突最远端平均 8.05cm。在浅出处,桡神经浅支位于头静脉的外侧,向远端至茎突附近经其深面与之交叉而位于头静脉内侧。桡神经浅支多在桡骨茎突近侧 4～5cm 处分为内、外两只,经茎突进入手背。内支与拇长伸肌腱交叉,外支经拇短伸肌腱、拇长展肌腱之间进入手背。

二、病因病机

(一)直接暴力

多见于打击伤、机器轧伤、挤压伤、冲击伤。骨折多为横断型或粉碎型,两骨的骨折线在同一平面上,偶发两骨或一骨多段骨折,常伴有较严重的软组织损伤。

(二)间接暴力

多见于跌落伤,跌倒时手掌着地所产生的暴力沿桡骨轴线向上传导,至桡骨中上 1/3 交界处,在生理弯曲处使桡骨干受到偏心暴力,发生骨折。然后由于身体重力作用,尺骨在中 1/3 生理弯曲处发生骨折。尺骨的骨折线低于桡骨的骨折线,桡骨为横断型、尺骨为短斜型骨折。骨折移位较少,但软组织损伤严重。偶尔暴力过大,骨折断端戳出皮肤,造成开放骨折。

(三)扭转暴力

多见于机器绞伤。由于前臂过度旋前或旋后,造成两骨发生螺旋形骨折,骨折线多由内上斜向外下方。其方向一致,但平面不同,尺骨干骨折线在上,桡骨干骨折线在下,常常伴有严重的皮肤软组织碾挫伤。

三、分型

(一)AO 分类法

A 型:简单骨折

A1 型为单纯尺骨骨折,桡骨完整。

A2 型为单纯桡骨骨折,尺骨完整。

A3 型为尺桡骨干双骨折。

以上每一亚型又根据不同情况各分为 3 组,其中 A1 型合并桡骨头脱位为 A1 3 组,即孟氏骨折。A2 型合并下尺桡关节脱位为 A2 3 组。

B 型:楔形骨折

B1 型为尺骨楔形,桡骨完整。

B2 型为桡骨楔形,尺骨完整。

B3 型为尺或桡骨中一骨为楔形,另一骨为简单骨折或楔形骨折。

其中,与 A 组一样,每一组又各分为 3 组。

C 型:复杂骨折

C1 型为尺骨复杂骨折,桡骨完整。

C2 型为桡骨复杂骨折,尺骨完整。

C3 型为尺、桡骨干均为复杂骨折。

与 A、B 组一样,每一组又各分为 3 组。

(二)根据骨折平面分类

1.上 1/3 骨折

骨折线位于旋前圆肌止点上缘,由肱二头肌和旋后肌这对旋转力偶作用,桡骨的近端向后旋转,桡骨的远端由于旋前圆肌和旋前方肌的旋前力矩作用,桡骨发生旋前畸形,尺骨由于失去支持作用,可发生短缩、成角及侧方移位。

2.中、下 1/3 骨折

骨折线位于旋前圆肌止点下缘,由于旋后肌和肱二头肌的旋后力矩可被旋前圆肌的旋前力矩抵消。所以,骨折的近段可处于中立位,而骨折的远段则由于旋前方肌的作用,发生移位。

四、临床表现及诊断

有明确受伤史,前臂疼痛、触痛及活动疼痛,甚至畸形,局部肿胀、瘀斑,严重的呈开放性骨折及局部软组织碾挫伤;检查真正的正侧位 X 线片。

五、治疗

(一)保守治疗

对于青枝骨折、轻度移位骨折、简单的 A 型骨折及闭合性骨折,可予以骨折手法复位,夹板或石膏支具外固定(图 3-7-1),定期门诊复查 X 线片,并积极功能锻炼,一旦发现不能接受的再错位,及时予以手术闭合或切开复位内固定。

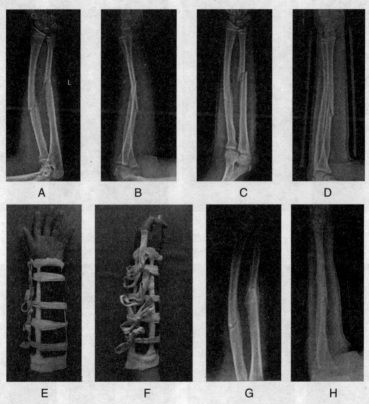

图 3-7-1 一位男性患者,14 岁,摔倒致左尺桡骨中 1/3 骨折术前 X 线片(A、B),予以手法复位夹板外固定(E、F)及复查 X 线片(C、D),4 周后复查 X 线片(G、H),对位线良好,趋于愈合。

(二)手术治疗

(1)C 型臂透视下骨折闭合复位,经皮克氏针或弹性钉内固定手术。适合于各型闭合性骨折。

（2）骨折切开复位，钢板螺钉内固定手术（图 3-7-2）。适合于一些复杂骨折，闭合手法复位失败者，以及有韧带损伤需要修复者。

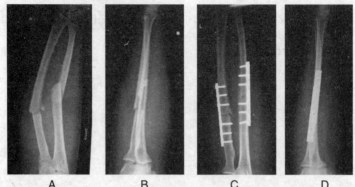

图 3-7-2　一位男性患者，16 岁，车祸致左尺桡骨中 1/3 骨折术前 X 线片（A、B），予以切开复位钢板内固定术后 X 线片（C、D）

（3）对于开放性骨折，软组织碾挫伤较重，选择外固定架固定（图 3-7-3，图 3-7-4）。

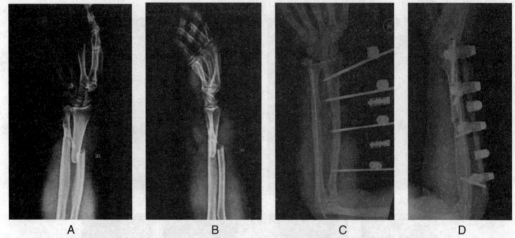

图 3-7-3　一位女性患者，44 岁，机器绞轧致右尺桡骨下 1/3 开放骨折术前 X 线片（A、B），予以清创复位桡骨外固定架固定，尺骨弹性髓内钉内固定术后 X 线片（C、D）

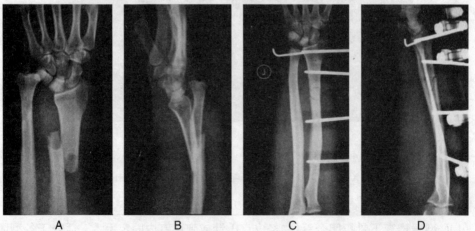

图 3-7-4　一位女性患者，46 岁，机器绞轧致右桡骨下 1/3 开放骨折伴下尺桡关节脱位术前 X 线片（A、B），予以清创复位桡骨外固定架固定，下尺桡关节经皮克氏针内固定术后 X 线片（C、D）

六、并发症

（1）强大暴力致软组织损伤严重者，虽未有开放伤口，但可并发挤压综合征或缺血性挛缩。

（2）软组织广泛性损伤者，多系机器绞压性损伤，除神经支同时受挫外，多伴有肌肉组织的广泛性挤压碾挫伤，易坏死及瘢痕化。

（3）骨间膜损伤严重者，即使骨折对位满意，如骨间膜损伤严重，甚至缺损及瘢痕化，前臂的旋转功能亦多受明显影响。

（4）开放性损伤严重者，软组织受损较多，会影响对骨折端的处理及愈合，故预后多欠佳。

（5）骨质缺损者或粉碎严重，易发生延迟愈合或不愈合而影响疗效。

第八节　桡骨远端骨折

一、应用解剖

桡骨远端膨大，掌面光滑凹陷，有旋前方肌附着；背侧稍凸，有明显的背侧结节及 3 条纵沟，前臂肌腱由此通过，沟的纵嵴为背侧支持带的附着部；桡侧面向远端延伸，形成桡骨茎突，它比尺骨茎突长 1~1.5cm，其基底部有肱桡肌附着，末端有桡侧副韧带附着；内侧面有桡骨的尺侧切迹，与尺骨头共同构成下尺桡关节。切迹的远侧为关节盘的附着部。桡骨远端关节面向掌侧倾斜 10° ~15° ，向尺侧倾斜 20° ~25° ，从而加深了关节窝。该关节面光滑，可分为两个部分，桡侧部分略呈三角形，与手舟骨接触，尺侧部分呈四方形，与月骨接触。桡骨远端关节面又称桡腕关节面，与近排腕骨相接触。桡骨远端由松质骨构成，松质骨与皮质骨交界部位更容易发生骨折。

二、病因病机

多为间接暴力所致，跌倒时，躯干向下的重力与地面向上的反作用力交集于桡骨下端而发生骨折。骨折是否有移位，与暴力大小有关。骨折远端移位方向及移位程度，与腕关节在受伤时所处位置有关。直接暴力所致骨折多为粉碎型骨折。

三、分型

（一）桡骨远端按照 AO 分型具体又分为 A 型、B 型、C 型骨折，强调骨损伤的逐级严重程度

A 型：关节外骨折。根据成角和粉碎程度分 3 个亚型：

A1：桡骨正常，尺骨损伤均在关节囊外；

A2：桡骨关节外的单纯压缩或嵌插骨折。若伴有背侧旋转，即 Colles 骨折，伴有掌侧旋转即 Smith 骨折；

A3：桡骨关节外的粉碎骨折：可以是楔形、嵌插、复杂粉碎骨折；

B 型：部分关节骨折内骨折。即关节面部分损伤但干骺端完整。根据侧方（桡骨茎突）掌或背侧骨折片分 3 个亚型：

B1：桡骨矢状面部分关节内骨折，即 Chauffeur 桡骨茎突骨折；

B2：桡骨背侧缘部分关节内骨折，即 Barton（巴通）骨折，伴腕关节向背侧脱位；

B3：桡骨掌侧缘部分关节内骨折，即反 Barton（巴通）骨折，伴腕关节向掌侧脱位；

C 型：完全关节内骨折。根据关节面粉碎程度和干骺端情况分 3 个亚型

C1：桡骨干骺端及关节内简单骨折；

C2：桡骨干骺端粉碎骨折，关节内简单骨折；

C3：桡骨关节面粉碎骨折，伴有干骺端简单骨折或粉碎骨折。

（二）Fernandez（1993 年）分类法（按损伤机理）

Fernandez 提出基于力学特点的分类系统，以利于发现潜在的韧带损伤：

Ⅰ型：屈曲损伤，张应力引起干骺端屈曲型骨折（Colles 和 Smith 骨折），伴掌倾角丢失和桡骨短缩（DRUJ 损伤）；

Ⅱ型：剪切损伤，引起下尺桡关节面骨折（Barton 骨折、桡骨茎突骨折）；

Ⅲ型：压缩损伤，关节面压缩，不伴有明显的碎裂，包括有明显骨间韧带损伤的可能性；

Ⅳ型：撕脱损伤，由韧带附着引起的骨折（桡骨和尺骨茎突骨折）；

Ⅴ型：高能量所致Ⅰ～Ⅳ型骨折伴明显软组织复合伤。

（三）人名分类法

1. Colles 骨折

是最常见的骨折，桡骨远端、距关节面 2.5cm 以内的骨折，伴远侧骨折断端向背侧移位和向掌倾成角。1814 年由 Abraham Colles 详细描述，因此以他的名字命名为 Colles 骨折。骨折常涉及桡腕关节和下尺桡关节，常合并尺骨茎突骨折。

2. Smith 骨折

1847 年 Smith 首先详细描述了与 Colles 骨折不同特点的桡骨下端屈曲型骨折，又称为 Smith 骨折，也称反 Colles 骨折。

3. Barton 骨折

桡骨远端关节面骨折，常伴有脱位或半脱位，1938 年由 Barton 首先描述，又称为 Barton 骨折。

Barton 骨折与 Colles 骨折、Smith 骨折的不同点在于脱位是最多见的。也有学者将 Barton 骨折归入 Colles 骨折，将反 Barton 骨折归入 Smith 骨折中的 Thomas Ⅲ型。

四、临床表现及诊断

伤后腕部明显肿胀、疼痛、桡骨下端有环形压痛及纵向叩击痛,腕关节活动受限,手指作握掌运动时疼痛加重,有移位骨折常有典型畸形。伸直型骨折侧面观呈"餐叉样"畸形。有桡侧移位时,正面观呈"枪刺样"畸形。屈曲型骨折侧面观呈"锅铲样"畸形。腕关节 X 线片可明确骨折类型和移位方向,并可了解是否合并尺骨茎突骨折,下桡尺关节脱位。但对无移位骨折及不完全骨折,临床表现多不典型,因此应注意与腕部软组织损伤鉴别。

五、治疗

治疗的目的是使腕关节能获得充分的无痛运动及稳定性,恢复正常工作和日常活动,而且将来不会有退行性变倾向。

(一)保守治疗

多数桡骨远端骨折可以通过闭合复位小夹板(图 3-8-1)或石膏支具外固定治疗获得良好的功能恢复。闭合复位的标准为:①正位片观尺偏角≥15°;②正位片观桡骨茎突长度超过尺骨茎突长度≥7mm,③侧位片观背侧成角<15°或掌倾角<20°,④关节面台阶<2mm。如果闭合复位达不到上述标准,则需要考虑手术治疗。

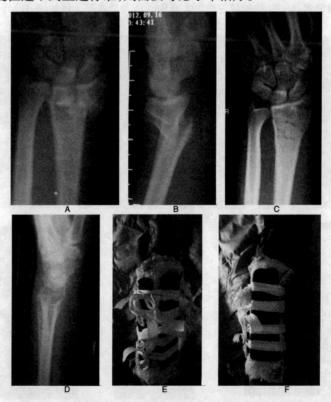

图 3-8-1 一位女性患者,41 岁,摔倒致右 Colles 骨折复位前 X 线片(A、B),予以手法复位小夹板外固定后 X 线片(C、D),及夹板固定效果照片(E、F)。

（二）手术治疗

对于不稳定类型的桡骨远端骨折，则需要行切开复位内固定（图 3-8-2）或外固定支架固定（图 3-8-3）。不稳定骨折的影像学表现包括：成角移位＞10°、桡骨短缩＞5mm、关节面台阶＞2mm、侧位片越过中线的粉碎性骨折、掌侧、背侧皮质粉碎性骨折、难以复位的骨折、复位后再丢失。

手术治疗的目的是要精确重建关节面、坚强内固定及术后早期功能锻炼。关节外骨折要求恢复掌倾角、尺偏角及桡骨高度，以减少骨折继发移位的可能。任何对位对线不良均可导致功能受限、载荷分布变化、中排腕骨不稳，以及桡腕关节骨性关节炎的风险。

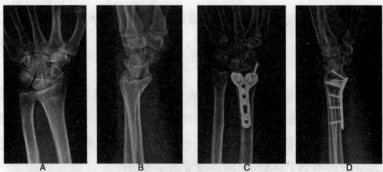

图 3-8-2　一位女性患者，48 岁，摔倒致右桡骨远端 Barton 骨折术前 X 线片（A、B），予以切开复位钢板固定术后 X 线片（C、D），效果良好。

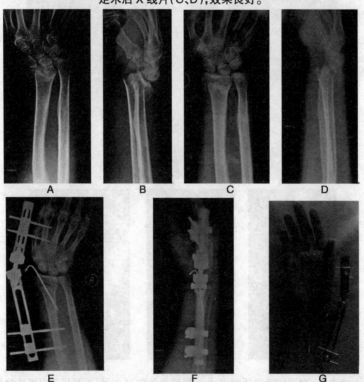

图 3-8-3　一位女性患者，69 岁，摔倒致右桡骨远端骨折术前 X 线片（A、B），予以手法复位夹板外固定后 X 线片（C、D），效果不佳，予以手术跨桡腕关节外固定架固定 X 线片（E、F、G）

六、并发症

桡骨远端骨折可累及位于腕关节周围的正中神经、尺神经和桡神经感觉支,引起相应的症状,有时会引起反射性交感神经营养不良(Sudeck 骨萎缩)。部分患者可出现肌腱的原始或继发损伤,其中以伸拇长肌腱发生率最高。老年患者长时间外固定后可出现肩手综合征。晚期各种原因造成复位不良或复位后再移位未能纠正,常导致腕关节创伤性关节炎。

不稳定的桡骨远端骨折还常出现畸形愈合,如果影响腕关节活动并导致疼痛,则需要手术治疗。手术方法包括桡骨远端截骨楔形植骨矫形术、尺骨小头切除术、尺骨短缩术,也可应用 Ilizarov 外固定架截骨延长矫形术(图 3-8-4)等。

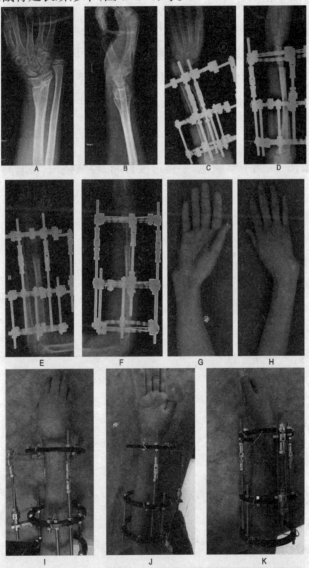

图 3-8-4 一位男性患者,15 岁,摔倒致右桡骨远端骨折并发 Madelung 畸形术前 X 线片(A、B),予以手术闭合截骨 Ilizarov 外固定架外固定并桡骨延长术后 X 线片(C、D),六周后复查 X 线片(E、F),术前如图(G、H),术后六周如图(I、J、K),畸形已纠正功能恢复良好。

第九节 手舟状骨骨折

一、应用解剖

手舟状骨位于近排腕骨最桡侧,其近端与桡骨的桡腕关节面构成关节;远端与大多角骨、小多角骨、头状骨构成关节;尺侧与月骨构成关节。与周围构成了5个关节。手舟状骨是腕骨中最大、最长的一块腕骨。呈长弧形,分为结节部、腰部、体部三部分,其中腰部较细,易于骨折。由于手舟状骨表面关节面多,其表面大部分被关节软骨所覆盖。血液供应只有在结节部、腰部有来自背侧和掌侧的桡腕韧带小血管提供,血管细小、血液供应差。在腰部或体部骨折后,近端骨折块常因缺血而出现迟缓愈合、不愈合、缺血性骨坏死。由于手舟状骨较大,其远端超过近排腕骨,腰部位于两排腕骨之间。所以当腰部骨折后,腕关节活动时,远端骨块随远排腕骨一起活动,近端骨块随近排腕骨一起活动,使骨折端产生剪切应力,以致骨折难以愈合。

二、病因病机

常由间接暴力致伤,跌倒手掌触地,手腕过度背屈,轻微桡偏,桡骨背侧缘切断舟状骨。

三、分型

(一)常用 Herbert 分型

A 型:稳定的急性骨折

A1:舟状骨结节骨折

A2:腰部骨折——不完全性

B 型:不稳定的急性骨折

B1:远端斜形骨折——完全性

B2:穿腰部骨折——完全性

B3:近端骨折

B4:穿舟状骨、月骨周围骨折脱位

C 型:延迟愈合(>4 个月)

D 型:骨不连

D1:纤维性骨不连(>6 个月)

D2:假关节形成

(二)根据骨折部位分型

1.结节部骨折

约占手舟骨骨折的 10%~15%,有关节囊和韧带附着,血供丰富,约 6~8 周愈合,预后较好。

2.腰部骨折

约占手舟骨骨折的 70%，由于骨折端易受剪切应力作用，骨折近端血供差，骨折愈合较慢，固定良好的骨折，约在 10~12 周左右愈合，部分病人需固定半年甚至 1 年才能愈合。约30%病人会发生近端骨块缺血性坏死。

3.近端骨折

约占手舟骨骨折的 10%~15%，由于骨折近端血液供应差，来自舟状骨远端的血液供应也断绝，所以骨折极难愈合，并易发生缺血性坏死。

(三)根据骨折后稳定性分型

1.稳定型骨折

骨折无移位，韧带无明显损伤。伸腕、腕尺偏时，骨折无移位。腕掌曲位可保持骨折稳定，平均愈合时间为 9 周。

2.不稳定型骨折

骨折无明显移位或移位不超过 1mm，通常伴有韧带和血管损伤。腕掌曲位不能保持骨折位置稳定，固定时间应不少于 16 周。

3.移位型骨折

此型骨折极不稳定，骨折移位超过 1mm，伴有严重的韧带和血管损伤，并合并有腕关节不稳定。固定时间为 15~40 周。骨折不愈合与缺血性骨坏死发生率分别为 55%和 50%。

四、临床表现及诊断

伤后局部肿胀，疼痛，腕关节活动受限并疼痛加重，"鼻咽窝"处及舟骨结节处有压痛，握拳第 2,3 掌骨头纵向叩击痛(+)。拍腕关节正位、侧位、蝶位 X 线片可显示骨折部位及类型。注意先大性双舟骨误诊为舟状骨折，需仔细读片及详询病史。

五、治疗

(一)保守治疗

1. 新鲜骨折

新鲜舟骨骨折，或者超过 1 个月以上骨折，治疗原则是严格固定。一般采用短臂石膏管型或支具固定(图 3-9-1)。固定范围从肘下至远侧掌横纹，包括拇指近节指骨。固定中坚持手指功能锻炼，防止关节强直。腰部骨折固定 3~4 个月，有时半年甚至 1 年，每 2~3 个月定期照片复查。结节部骨折固定 3~4 月。

2. 陈旧骨折

无症状或轻微疼痛者，暂不治疗，适当减少腕关节活动，随访观察症状明显但无缺血性坏死的，可继续石膏固定，往往需 6~12 月才能愈合。已发生骨不连接或缺血性坏死者，根据情况采用钻孔植骨术，桡骨茎突切除术或近端骨块切除术。

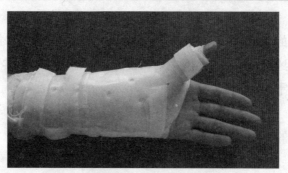

图 3-9-1　左腕舟状骨折支具外固定后。

(二)手术治疗

1.切开或闭合复位,克氏针内固定术(图 3-9-2)

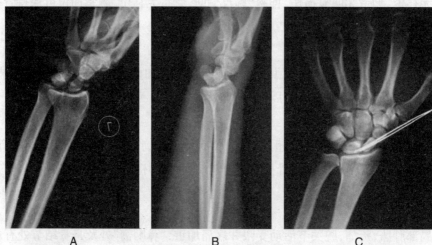

A　　　　　　　　B　　　　　　　　C

图 3-9-2　一位男性患者,41 岁,摔倒致左腕舟状骨骨折并月骨脱位术前 X 线片(A、B),予以手法复位经皮
克氏针内固定术后 X 线片(C)。

2.切开或闭合复位,Herbert 螺钉内固定术(图 3-9-3)

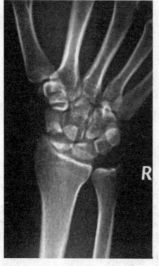

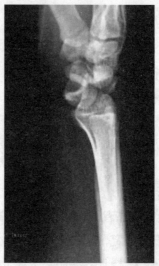

A　　　　　　　　　　　　　B

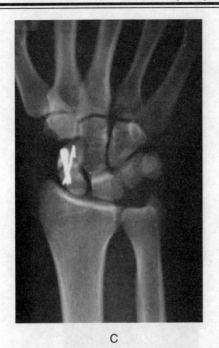
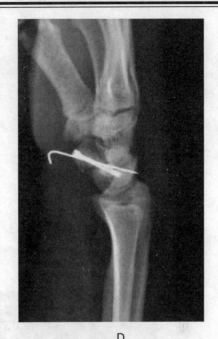

C   D

图 3-9-3　一位男性患者,36 岁,摔倒致右腕舟状骨骨折并月骨脱位术前 X 线片(A、B),予以切开复位用
Herbert 螺钉及克氏针内固定术后 X 线片(C、D)。

3.切开复位,形状记忆合金弓齿钉内固定术(图 3-9-4,图 3-9-5)

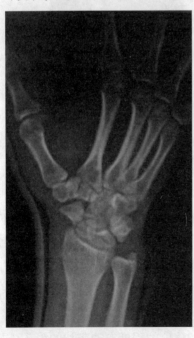
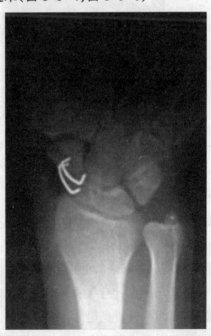

A   B

图 3-9-4　一位男性患者,24 岁,摔倒致右腕舟状骨骨折术前 X 线片(A),予以切开复位用形状记忆合金弓
齿钉内固定术后 X 线片(B)。

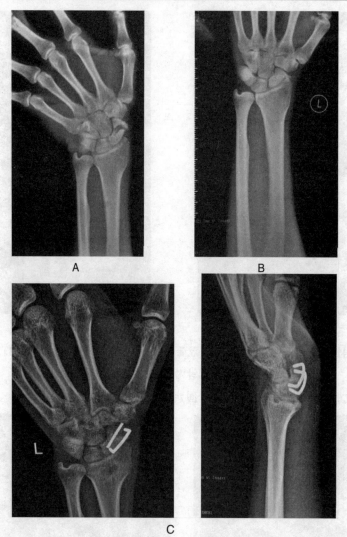

图 3-9-5 一位男性患者,22 岁,外伤致左腕舟状骨骨折 2 年余,骨折未愈合术前 X 线片(A、B),予以切开复位用形状记忆合金弓齿钉内固定并取桡骨远端骨颗粒植骨术后 X 线片(C、D)。

六、并发症

腕舟骨骨折时舟骨近骨折段血供阻断,易发生骨吸收坏死,造成骨折延迟愈合或不愈合。

(1)新鲜移位不稳定骨折骨折移位超过 1mm 则被认为是移位不稳定性舟骨骨折,因为这种骨折通常伴有韧带和血管的损伤,发生并发症的危险性很高,多选择手术治疗。

(2)骨不连由于腕舟骨自身的解剖特点和毗邻关系,骨折后易误漏诊以及治疗复位固定不当等因素,常常发生骨折延迟愈合或骨不连。

(3)骨坏死舟骨缺血坏死发生率与骨折部位和移位的程度有着密切的关系,腰部骨折远端骨块缺血坏死率超过 30%,而近端骨折缺血坏死率几乎达到 100%。

(张卫东)

第四章 关节脱位

第一节 关节脱位概述

关节是连接骨骼的枢纽,解剖学上称为骨连接,每个关节都包括关节面、关节囊和关节腔三种基本结构。凡是组成关节各骨的关节面,失去其正常对位关系,称为关节脱位。脱位多发生在肩、肘、碗等活动范围较大的关节。关节脱位按原因分类:外伤性脱位,病理性脱位,先天性脱位和习惯性脱位。外伤性脱位,多由直接暴力或间接暴力所致,其中以间接暴力为主。关节本身的病变如骨结核,因破坏了关节的稳定性发生病理性脱位。因先天发育不良,可发生先天性脱位。关节脱位后,若治疗不当,关节囊及周围韧带未能很好地修复,关节囊或周围韧带松弛,则易发生习惯性脱位。临床上以外伤性脱位较为常见,本章主要论述外伤性关节脱位。

关节脱位的临床表现为:疼痛,肿胀,功能障碍,关节畸形,关节盂空虚,弹性固定等。结合 X 线片可以确诊。治疗以手法复位为主。手法复位失败者可选用手术切开复位,复位后给予适当的固定,疗效较好。

一、四肢关节脱位的临床症状特点

创伤性关节脱位具有创伤后的共同反应,除局部疼痛、肿胀、变形及功能障碍等各种症状外,一般还具有以下可用于和其他损伤相鉴别的特殊所见。主要有:

(1)弹力性固定指关节脱位后,视脱位之类型不同而使该关节处于一种特殊的被迫体位,试图改变其体位时,则可感到抵抗,并仍回归原位。此种借助外力的被动活动度,并在外力作用停止后又回复原位的现象即称之为"弹力性固定"。此种现象主要是由于脱出原关节后的骨端受周围肌群、韧带及关节囊新的制约所致。

(2)臼内空虚由于骨端脱离关节的臼窝,以致在触摸时有空虚感,以较为表浅的关节易于发现,深部关节则因周围有丰满的肌群遮盖而难以触及。

(3)关节活动明显障碍由于关节囊壁的破裂、局部创伤反应及骨端的变位等直接造成关节活障碍,因此较之未波及关节的骨干骨折明显受限。

(4)关节畸形的中心点位于关节局部,尤以肩、肘、腕、指、膝、踝等表浅关节更易发现畸形,并由此而出现关节的各种变形及肢体的长度改变(一般均较健侧变短)等。

二、四肢关节脱位的诊断,主要依据为以下三点

(1)外伤史除病理性者外,一般均具有明确的外伤史,对儿童病例需仔细了解以免遗漏。

(2)临床症状除四肢创伤一般性症状外,主要依据前述具有诊断意义的特殊症状。

(3)X线平片每例均需拍摄,即使诊断已明确,也仍应常规进行,其意义如下:

①明确诊断:具有明显的确诊特性,并用于鉴别诊断,判定其他病理的改变。

②了解脱位方向及程度:对于诸如肩、肘、腕、踝及足等解剖关系较复杂之关节尤为重要。

③确定有无骨折等伴发伤:约有10%左右的外伤性脱位患者伴有关节内骨折,与治疗方法的选择直接相关,术前必须明确。

④使与复位后对比及资料存档:为保持医疗记录的完整及今后可能遇到的法律责任同题,复位前后均应拍片存档。

三、四肢关节脱位的治疗原则

大体上与骨折相类同,但其中有些方面必须重新加以强调,此外对治疗脱位的基本要求等,分述如下:

(一)早期复位

一旦确定关节脱位,应争取及早复位,包括在现场的立即复位(但必须明确诊断,以免误将其他损伤混同)。其目的及优越性如下:

(1)无痛:在伤后半小时以内由于局部休克的缘故,对其进行复位操作基本上无痛感。

(2)易还纳:由于复位时间愈早,局部的创伤反应及肌肉痉挛亦愈轻,因而易于还纳。

(3)出血少:由于痛轻、易复位,因而在操作过程中其损伤亦轻,出血少。

(4)预后佳:复位愈早,其还纳也愈完全,加之损伤轻,因而关节功能恢复也最理想、预后佳。

(二)复位完全

不同于骨折,只有关节咬合完全复原,才有可能获得功能的充分恢复,因此治疗脱位时,必须明确强调这一原则。对单纯性一般脱臼的复位并无多大困难,但在合并有关节内骨折或关节囊严重缺损的开放性脱位患者中,则并非均能达到复位,需力争达到目的。

(三)复位手法要求

(1)利用牵引力:牵引情况下不仅有利于脱位还纳,且在牵引下可以减少两关节端的损伤,因此在操作顺序上应将其置于首位。

(2)肌肉松弛:在肌肉紧张,甚至痉挛的情况下不仅难以复位,且使操作复杂化,并易引起骨折。因此所选用的麻醉方式必须能达到这一要求。必要时可采取全身麻醉。

(3)手法轻柔,切勿粗暴:此不仅可减少病人痛苦,使复位顺利进行,且也是复位成功的

基本保证。反之,粗暴的操作甚易造成对周围组织的损伤,尤其对老年人及更年期妇女的骨质疏松的部位,更易引起骨折,临床上以肱骨外科颈骨折为多见。

(4)对复位发生的困难患者:应暂时中止,并寻找原因。应注意麻醉、肌肉状态,有无软组织嵌顿及是否合并其他损伤(例如骨折等)。然后酌情消除病因,或更改复位方法,考虑是否需开放复位。

(5)对有可能引起骨折的患者:不宜选用杠杆原理复位技术。某些部位,如肩关节、髋关节等,临近之干骺端骨质多较疏松,尤其是老龄患者、或 X 线片上疑有肱骨不全骨折及大结节、或股骨大转子撕脱者,不宜采用旋转复位法(Kocher 法)或足蹬法(Hippocratic 法),以免引起骨折。

(四)尽量采取闭合复位

不回避开放复位一般都赞同闭合复位的优越性,应列为首选。但闭合复位达不到目的者,特别对伴有关节内骨折或关节囊损伤严重需修补者,亦不应回避。一旦决定即应及早进行。

(五)复位后必需制动

骨化性肌炎的主要原因是关节脱位后未行固定,尤其是自行复位者,包括一过性脱位,常被忽视,以致后期出现并发症,在肩关节处尚易引起习惯性肩脱位,肘关节及髋关节处易发生骨化性肌炎及异位骨化。

四、并发症

外伤性脱位最常合并骨折,神经损伤等,如肩关节有脱位病例约 30%～40%合并大结节骨折,也可发生肱骨外科颈骨折,或肱骨头压缩骨折,有时合并关节囊或肩胛盂缘自前面附着处撕脱,愈合不佳可引起习惯性脱位,肱二头肌长头肌腱可向后滑脱,造成关节复位障碍,腋神经或臂丛神经内侧束可被肱骨头压迫或牵拉,引起神经功能障碍,也可以损伤腋动脉,因此在检查时应注意有无其他合并损伤。

外伤性关节脱位的并发症按时间性质分为早期、晚期两大类:

(一)早期并发症

1.骨折

是脱位常见的并发症,多发生在关节的附近,或脱位关节的本身,亦有少数发生在脱位的同一肢体。如肩关节脱位并发肱骨大结节骨折,肩胛关节盂骨折,肱骨解剖颈及外科颈骨折,肱骨干骨折等。

2.神经损伤

虽属脱位少见的并发症,一旦发生,则给脱位的恢复及预后造成不良结果。如髋脱位并发坐骨神经损伤,膝关节脱位并发腓总神经损伤等。

3.血管损伤

是脱位并发症中少见的一种,若发生大的血管损伤,肿胀迅速,病人很快休克,因而必须采取紧急措施,不能拖延。

4.开放性脱位

亦属少见,如有发生,会给脱位关节造成感染机会,关节感染后则预后不良。

(二)晚期并发症

1.骨的缺血性坏死

由于关节脱位后损伤了关节囊、韧带或有关肌肉,使骨的血供受到影响,久之则可出现骨因缺乏血液供应而发生坏死,引起持久性关节疼痛。

2.骨化性肌炎

对骨化性肌炎的产生机理多数人认为是由于损伤了骨膜,骨膜内的骨细胞游离于关节周围的血肿中,在血肿中进行骨化。

3.关节僵硬

由于脱位当时严重损伤了关节软骨面、关节囊或并发骨折。而后关节面骨性愈合者称为骨性僵凝、关节内僵凝和完全僵凝。关节囊和韧带的疤痕挛缩或相互粘连者称为关节外僵凝和不全僵凝,常见的有肘关节、踝关节、肩关节、膝关节。

4.习惯性脱位

关节复位后过早使用关节,关节周围的软组织或关节盂的软骨损伤未能得到很好恢复,致使关节松动,筋膜松弛,引起关节不稳,偶有小伤,则引起脱位。

5.创伤性关节炎

多发生在脱位时关节软骨面受到损伤,造成关节面不平的脱位者。如为下肢,则在负重或活动对关节面受到磨擦、挤压等外力作用,引起关节面的不断损伤。久之,则关节负重时痛,过累时加重,休息后疼痛减轻,X线片出现骨赘等。

第二节　外伤性髋关节脱位

外伤性髋关节脱位是一种严重损伤,因为髋关节结构稳固,必须有强大的外力才能引起脱位。在脱位的同时软组织损伤亦较严重,且常合并其他部位或多发损伤。因此患者多为活动很强的青壮年。

一、应用解剖

髋关节(hip joint)由股骨头与髋臼相对构成,属于杵臼关节。髋臼内仅月状面被覆关节软骨,髋臼窝内充满脂肪,又称为 Haversian 腺,可随关节内压的增减而被挤出或吸入,以维持关节内压的平衡。在髋臼的边缘有关节盂缘附着。加深了关节窝的深度。在髋臼切迹上横架有髋臼横韧带,并与切迹围成一孔,有神经、血管等通过。关节囊厚而坚韧,上端附于髋臼的周缘和髋臼横韧带,下端前面附于转子间线,后面附于转子间嵴的内侧(距转子间嵴约1

厘米处),因此,股骨颈的后面有一部分处于关节囊外,而颈的前面则完全包在囊内。所以股骨颈骨折时,根据其骨折部位而有囊内、囊外或混合性骨折之分。髋关节周围有韧带加强,主要是前面的髂股韧带,长而坚韧,上方附于髂前下棘的下方,呈人字形,向下附于股骨的转子间线。髂股韧带可限制大腿过度后伸,对维持直立姿势具有重要意义。此外,关节囊下部有耻骨囊韧带增强,可限制大腿过度外展及旋外。关节囊后部有坐骨囊韧带增强,有限制大腿旋内的作用。关节囊的纤维层呈环形增厚,环绕股骨颈的中部,称为轮匝带,能约束股骨头向外脱出,此韧带的纤维多与耻骨囊韧带及坐骨囊韧带相编织,而不直接附在骨面上。股骨头韧带为关节腔内的扁纤维束,主要起于髋臼横韧带,止于股骨头凹。韧带有滑膜被覆,内有血管通过。一般认为,此韧带对髋关节的运动并无限制作用。

髋关节为多轴性关节,能作屈伸、内收、外展、旋转及环转运动。但由于股骨头深嵌在髋臼中,髋臼又有关节盂缘加深,包绕股骨头近2/3,所以股骨头与关节窝二者的面积差甚小,故运动范围较小。加之关节囊厚,限制关节运动幅度的韧带坚韧有力,因此,与肩关节相比,该关节的稳固性大,而灵活性则甚差。这种结构特征是人类直立步行,重力通过髋关节传递等机能的反映。当髋关节屈曲、内收、内旋时,股骨头大部分脱离髋臼抵向关节囊的后下部,此时若外力从前方作用于膝关节,再沿股骨传到股骨头,易于发生髋关节后脱位。

二、病因病机

大多由间接暴力所致,如由股骨长轴方向来的暴力,髋关节处在不同位置,可引起不同方向的髋关节脱位。由于髋关节在屈曲,内收位时,受到来自股骨长轴方向的暴力,可使韧带撕裂,股骨头向后突破关节囊而造成后脱位,比较常见的髋关节脱位。同样外力可使髋臼顶部后缘骨折,股骨头向后脱位。如髋关节处于外展位,股骨大粗隆与髋臼上缘相顶撞,以此为支点继续外展,暴力沿股骨头长轴冲击,可发生前脱位,股骨头可停留在闭孔或耻骨嵴处。如在下蹲位,两腿外展,窑洞倒塌时,也可发生前脱位。若髋关节在屈曲和轻度内收位,如髋关节在中位或轻度外展位,暴力可引起髋臼骨折,股骨头沿骨折处向盆腔方向移位,形成中心性脱位,很少见。也有直接暴力所致,比如来自髋关节外侧大粗隆的直接暴力,造成髋臼骨折,暴力进一步延续致股骨头进入盆腔而发生中心性脱位。

三、分型

(一)Thompson 和 Epstein(1951 年)

按髋关节后脱位合并骨折的程度,将髋关节后脱位分为五型。该分型缺少髋关节后脱位合并股骨颈骨折类型。

Ⅰ型:单纯脱位或伴有髋臼后壁小骨折片;

Ⅱ型:股骨头脱位伴有髋臼后壁一大的骨折片;

Ⅲ型:股骨头脱位伴有髋臼后壁粉碎骨折;

Ⅳ型:股骨头脱位伴有髋臼后壁和髋臼顶骨折;

Ⅴ型:股骨头脱位伴有股骨头骨折。

(二)Stewart（1954）将上述分型简化为四级

Ⅰ级为无髋臼骨折或仅有髋臼微小骨折;

Ⅱ级为髋臼后缘骨折但复位后稳定;

Ⅲ级为髋臼后缘骨折关节复位后不稳定;

Ⅳ级为脱位伴股骨头或颈骨折。

(三)毛宾尧将髋部骨折的脱位

分为髋关节脱位伴髋部关节内骨折和髋关节脱位伴髋部关节外骨折,前者又分为髋关节脱位伴股骨头骨折、股骨颈骨折及髋臼骨折三种

1.髋关节前脱位分型

(1)闭孔型此型多见,股骨头脱位于闭孔前,可分为三型。

Ⅰ型:单纯脱位。

Ⅱ型:股骨头脱位伴有股骨头骨折。

Ⅲ型:股骨头脱位伴有髋臼骨折。

(2)耻骨型 此型较少见,股骨头脱位于前上方,达耻骨横支水平。亦可分为3型

Ⅰ型:单纯脱位。

Ⅱ型:股骨头脱位伴有股骨头骨折。

Ⅲ型:股骨头脱位伴有髋臼骨折。

2.Carnesale 根据髋臼的分离和移位程度将髋关节中心性脱位分为3型

Ⅰ型:中央型脱位,但未影响髋臼的负重穹隆部。

Ⅱ型:中央型脱位伴骨折,影响负重的穹隆部。

Ⅲ型:髋臼有分离伴髋关节向后脱位。

3.髋关节外侧脱位因临床上极少见,目前尚无成熟的分型

(四)Pipkin（1975）将髋关节脱位伴股骨头、颈骨折分为四型

Ⅰ型为小于股骨头1/3的劈裂骨折,骨折线位于中心凹以下;股骨头骨折伴后脱位,骨折部位位于中央凹的远侧

Ⅱ型为较大的骨折块,骨折线位于中心凹以上;股骨头骨折伴后脱位,骨折部位位于中央凹的近侧

Ⅲ型为上述二型骨折的同时并股骨颈骨折;

Ⅳ型为Ⅰ、Ⅱ型骨脱位并髋臼后缘骨折。

(五)髋关节中心性脱位有比较详细的 Elchenholtz 氏分型

Ⅰa型:髋臼骨折仅有轻度移位或无移位;

Ⅰb型:为上型加髋下部的移位骨折;

Ⅱa型:髋臼内壁骨折,股骨头明显突入盆腔;

Ⅱb型:为Ⅱa型加髋下部的骨折;

Ⅲ型:髋臼内壁严重骨折,股骨头完全突入盆腔内。

四、临床表现及诊断

明确外伤后致患髋肿痛,活动受限。后脱位患髋屈曲、内收、内旋、短缩畸形。前脱位,患髋伸直外展外旋畸形。中心脱位,患肢短缩畸形,髋关节活动受限。但因髋关节的解剖结构稳定,脱位常需强大外力,因此脱位时多合并其他部位多发损伤,也因此易被漏诊、误诊,尤其多发生在一些复杂伤中,如合并四肢多发骨折,颅脑损伤,或同侧股骨干骨折者,而单纯髋关节脱位漏诊、误诊者虽少有报告,临床上常需与股骨近端骨折鉴别。必须X线拍片,可见脱位,或合并髋臼骨折。但是,髋关节结构复杂,前后结构重叠,虽然大多数髋部骨折X线片均能确定骨折的有无,但难以显示骨折的确切程度,确切部位,移位的确切方向以及与关节囊的关系。因此常规进行CT扫描及CT三维重建,其优势在于能清楚的显示脱位的方向与程度,更重要的是它能清晰准确地显示髋关节内是否有碎骨片的存在,这一点直接决定着患者的治疗方案与预后。

五、治疗

(一)保守治疗

一般针对新鲜髋关节脱位的治疗

1.后脱位的复位方法

(1)问号法(Bigelow's法)患者仰卧,助手固定骨盆,髋、膝屈曲至90°,术者一手握住患肢踝部,另一前臂放在腘窝处向上牵引,开始先使髋关节屈曲、内收、内旋(使股骨头离开髂骨),然后一面持续牵引,一面将关节外旋、外展、伸直、使股骨头滑入髋臼而复位(助手可协助将股骨头推入髋臼)。因为复位时股部的连续动作呈"?"形,似一问号,故称"问号法"复位,左侧后脱复位时,股部的连续动作如一个正"问号",反之,右侧后脱位为一反"问号"。

(2)提拉法(Allis法)患者仰卧,助手的动作和术者的位置同上法,复位时术者先将患侧髋和膝关节屈至90°,使髂股韧带和膝屈肌松弛,然后一手握住小腿向下压,另一前臂套住膝后部向上牵拉,使股骨头向前移位接近关节囊后壁破口,同时向内外旋转股骨干,使股骨头滑入髋臼,助手可同时将股骨头向髋臼推挤复位。复位时常可听到或感到一明显响声。此法比较安全。(图4-2-1)

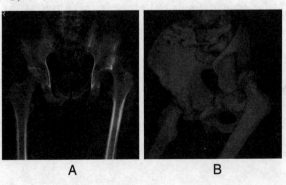

A   B

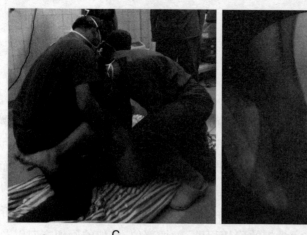
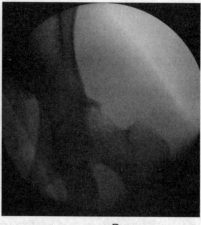

图 4-2-1　一位男性患者,55 岁,车祸致左髋关节后脱位伴髋臼后壁撕脱骨折复位前 X 线片(A)及 CT 重建片(B),予以提拉手法复位(C)及复位后透视 X 片(D),位置良好。

（3）复位后的处理固定　复位后可用单侧髋人字石膏固定 4~5 周,但患者生活极其不方便,常规患肢股骨髁上骨牵引 4~6 周。以后可扶双拐早期活动,但患侧不能负重,待 6~8 周后,进行 X 线检查,显示无股骨头坏死时再逐渐负重行走。

2.前脱位治疗原则

同前,仅手法方向相反,复位后处理亦同。

3.中心脱位

宜用骨牵引复位,牵引 4~6 周。如晚期发生严重的创伤性关节炎,可考虑人工关节置换术或关节融合术。

（二）手术治疗

其适应症在于手法复位不能成功者,应考虑及时手术复位。伴有髋臼缘骨折者,虽髋关节经手法能予以复位,但髋臼缘骨折块不能复位,须手术复位并作内固定者。陈旧性髋关节脱位手法复位极度困难者 手术治疗。

陈旧性髋关节脱位因髋臼内充满纤维瘢痕,周围软组织挛缩,手法复位不易成功。可根据脱位时间、局部病变和受伤情况,决定处理方法。脱位未超过 3 个月者,或试行手法复位。先行骨牵引 1~2 周,将股骨头拉下至髋臼缘,再在麻醉下试行轻缓手法活动髋关节,以松解粘连,获得充分松动后再按新鲜脱位的手法进行整复。但切忌粗暴,以免发生骨折。手法复位不成功或脱位已超过 3 个月者应手术复位。对关节面破坏严重者,可根据患者职业决定做髋关节融合术或人工关节置换术。

六、预防与护理

由于外伤性因素引起,注意生活安全,避免受伤是预防本病的关键。髋关节脱位,应及时诊治。因为有少数脱位会合并髋臼骨折,必须有 X 线摄片确诊。早期复位容易,效果也较好。陈旧者,多数要手术复位,效果相对不好。此外,治疗不当会引起股骨头缺血性坏死,严重地影响关节功能。

七、并发症

外伤性髋关节脱位治疗后出现的并发症大多与手法粗暴,牵引不够,手术指征未掌握,未弄清阻碍复位因素和固定不当等原因所致,多数可以避免,常见并发症有:

1.再脱位

常因阻碍复位因素未消除,X线出现假象,髋臼关节盂唇骨折,不能有效维持复位,因而即使复位后,还是较易再脱位。

2.股骨头缺血性坏死

这类并发症主要是由于创伤过大或复位手法粗暴,损伤了股骨头的血供;或复位后未牵引致使股骨头受压过度及还有一些原因不明。

3.髋关节骨创伤性关节病

是晚期的并发症,一般髋关节脱位常常造成股骨头软骨面损伤剥脱,X线片不易看到,往往较难避免这类并发症出现。

4.坐骨神经损伤

多由脱出的股骨头撞击坐骨神经,造成坐骨神经挫伤,经治疗往往可以恢复,但有少数患者是不能完全恢复的,多见于髋关节后脱位患者。

第三节 外伤性膝关节脱位

膝关节虽不如杵臼关节稳定,但因局部有着强大的肌肉,如股四头肌、腓肠肌、股二头肌等,且韧带及关节囊亦十分坚强,从而保证了其动力性与静力性稳定。但其毕竟是屈戍关节,一旦暴力大于周围肌群、韧带及关节囊的承受力,仍可出现脱位。膝关节脱位在全身大关节脱位中较为少见,占四大关节脱位者的 1%～3%。多见于青壮年男性。

一、应用解剖

膝关节(knee joint)由股骨内、外侧髁和胫骨内、外侧髁以及髌骨构成,为人体最大且构造最复杂,损伤机会亦较多的关节。

关节囊较薄而松弛,附着于各骨关节软骨的周缘。关节囊的周围有韧带加固。前方的叫髌韧带,是股四头肌肌腱的延续(髌骨为该肌腱内的籽骨),从髌骨下端延伸至胫骨粗隆,在髌韧带的两侧,有髌内、外侧支持带,为股内侧肌和股外侧肌腱膜的下延,并与膝关节囊相编织;后方有腘斜韧带加强,由半膜肌的腱纤维部分编入关节囊所形成;内侧有胫侧副韧带,为扁带状,起自内收肌结节,向下放散编织于关节囊纤维层;外侧为腓侧副韧带,是独立于关节囊外的圆形纤维束,起自股骨外上髁,止于腓骨小头。

关节囊的滑膜层广阔,除关节软骨及半月板的表面无滑膜覆盖外,关节内所有的结构都被覆着一层滑膜。在髌上缘,滑膜向上方呈囊状膨出约4厘米左右,称为髌上囊。于髌下部的两侧,滑膜形成皱襞,突入关节腔内,皱襞内充填以脂肪和血管,叫做翼状襞。两侧的翼状襞向上方逐渐合成一条带状的皱襞,称为髌滑膜襞,伸至股骨髁间窝的前缘。

由于股骨内、外侧髁的关节面呈球面凸隆,而胫骨髁的关节窝较浅,彼此很不适合,在关节内,生有由纤维软骨构成的半月板。半月板的外缘较厚,与关节囊紧密结合,内缘薄而游离;上面略凹陷,对向股骨髁,下面平坦,朝向胫骨髁。内侧半月板大而较薄,呈"C"形,前端狭窄而后端较宽。前端起于胫骨髁间前窝的前份,位于前交叉韧带的前方,后端附着于髁间后窝,位于外侧半月板与后交叉韧带附着点之间,边缘与关节囊纤维层及胫侧副韧带紧密结合。外侧半月板较小,呈环形,中部宽阔,前、后部均较狭窄。前端附着于髁间前窝,位于前交叉韧带的后外侧,后端止于髁间后窝,位于内侧半月板后端的前方,外缘附着于关节囊,但不与腓侧副韧带相连。半月板具有一定的弹性,能缓冲重力,起着保护关节面的作用。由于半月板的存在,将膝关节腔分为不完全分隔的上、下两腔,除使关节头和关节窝更加适应症外,也增加了运动的灵活性,如屈伸运动主要在上关节腔进行,而屈膝时的轻度的回旋运动则主要在下腔完成。此外,半月板还具有一定的活动性,屈膝时,半月板向后移,伸膝时则向前移。在强力骤然运动时,易造成损伤,甚至撕裂。当膝关节处于曲屈而胫骨固定时,股骨下端由于外力骤然过度旋内、伸直,可导致内侧半月板撕裂;同理,如该时股骨下端骤然外旋、伸直,外侧半月板也可发生破裂。

膝关节内有两条交叉韧带。前交叉韧带附着于胫骨髁间前窝,斜向后外上方,止于股骨外侧髁内面的后份,有制止胫骨前移的作用。后交叉韧带位于前交叉韧带的后内侧,较前交叉韧带短,起自胫骨髁间后窝及外侧半月板的后端,斜向前上内方,附于股骨内侧髁外面的前份,具有限制胫骨后移的作用。

二、病因病机

多为猛烈的直接暴力所致。不论来自前后内外任何一方向,也不论作用于膝上股骨或膝下的胫骨,只要外力超过膝关节周围软组织强度,均有可能引起胫骨平台对股骨髁的咬合变异,以致出现前、后、内、外4个方向中的任一方向的脱位,其中以前脱位多见。此外,如果小腿固定,大腿处于突然内旋及膝外翻状时,则可出现膝关节的后外侧(旋转)脱位。股骨内髁易嵌于内侧关节囊及肌肉软组织之中。

脱位一旦发生,关节内的前十字韧带和后十字韧带,两侧的内、外侧副韧带,以及关节囊等多同时断裂,有时半月板及腘窝处的神经血管亦有可能被累及。

三、分型

按照胫骨平台相对股骨髁脱位方向可分为以下几种:

1．前脱位

膝关节前后径增大，弹性固定于微屈膝位，髌骨下陷，可在膝前方扪及隆突的胫骨。X线见膝关节脱位，胫骨前移。

2．后脱位

膝关节前后径增大，呈过伸位，可在膝前方扪及股骨髁部。X线片示胫骨后移脱位。

3．内侧脱位

膝关节有明显的侧方异常活动，可在膝内侧缘扪及胫骨髁部。X线片示胫骨内移脱位。

4．外侧脱位

可在膝外侧缘扪及胫骨髁部。X线片示胫骨外移脱位。

5．旋转脱位

膝关节关系改变。X线片示胫骨呈旋转脱位。

四、临床表现与诊断

均有较严重的外伤史。临床表现除局部肿胀、畸形、疼痛及功能障碍外，还有：①松动患膝关节犹如"散脱"，呈松动状态。②抽屉试验前后抽屉试验一般均阳性。③侧向应力试验内、外侧应力试验亦多阳性。④其他尚应注意有无肢体远端足背动脉及神经损伤。X线平片显示除已经自动复位外，一般均显示程度不同、方向不一的关节脱位征。

五、治疗

视具体情况不同酌情采取治疗方法。

(一)保守治疗

一般损伤病例，徒手或在麻醉后顺势牵引数秒钟，按脱位之相反方向复位(图4-3-1)，再用下肢长腿石膏托或支具可靠固定6～8周。在固定期间可进行直腿抬高功能锻炼，拆除外固定后逐渐加大膝关节功能康复训练，直到膝关节屈伸功能完全恢复。

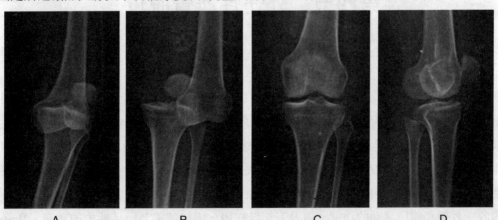

图4-3-1　一位男性患者，32岁，车祸致左膝关节前脱位复位前X线片(A、B)，予以手法复位后复查X线片(C、D)，位置良好。

(二)手术治疗

通常在膝关节脱位开放损伤，或有其他器官合并损伤可考虑一期修复或为二期重建打好基础。

1.合并腘动脉损伤者

多见于后脱位者，凡疑有此种损伤者，应立即将膝关节予以复位，观察数分钟，如足背动脉搏动恢复，表明系腘动脉扭曲所致。如仍然未恢复，则需要立即切开行腘动脉探查术，并酌情采取相应的措施。动脉造影虽有利于本病的诊断，但费时较久，易延误治疗时机，宁可及早施探查术，以防肢体因缺血而坏死。术中同时对损伤的韧带一并修补。

2.合并神经损伤者

以后外脱位时的腓总神经损伤为多见，大多于复位后症状缓解，因此尽早予以手法复位。复位后神经刺激症状仍存在者，可给予神经滋养剂，并在观察之同时作神经电生理检查。如有断裂时(并非罕见)，可行探查术，再于术中酌情处理。对于损伤的韧带予以修补。

3.合并韧带损伤者

严重脱位病例，膝部所有韧带几乎全部断裂，而在一般性脱位中常常仅波及前后十字韧带，侧方脱位时还会伴有一侧的侧副韧带断裂。此类伴发伤多需及早行修复术，对后期病例只好行重建性手术，其中前后十字韧带及内外侧副韧带同时断裂者可取阔筋膜、半腱肌和半膜肌肌腱作重建术，根据术者取材习惯进行选材。或对侧副韧带修补后予以外固定，二期在关节镜下进行前后十字韧带重建。

六、并发症

膝关节脱位最大并发症就是留有膝关节功能严重障碍，应该及早复位、及早对损伤韧带神经进行修复重建、及早功能康复训练。

第四节　外伤性髌骨脱位

一、应用解剖

髌骨即膝盖骨，位于膝关节前方，股骨的下端前面，是人体内最大的籽骨，包埋于股四头肌腱内，前面粗糙，后面为光滑的关节面，与股骨的髌面相关节，参与膝关节的构成。可在体表摸到。髌骨的生理功能不仅在伸膝装置中有增强股四头肌，并将股四头肌肌力传递至髌腱作用于胫骨，完成伸膝的功能，而且能保护膝关节，避免股四头肌腱对股骨髁软骨面摩擦的功能；内外侧支持带维持髌骨向内外侧移位，维持膝关节在半蹲位的稳定性，防止膝关节过度内收、外展和伸屈活动的功能，以及有车链作用，增加膝关节回转能力的功能。Martens(1972年)测定当人体屈膝时髌骨关节面所承受的压力相当于体重的 3.5～7.6 倍。

正常髌骨呈底朝上尖向下的三角形扁平骨,其骨化中心一般在 2~3 岁出现,也有迟至 6 岁者。17~18 岁骨化完成。偶可见髌骨外上方另有一骨化中心,最终并不闭合,此种变化称二分髌骨,也曾见罕有的三分髌骨,不要误诊为"骨折"。髌骨的血液供应来源由膝上内、下血管组成的髌骨血管丛. 主要供至髌骨中心及下极内。因此,移位较大的髌骨上极横断骨折将有可能导致髌骨缺血性坏死。

从轴位像上看,髌骨近似扇形,其后面的关节面与股骨髁构成的髌股关节,当膝关节伸直时,髌股关节面彼此不相接触,其接触面积将随着屈膝角度而改变。屈膝 15° 时接触面积平均为 230mm²,屈膝 60° 时髌股关节面接触面积平均为 380mm²。髌骨的关节面外侧宽平,内侧隆突,而其下 1/4 为非关节面。故严格来说髌骨下极骨折同股骨颈基底骨折一样不属于关节内骨折。

二、病因病机

由多种因素所致,以先天发育不全为基础,创伤属于诱因。

(1)先天发育性因素:除髌骨形态异常外,主要是股骨外髁发育不良及外侧软组织张应力过大,如髂胫束挛缩等。

(2)外伤:无论直接暴力或股四头肌猛烈收缩均可引起髌骨脱位,其中以外脱位多见。

(3)其他:波及膝部的病变,如胫骨结节炎,膝内翻及膝外翻等均属病理因素。

三 临床表现与诊断

(1)如新鲜外伤所致。往往有明显外伤史,局部肿痛明显,膝关节活动受限,查体可见浮髌试验(+),髌骨有向外侧脱位局势,内侧支持带松弛。

(2)如陈旧损伤。了解各种膝部疾患及既往有无类似发作等。查体可了解除股四头肌萎缩、股骨外髁发育较小或力线变异外,让患者屈膝时则显示髌骨向外侧脱位,伸膝后又恢复正常。X 线平片可发现骨骼发育异常,髌骨轴位上可发现髌股关节夹角变小、髌骨外移及股骨外髁变平等现象。

四、治疗

新鲜外伤患者可考虑保守治疗,予以长腿石膏托或支具外固定,有必要抱膝圈固定。严重新鲜损伤者、陈旧损伤或原因不明髌骨脱位者以手术疗法为主。

(1)关节囊修补术:用于外伤性患者,一般重叠缝合 0.6~1.0cm;有复发趋向者,可将内侧关节囊带蒂切下宽 1.0~1.5cm 条状来增宽外侧关节囊,之后再将内侧关节囊紧缩缝合。

2.胫骨结节内移术:即将髌韧带连同胫骨结节止点骨质(长×宽×深=1.5cm×1.6cm×0.6cm)一并切下,并向内侧移位 1.0~1.5cm。一般用于成年人。

(3)外侧髌韧带内移术:对小儿习惯性脱位者,可将髌韧带的外侧一半纵形切开,并于髌骨止点处切断,而后穿过内侧髌韧带之深面,并将其缝合到内下方髌韧带扩张部。

(4)其他术式:视造成发病的原因不同可采取各种相应的术式,包括髂胫束止点切断术(用于已纤维化者)、股骨外髁升高术(用于股骨外髁发育不良者)、截骨术(用于膝关节内翻或外翻者)及髌骨修整或切除术(用于有髌股关节炎者)等。

第五节 外伤性踝关节脱位

一、应用解剖

踝关节是人体重量最大的屈戌关节,由胫、腓骨下端的关节面与距骨滑车构成,故又名距骨小腿关节。胫骨的下关节面及内、外踝关节面共同形成的"冂"形的关节窝,容纳距骨滑车(关节头),距骨体处于踝穴中,周围有坚强的韧带包绕,牢固稳定。由于滑车关节面前宽后窄,当足背屈时,较宽的前部进入窝内,关节稳定;但在跖屈时,如走下坡路时滑车较窄的后部进入窝内,踝关节松动且能作侧方运动,此时踝关节容易发生扭伤,其中以内翻损伤最多见,因为外踝比内踝长而低,可阻止距骨过度外翻。

关节囊前后较薄,两侧较厚,并有韧带加强。胫侧副韧带为一强韧的三角形韧带,又名三角韧带,位于关节的内侧。起自内踝,呈扇形向下止于距、跟、舟三骨。由于附着部不同,由后向前可分为四部:距胫后韧带、跟胫韧带、胫舟韧带和位于其内侧的距胫前韧带。三角韧带主要限制足的背屈,前部纤维则限制足的跖屈。腓侧副韧带位于关节的外侧,由从前往后排列有距腓前、跟腓、距腓后三条独立的韧带组成,连结于外踝与距、跟骨之间。距腓后韧带可防止小腿骨向前脱位。当足过度跖屈内翻时,易损伤距腓前韧带及跟腓韧带。

二、病因病机及分型

(1)踝关节后脱位:多由直接或间接暴力所引起。当踝关节极度跖屈位时,小腿突然受到强有力的向前冲击力,可致踝关节后脱位,通常合并单踝或双踝骨折,或同时合并胫骨后缘骨折,即所谓三踝骨折。

(2)踝关节前脱位:当踝关节背伸位,自高处坠落、足跟着地,可致踝关节前脱位。

(3)踝关节上脱位:常因高处坠落,当压缩性损伤使下胫腓关节分离时,可致距骨向上夹挤于胫腓骨之间而致踝关节上脱位,往往合并腓骨下段骨折及胫骨下端内缘粉碎骨折。

(4)踝关节外侧脱位:暴力来自内侧向外,跌伤时足内侧着地,造成内踝或双踝骨折,并距骨向外上方移位,多为开放损伤。

三、临床表现及诊断

受伤后踝部即出现疼痛,肿胀,畸形和触痛,后脱位者胫腓骨下端在皮下突出明显,并可触及,胫骨前缘至足跟的距离增大,前足变短;前脱位者距骨体位于前踝皮下,踝关节背屈受限,向上脱位者外观可见伤肢局部短缩,肿胀剧烈或开放伤口流血。影像学检查,踝关节脱位诊断并不困难,常规 X 线摄片很容易证实上述诊断;特殊检查 CT 扫描及三维重建容易检查出合并存在的微小骨折。

四、治疗

1.踝关节后脱位的治疗

应立即在腰麻或硬脊膜外麻醉下复位。复位方法是先屈曲膝关节,再行足跖屈牵引,当距骨进入踝穴后,即背伸踝关节,并用长腿石膏固定 5 周。合并有严重骨折按踝关节骨折处理。

2.踝关节前脱位的治疗

伤后立即在麻醉下复位,屈膝关节、足背伸,进行牵引,当距骨与胫骨前下唇解脱,即推距骨向下向后复位。复位后,用长腿石膏固定足在跖屈位 3 周,后更换足踝背伸位石膏再固定 2～3 周。若有严重骨折,固定时间共需 8～12 周。

3.踝关节向上脱位的治疗

在良好麻醉下牵引复位。复位时膝屈曲,自大腿向上反牵引,握持足向下牵引,当距骨向下至踝穴时,胫腓骨便可复位对合。此时跖屈,背伸踝关节,以矫正踝关节前、后方移位。短腿石膏固定,使足在微背伸位,内、外踝要用力挤压使之对位。石膏在 2 周时更换,避免肿胀消退后石膏的相对松弛。若伤处软组织肿胀剧烈,复位失败或感困难者,可予手术开放复位。手术中对距骨体不需要作内固定,但周围韧带撕裂、断裂伤者必须修补;合并有踝部骨折者,骨折复位后须作相应可靠内固定。

4. 踝关节外侧脱位的治疗

手法牵引复位后,按踝关节骨折治疗。

五、并发症

常并发内、外踝及胫骨远端前、后唇骨折。踝关节脱位治愈后,由于周围韧带损伤,关节不稳,晚期出现骨关节炎。

第六节　外伤性肩关节脱位

一、应用解剖

(一)肩带的关节及运动

肩带是由 6 个关节组成的,即盂肱关节、肩锁关节、胸锁关节、肩峰下关节(第二肩关节)、肩胛胸壁关节和喙锁关节。它们相互协调,从而保证了肩关节的自由活动。任一关节功能障碍都会影响肩带的运动。其中盂肱关节即狭义肩关节最重要,其特点是肱骨头大,肩胛盂小。关节囊,尤其是关节囊的前下部甚为松弛,加以肩胛骨的活动,因此肩关节活动度大,但其稳定性远不如髋关节。因此,在运动时,肩可以完成较复杂的大范围的动作,如吊环、单杠、仰泳、蝶泳及投掷等转肩动作。同时肩关节韧带少而薄弱,肩关节前下方缺韧带和肌肉的保护,决定了肩关节稳定性较差,容易脱位、受伤。

(二)肩带的肌肉

1. 连接肩胛骨与躯干的肌肉

(1)前锯肌:起自 1~9 肋骨的外侧面,如锯齿状,止于肩胛骨内缘的前唇包括上下角。由胸长神经支配。其作用有:①外旋肩胛骨(最重要);②外展肩胛骨(肩胛骨绕胸壁向前移动),如体操的"直臂推手"动作;③使肩胛骨紧贴于胸壁上。因此,该肌麻痹后肩外展限制并出现翼状肩脚。臂丛上部损伤,如果累及胸长神经,说明损伤靠近椎间孔附近,不宜再行手术探查。

(2)斜方肌:起于枕骨、项韧带、$C_7 \sim T_{12}$ 棘突及棘间韧带,止于锁骨、肩峰及肩胛冈,由副神经支配。纤维分上、中、下 3 部。其功能有:①肩胛骨外旋;②肩胛骨内收。

(3)大小菱形肌:小菱形肌起自下位 2 个颈椎棘突,止于肩胛骨内缘的上部。大菱形肌起自上位 4 个胸椎棘突,止于肩胛骨内侧缘的全长。由 C_5 发出的肩胛背神经支配,分支接近椎间孔。主要功能是肩胛骨内收。

2. 连接肩胛骨与肱骨的肌肉

(1)肩袖:是肩部的内层肌肉,由冈上肌、冈下肌、肩胛下肌及小圆肌的 4 个肌肉的肌腱共同组成,止于肱骨大小结节及部分解剖颈部,为联合腱,似袖口,故称肩袖或腱袖,它有悬吊肱骨,使肱骨头与关节盂紧密相贴的作用,是肩关节重要的稳定结构。另外还有协助三角肌外展上臂的作用,在三角肌收缩时,拮抗其作用,避免肱骨头拉向肩峰。肩袖作为一个结构单位都有固定肱骨头协助三角肌外展上臂的作用。其中,冈上肌能外展及轻度外旋肱骨头;冈下肌和小圆肌使其外旋;肩胛下肌则有内旋功能。由于肩袖的重要作用,其活动量较大,同时,肩袖又是肩关节活动中的解剖弱点,在负重外展上举时,很容易受伤。在常人,由于其与胸壁的不停摩擦,也容易导致劳损性损伤。冈上肌、冈下肌是由肩胛上神经支配的,该神经途经肩胛上切迹及肩胛冈根部的骨性凹陷,所以当肩胛骨活动时,该神经就较易受伤引起肌肉麻痹及萎缩。

(2)三角肌:起自锁骨外 1/3 前缘、肩峰及肩胛冈嵴,止于肱骨干的三角肌粗隆。其纤维分为前、中、后 3 部分,是肩部最强大的外展肌肉。其前部纤维有协助肩关节前屈及内旋的功能,后部纤维则后伸及外旋。它受腋神经支配,在肩关节前脱位、肱骨近端骨折时常并发损伤引起麻痹。

(3)大圆肌:主要是肩关节的内旋肌。但于肩前屈位时,都有较强的后伸作用,双杠勾手腾身常拉伤或拉断此肌肉。

3. 连结躯干与肱骨的肌肉

(1)胸大肌:起点分锁骨部、胸肋部及腹部。锁骨部起于锁骨近端上面前部 1/3;胸肋部起于胸骨前面以及上六个肋软骨前面及腹部腹直肌鞘的前层。肌腹呈扇形,逐渐移行成一短而扁的肌腱止于肱骨结节间沟的外侧。该肌的主要作用为内旋、内收肱骨。

(2)背阔肌:起自胸 7 棘突至骶骨,止于肱骨结节间沟的内侧。有内收、内旋及后伸肱骨的作用。

(3)联结前臂及肩胛骨的肌肉为肱二头肌,其短头起自肩胛骨喙突尖,长头起自肩胛盂上缘,肌腱在关节内下行,通过结节间沟穿出与关节囊连接的滑膜鞘。肱二头肌向下各形成一膨大的肌腹,在上臂下 1/3 处汇合,并以共同腱止于桡骨粗隆的后部。肱二头肌收缩时腱并不滑动,只有当盂肱关节活动时该腱才滑动。由于腱鞘较窄,所以很易磨损引起腱鞘炎并继发断裂。肱二头肌受肌皮神经支配,除可以屈肘及使前臂旋后外,又有稳定肩关节,并于肘伸直肱骨外旋位时,有外展肱骨的作用。

(三)肩关节的韧带(图 4-6-1)

(1)喙肱韧带是一个坚强的纤维束,起于喙突水平部的外缘,向前下方行走并与肱骨大、小结节间的横韧带相连,固定于肱骨。相当于冈上肌及肩胛下肌附着点之间。这个韧带好似肩关节的悬吊韧带,其近部纤维在肱骨外旋时紧张,有防止肱骨过度外旋的作用,同时防止肱骨头向上脱位。在肩周炎引起的韧带发炎,使喙肱韧带挛缩,肱骨头保持在内旋位置,妨碍了肩关节的活动。

(2)喙肩韧带为肩关节上部的屏障,以宽广的基底起于喙突外缘,逐渐变窄,向外止于肩峰尖部的前缘,把肩峰下滑囊与肩锁关节分开。外展上举上臂时,肱骨大结节位于喙肩韧带之下,对肱骨头起支点的作用。

(3)盂肱韧带为关节囊的致密部分,增强肩关节的前部。分上、中、下 3 束,分别称为盂肱上韧带、盂肱中韧带和盂肱下韧带,位于关节囊的内面,只有在关节囊内才可以看到,有限制盂肱关节外旋的功能。其松弛时易发生肩关节脱位。

(4)喙锁韧带为喙突与锁骨之间的坚强连接,起于喙突,止于锁骨中外 1/3,分为斜方束和锥状束,有限制锁骨远端向上向后移位的作用。

(四)肩部的滑囊

肩部的滑囊很多,主要有肩峰下滑囊、肩胛下肌滑囊,喙突下滑囊、前锯肌下滑囊、肩峰上滑囊和胸大肌、背阔肌及大圆肌腱止于肱骨结节间沟两侧的滑囊。其中,肩峰下滑囊最为重要。

肩峰下滑囊介于三角肌深面与喙肩韧带及肩肱关节外侧面之间。其上为肩峰,下为冈上肌腱止点,这就保证了在活动时,二者不相互摩擦。它有协助骨骼肌运动顺利进行的作用,又能保证肱骨大结节顺利通过肩峰进行外展的作用。

二、病因病机

直接或间接暴力均可导致肩关节脱位,又以间接暴力为主。①传导暴力:在运动过程中,只要在摔倒时,肩关节处于上臂外展,手或肘着地,都有可能发生肩关节脱位。这种暴力由手掌传导至肱骨头,使其冲破肩关节囊前壁。如暴力强大或继续作用,肱骨头可被冲击到喙突下或锁骨下,成为喙突下脱位或锁骨下脱位。极个别的暴力强大,将肱骨头推至胸腔,成为胸腔内脱位。②杠杆样暴力:上臂过度外展外旋后伸位,肱骨颈或大结节抵于肩峰,形成杠杆的支点,使肱骨头向盂下脱位,形成肩胛盂下脱位,继续滑至肩胛前部成为喙突下脱位。此外,如肱骨头后方受击,上臂在外展位突然过度背伸,或过度外旋时都可能发生。腋神经或臂丛神经有时受牵拉或被脱位的肱骨头压迫造成损伤。

三、分型

(1)按肱骨头在关节盂周围位置,肩关节脱位分为以下4型

①前脱位,又分为盂下脱位、喙突下脱位和锁骨下脱位;

②后脱位,又分为肩峰下脱位、盂下脱位和冈下脱位;

③盂下脱位;

④盂上脱位。

其中,前脱位是最常见的脱位方式。

(2)按照肱骨头脱位时与关节囊所处的位置,又分为囊内脱位和囊外脱位。囊内脱位指盂肱关节虽然脱位,但肱骨头仍然在关节囊内,关节囊一般较为完整。囊外脱位指盂肱关节脱位的同时,肱骨头穿破关节囊,往往伴有关节周围肌肉、韧带的撕裂或大结节的撕脱骨折。脱位时,肱二头肌长头腱往往脱出于结节间沟内。

囊内脱位主要有以下病理改变:①肱骨头下部的关节囊剥离;②盂肱韧带撕裂;③肩胛盂的盂唇剥离;④以肩胛下肌损伤为主的不同程度的肩袖损伤;⑤肱二头肌腱长头腱脱位;⑥肩胛盂前盂唇骨折;⑦冈上肌腱及肩胛下肌的严重牵扯伤。

(3)按肩关节脱位时间可分为:新鲜肩关节脱位;陈旧性肩关节脱位;习惯性肩关节脱位。

四、临床表现及诊断

肩关节脱位有明确的外伤史,诊断时应详细询问并记录受伤机制。肩关节疼痛、肿胀及功能障碍。伤后上臂处于稍外展,固定于 20° ~ 30° 角。肩部变平,失去原来的钝圆形,肩峰特别突出,呈"方肩畸形"。触诊肩峰下凹陷,关节盂空虚,肩关节呈弹性固定。有时在喙突下或锁骨下可触及脱位的肱骨头。Dugas 征阳性:患者如手部放于对侧肩上,则上臂不能紧贴胸壁。如先将上臂贴于胸壁,则患手不能触及对侧肩部。拍 X 线片,可证明是否系肩关节脱位,脱位可能还合并有神经血管损伤及大结节的撕脱骨折。由于脱位的肱骨头外展及旋转,也可能引起腋神经损伤,约占脱臼总数的 25%。这种损伤,一般仅使三角肌发生麻痹,腋神经断裂伤罕见。临床表现除麻痹外,还有肩部三角肌区感觉减退,应注意详细检查。

五、治疗

外伤性肩关节脱位治疗原则,新鲜肩关节脱位应当尽早复位,这样不仅可以及时减轻患者的痛苦,而且由于损伤时间短,出血较少,软组织肿胀轻,肌肉尚无明显痉挛,此时复位容易。但在复位前,一般应对患者的病史、年龄及伤情做全面的了解和检查,并进行认真分析后才能决定治疗方案和复位方法。病史方面应询问受伤形式、外力的大小、脱位后的时间、是否为初次脱位或多次脱位、有无先天畸形或全身疾患等,及年龄多大。复位前应确定肱骨头的准确位置以及了解有无肱骨头及肩胛盂骨折,以便决定治疗方法。

早期复位或肌肉不发达的患者,可不用任何麻醉,复位即可望获得成功。如对肌肉痉挛明显者、成年肌肉发达者,应适当应用镇静剂,关节内麻醉或全麻,以使肌肉松弛。复位时禁忌应用强力手法,以免引起骨折或神经、血管损伤。若复位失败后不可施以强力手法强行复位,而应改用手术切开复位。复位后应再次检查患肢神经血管情况。此外复位后应再补充检查患肩三角肌收缩能力有无,以及肩外展的功能,以判断肩袖及腋神经有无损伤。复位后应再拍肩关节正位及穿胸片,以检查关节脱位及合并的骨折是否完全复位,并排除在复位中是否造成新的骨折、如多次反复手法复位失败,应行上述手术切开复位。对于习惯性和陈旧性脱位的病例,应主动向患者介绍病情并建议在适当时间进行手术治疗,介绍各种手术的优缺点。

(一)保守治疗

适应症与禁忌症:①无明显骨质疏松者可试行手法复位。②年轻体壮者,可试行手法复位,年老体弱者禁用手法复位。③脱位的肩关节仍有一定活动范围,可手法整复,相反脱位的关节固定不动者,禁用手法复位。④经 X 线拍片证实,未合并骨折,或关节内外无骨折,可试行手法复位。⑤肩关节脱位无合并血管、神经损伤者,可手法整复。

1.新鲜肩关节脱位

(1)手法复位

①悬吊复位法(Stimson 方法):患者俯卧于床上,患肢悬垂于床旁,根据病人肌肉发达程度,患肢手腕系布带并悬挂 5 ~ 10 磅重物(不要以手提重物),依其自然牵引持续 15min 左右,肩部肌肉由于持续重力牵引作用而逐渐松弛。往往在牵引过程中肱骨头即可自动复位,有时术者需内收患肩或以双手自腋窝向外上方轻推肱骨头,或轻轻旋转上臂,肱骨头即可复位。

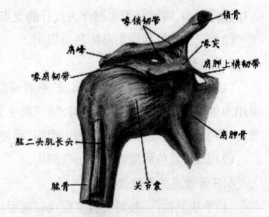

图 4-6-1 肩关节周围韧带解剖图(前面观)

② Hippocratic 复位法:这是一种最古老的复位方法,至今仍被广泛应用,只需一人操作,术者沿患肢畸形方向牵引,同时以足跟蹬于患肩垫有棉垫的腋窝部,向外上方用力,逐渐增

加牵引力量,同时轻柔旋转上臂,以解脱肱骨头的病理咬合,并内收上臂,此时肱骨头即可复位,复位时常感到肱骨头的滑动感和复位后的响声。复位后患者肩部疼痛症状顿时明显减轻,肩部恢复饱满,Dugas征阴性,肩关节恢复一定的活动。

③Kocher方法:Kocher方法亦为应用已久的复位方法。病人仰卧,肘关节屈曲,旋术者一手握住病人手腕,另手握住肱骨下端,在轻度外展位持续牵引,助手以手或布兜住病人侧胸壁作反牵引。保持牵引1~2min后轻柔外旋上臂(正常外旋度为80°左右),在继续牵引下逐渐内收上臂使肘部向前中线靠拢,达极度内收后迅速内旋上臂,亦即让伤侧手快速摆向对侧肩部,此时可感觉到肱骨头滑入肩胛盂。本法利用杠杆作用,如应用得法,复位过程省力、轻巧,反之应用不当或用力过大,肱骨及肩周软组织受力过大,可导致肱骨干、肱骨颈骨折,肩袖撕裂,腋动脉或臂丛神经损伤。年龄较大的女性病人往往伴有骨质疏松,尤应谨慎使用。

(2)固定方法:复位后应用贴胸吊带固定3周。

2. 陈旧性肩关节前脱位

(1)手法复位

①术前准备:①持续牵引:脱位整复前,先作尺骨鹰嘴牵引1~2周,牵引重量3~4kg,将脱出的肱骨头拉到关节盂附近以便复位。②手法松解:在全麻或高位硬膜外麻醉下助手固定双肩,术者一手握患肢肘部,另手握伤肢腕部,屈肘90°,作肩关节的屈伸内收、外展、旋转等各向被动活动,使粘连彻底松解,痉挛的肌肉彻底松弛,充分延伸,肱骨头到达关节盂边缘,以便手法整复。术者在松解粘连时,切不可操之过急,否则可引起骨折,或血管、神经损伤。

②整复方法:复位一般采用卧位杠杆复位法。患者取仰卧位,第一助手用宽布带套住患者胸廓向健侧牵引,第二助手立于床头,一手扶住竖立于手术台旁的木棍,另一手固定健侧肩部,第三助手双手握患肢腕关节上方,牵引下逐渐外展到120°左右,术者双手环抱肱骨大结节处,3个助手协调配合用力,当第三助手在牵引下徐徐内收患肢时,术者双手向外上方拉肱骨上端,同时利用木棍作为杠杆的支点,迫使肱骨头复位。

(2)固定:复位后应用贴胸吊带固定。

3.陈旧性肩关节后脱位

(1)手法复位:应用牵引推拿法,患者仰卧,用布带绕过胸部一助手向健侧牵拉,另一助手用布带绕过腋下向上向外牵引,第三助手紧握患肢腕部,向外旋转,向下牵引,并内收患肢,三助手同时徐缓、持续不断用力牵引,可使肱骨头复位。

(2)固定:复位后应用贴胸吊带固定。

4.习惯性肩关节脱位

(1)手法复位:一般可自行复位或轻微手法即可复位,可用上述所用之方法。

(2)固定:用颈腕吊带和胸臂绷带将上肢固定在胸前。

(二)手术治疗

(1)外伤性肩关节囊外脱位,多次手法复位不成功及复位后不能维持盂肱关节稳定者:

切开复位,关节囊修补术。

(2)陈旧性肩关节脱位

①切开复位,肱二头肌长头肌腱悬吊肱骨头或经肩峰至肱骨头以两枚克氏针交叉固定。

②肱骨头切除术。

③人工肱骨头置换术

④肩关节融合术。

(3)习惯性肩关节脱位

①切开复位,修补加强关节囊。

②切开复位,克氏针内固定,冈下肌腱短缩术。

③人工肪骨头置换术。

六、并发症

外伤性肩关节脱位固定时间按损伤情况而不同:单纯脱位一般固定3周;伴有骨折的病人则在4~6周才能开始活动。但是锻炼以恢复肩关节的活动度为主,不能较早地持重或支撑活动。较晚的锻炼可能造成肩关节功能的部分丧失。对伴有骨折的外伤性肩关节脱位,伤后应立即手术将撕裂组织修补,骨折复位加强内固定。在内部牢固修复情况下早期活动锻炼,有利于肩关节功能及早恢复。

第七节 外伤性肩锁关节脱位

一、应用解剖

肩锁关节由锁骨外端与肩峰内面构成。其间衬垫有纤维软骨盘,其形状为盘形或半月形。肩锁关节由薄弱的关节囊包绕,关节囊增厚的部分形成肩锁韧带,起增加稳定关节的作用。三角肌和斜方肌在锁骨及肩峰上附着的纤维进一步加强了肩锁关节的稳定。肩锁关节的稳定主要依靠韧带保持。喙锁韧带维持肩胛骨与锁骨的恒定关系,保持肩锁关节在上下方向上的稳定性。前后方向上的稳定性则由肩锁韧带及三角肌,斜方肌的腱性纤维所保持,后者跨越肩锁关节而附着在肩峰和锁骨上,并与肩峰韧带相互交织,维持肩锁关节稳定性。

二、病因病机

直接暴力自上部向下撞击肩的顶部,或摔倒时肩部着地是肩锁关节脱位的主要受伤机制。直接暴力最常见的损伤动作是摔倒时,上肢紧靠胸壁,肩部前上或后上部撞地,致使肩胛骨向下或向后错动;或摔倒时肩关节处于外展内旋位,暴力撞击肩上部,导致关节囊、肩锁缘锁韧带的不全或完全断裂,产生半脱位或脱位。另可因间接暴力过度向下牵引肩关节引起脱位。如体操运动员在做"压十字"动作时,由于力量不够,有"扭臂"动作(上臂内旋)时,常发生肩锁关节的脱位及半脱位。

三、分型

(一)根据伤力及韧带断裂程度,Tossy分型(图4-7-1)

Ⅰ型:肩锁韧带不完全断裂,喙锁韧带完整,X线上只表现为锁骨有轻度移位;

Ⅱ型:肩锁韧带完全断裂,喙锁韧带牵拉伤,在应力X线上,锁骨外端直径的一半上翘突出超过肩峰,锁骨外侧端表现"半脱位";

Ⅲ型:肩锁韧带及喙锁韧带完全断裂,可出现钢琴键样体征,X线上锁骨远端完全移位。

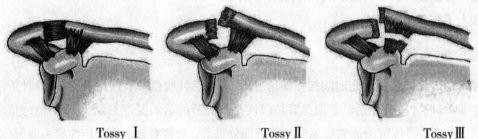

Tossy Ⅰ　　　　　　　Tossy Ⅱ　　　　　　　Tossy Ⅲ

图4-7-1 肩锁关节脱位 Tossy 分型

(二)Rockwood分型(图4-7-2)

Ⅰ型:肩锁韧带扭伤,喙锁韧带完整,肩锁关节保持稳定,X线检查显示关节无异常,MRI检查可见肩锁关节扭伤迹象;

Ⅱ型:肩锁韧带发生完全断裂,喙锁韧带损伤,肩锁关节半脱位,X线检查显示喙锁间隙较正常增加小于25%;

Ⅲ:肩锁韧带及喙锁韧带均完全断裂,肩锁关节全脱位,X线检查显示喙锁间隙较正常增加25%~100%;

Ⅳ型:肩锁韧带及喙锁韧带均完全断裂,伴有锁骨远端后移,甚至穿入斜方肌,固定于斜方肌内;

Ⅴ型:肩锁韧带及喙锁韧带均完全断裂,X线检查显示喙锁间隙较正常增加100%~300%,锁骨位于皮下;

Ⅵ型:肩锁关节全脱位,肩锁韧带及喙锁韧带均完全断裂,锁骨远端移位至喙突下、联合腱后。

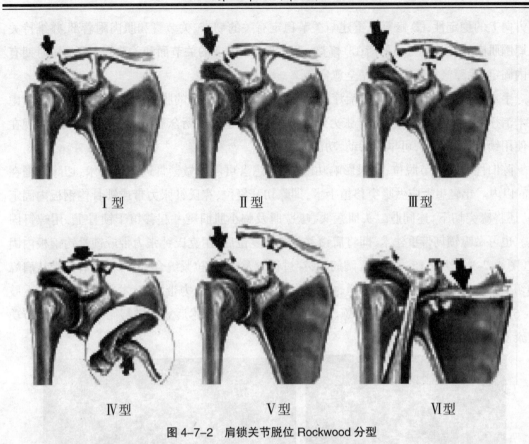

I型   II型   III型

IV型   V型   VI型

图 4-7-2　肩锁关节脱位 Rockwood 分型

四、临床表现及诊断

有明确的外伤史。外伤后肩锁关节部疼痛,在上肢活动时加重。由于肩锁关节位于皮下,较为表浅,局部畸形容易观察到。轻度脱位,肩锁关节有明显压痛,但关节的外形尚存,肩关节活动基本正常。X线检查多无明显阳性发现。脱位明显时,肩锁部肿胀、畸形、上肢活动疼痛明显。病人自己即能感觉到肩锁关节的锁骨端在按压时有浮动感。查体局部多有肿胀和畸形,按压肩锁关节的锁骨端出现"琴键征"阳性。容易复位,但松开后可再次脱位。X线检查,可看到肩锁关节间隙明显加大,锁骨端向上方脱出。

五、治疗

(一)保守治疗

肩锁关节 I 型脱位不伴有喙锁韧带的断裂,可保守治疗。仅用三角巾悬吊数天后即可活动锻炼。II 型损伤,手法复位后用胶布或石膏固定,也可局部加垫后用锁骨带"8"字固定。4周后去除外固定行功能锻炼。但应注意外固定的松动引起再脱位或局部产生压疮。

(二)手术治疗

基本原则:①使肩锁关节恢复正常的解剖对合关系和外形,加强肩锁关节水平方向和垂直方向上的稳定性;② 修复或重建与关节稳定有关的韧带、关节囊和肌肉附着部,并维持关节周围肌肉的正常肌力和平衡;③ 修整、清除破裂或退变的关节面和关节间盘;④ 短时期有效内固定,保障修复后韧带的完全愈合。

手术指征:①不能耐受保守治疗的患者;②不能完全复位的脱位;③Ⅲ型损伤者,可考虑手术治疗。手术可以采用克氏针张力带的方法固定。也可以闭合复位透视下穿针固定。现在多使用锁骨钩板固定,可早期活动,功能恢复良好。

陈旧性肩锁关节脱位,如果影响功能,老年患者可考虑做锁骨远端切除术,切除范围在2cm 以内。年轻患者应做喙突移植手术,即除切开复位,克氏针张力带或锁骨钩钢板内固定外,还将喙突切下,连同肱二头肌短头、喙肱肌及胸小肌肌腱一起移植于锁骨上,用螺钉固定。也可做喙锁韧带重建术,即将肩锁关节脱位复位后,用克氏针张力带或锁骨钩钢板内固定(图 4-7-3),切取 15cm×2cm 阔筋膜,穿过锁骨及喙突,拉紧缝合;也可将喙肩韧带从肩峰端切下,穿过锁骨事先打好的骨道,拉紧缝合。若用克氏针张力带固定,术后颈腕带悬吊上肢4~6 周,开始肩关节功能康复锻炼。若用锁骨钩钢板固定术后立即进行循序渐进肩关节功能康复锻炼。

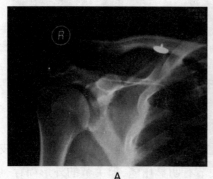 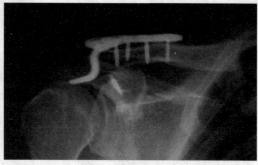

图 4-7-3　一位男性患者,46 岁,车祸致右肩锁关节 Rockwood 分型 Ⅲ型脱位术前 X 线片(A),予以手术切开复位锁骨钩钢板内固定,并喙锁韧带重建术后复查 X 线片(B),位置良好

第八节　外伤性胸锁关节脱位

一、应用解剖

胸锁关节是连接上肢与躯干的唯一关节,它是由锁骨内端与胸骨柄的锁骨切迹和第一肋骨间所形成的摩动关节。正常被关节囊及韧带围绕固定,这些韧带有胸锁前及后韧带,并以锁骨内韧带与对侧锁骨相连,以肋锁韧带与第一肋骨相连。从而使锁骨稳定不易脱位。胸锁关节的后部为大血管、气管、食管及胸膜顶部,因有胸骨甲状肌及胸骨舌状肌附着于关节囊的局部,对于其后的重要器官有保护作用。胸锁关节是人体最稳定的关节之一,脱位并不常见,仅占肩关节脱位总数的 3%,与肩关节后脱位的发病率相仿。

二、病因病机

胸锁关节脱位的常见原因不外直接暴力和间接暴力、而以间接暴力为主。暴力一般从肩部侧方或外展的上臂沿锁骨向内传至胸锁关节，而将锁骨内端推向上方，前方或后方。胸锁关节脱位的方向取决于暴力的大小和受伤的姿势。

三、分型

按脱位方向可分为前脱位和后脱位两种

1.前脱位

常为间接暴力所致。受伤时肩部急骤向后伸展，向下用力，第一肋骨上缘为支点，产生杠杆作用，使锁骨内端向上向前冲破关节囊，而居于胸骨柄前方，被关节囊嵌卡而不能复位。重者肋锁韧带也可断裂。

2.后脱位

多为直接暴力所致。当肩部前拱时，暴力直接作用于锁骨内端，使之由前向后脱位，压迫气管、锁骨下动脉或臂丛，引起相应症状。

四、临床表现及诊断

一般都有外伤史，表现为局部疼痛、肿胀、局部压痛、皮下瘀斑。患侧肩关节活动受限，偶有异常响声。前脱位时，在胸骨柄前方、前上方或前下方可触及锁骨内侧端骨性隆起。后脱位时往往症状显著，局部有凹陷空虚感，可触及胸骨柄关节面。可有打鼾、神经血管受压征象，可有呼吸困难、窒息或休克。临床拍 X 线片初步诊断，但往往拍胸骨正位片重叠不易诊断，CT 断层扫描一般比较清楚，不易误诊、漏诊。

五、治疗

(一)保守治疗

1.前脱位

可在局麻下手法复位。病人仰卧，患肢外展做轴向牵引，术者在锁骨内侧端向后推挤加压复位。让患者肩部内收含胸固定 4~6 周后拆除。

2.后脱位

大部分后脱位都可采用闭合复位。局部麻醉后患者仰卧，将沙袋垫于两肩胛骨之间，患者上臂悬于床外，由助手向下牵拉，术者双手捏住锁骨，将锁骨的内侧端向上、前、外牵拉、关节复位时可听到响声，而且立即能触及锁骨内侧。若用手拿捏锁骨难以用力，可用布巾钳经皮夹持锁骨内侧段向外、向前牵拉，容易复位。复位后肩部作"8"字绷带固定，4~6 周后拆除。

(二)手术治疗

在胸锁关节作内固定危险性较大，因而对半脱位和前脱位不主张急诊手术。即使复位不完全,也不一定做切开复位,以后常无任何症状。如产生疼痛,弹响和上肢活动困难则可在后期作关节间盘切除或锁骨内侧段切除。如后脱位复位失败,由于胸锁关节后脱位的并发症较多,应考虑急诊做切开复位手术,切除关节内粉碎的关节软骨盘,修补关节囊,克氏针内固定。复发性和慢性脱位一般都采用锁骨内侧段切除,但对活动量较大的年轻人或运动员,也可考虑做动力性重建手术,利用移位的胸锁乳头肌收缩和肌力,以保持胸锁关节的稳定性。

第九节　外伤性肘关节脱位

一、应用解剖

肘关节由肱骨、桡骨、尺骨、关节囊及周围韧带组成。肘关节包括肱桡、肱尺和上尺桡关节 3 个关节组成,主要的活动是伸屈和旋转。肘关节有 15° 的生理外翻角,叫提携角,同时肱骨远端有 30° ~50° 的前倾角。它们都是进化过程中为适应症功能需要而出现的生理性适应症角度。肘关节的关节囊前方起自冠状窝的上缘,后方起自鹰嘴窝的上缘,止于尺骨及桡骨的关节软骨缘。肘关节的两侧分别有尺侧副韧带和桡侧副韧带加强,防止肘关节过度内收和外展。环状韧带附着于尺骨的桡骨切迹前后缘,包绕桡骨颈,是维持桡骨小头稳定性的主要韧带,肱骨外上髁是伸肌总腱的附着点。肱骨内上髁是屈肌总腱的附着点。尺骨鹰嘴处有肱三头肌附着。尺骨冠状突有肱肌附着。肘后三角关系:指肱骨内、外上髁和尺骨鹰嘴的关系。在伸直位时,三者位于同一连线上,在屈肘 90° 位时,三者成一等腰三角形。这种关系是鉴别肱骨髁上骨折和肘关节脱位的重要体征。

肘关节脱位即肱尺关节脱位,是最常见的关节脱位,在全身大关节脱位中占首位,约占全身四大关节(肩、肘、髋、踝)脱位总数的一半。青少年患者多见,儿童与老年人少见。构成肘关节的肱骨下端呈内外宽厚,前后扁薄状,侧方有坚强的韧带保护,关节囊前后部相对薄弱。肘关节的运动主要为屈伸。尺骨冠状突较鹰嘴突小,因此,对抗尺骨向后移位的能力要比对抗向前移位的能力差。所以肘关节后脱位远比其他方向的脱位多见。新鲜脱位经早期正确诊断及适当处理后,不应遗有明显的功能障碍,如早期未能得到及时正确地处理,则可导致晚期严重的功能障碍。此时无论何种治疗仅能得到不同程度的功能改善而已。

二、病因病机

肘关节脱位多由于传达暴力或杠杆作用所造成。当患者跌倒,掌心在肘关节伸直前臂旋后位置触地所发生的传达暴力,使肘关节过度后伸,以致鹰嘴突出尖端急骤地冲击肱骨下端的鹰嘴窝,产生一种有力的杠杆作用。使止于喙突上的肱前肌及肘关节囊的前壁被撕裂。在关节前方无任何软组织阻止的情况下,肱骨下端继续向前移,尺骨鹰嘴尖则向后移,这就形成临床常见的肘关节后脱位。

于脱位的同时,局部可伴有咏突骨折、侧副韧带撕裂以及桡骨小头的损伤等。

若致伤暴力作用于尺骨鹰嘴、先引起鹰嘴骨折，再出现前脱位；但在手部撑地暴力时，如肘关节伸直或过伸，前臂沿纵轴旋转及身体前倾，则亦可出现不伴有鹰嘴骨折的肘关节前脱位。

肘关节脱位中，以后脱位最为多见，约占90%以上，其次为前脱位及侧方脱位。由于肘关节的解剖特点在一般外力情况下前脱位难以发生，故临床上甚为少见；但遇有特殊暴力时偶有出现。

三、分型

(一)按尺骨鹰嘴相对肱骨滑车的外置可分为

1.后脱位

跌倒时，肘伸直，前臂旋后位手掌心着地，使肘关节过伸，尺骨鹰嘴尖撞击鹰嘴窝，肱骨滑车向前脱出关节，鹰嘴向后移位形成肘关节后脱位。

2.前脱位

跌倒时，肘关节过曲位直接撞地，鹰嘴脱出关节滑移致肱骨滑车前方，即可发生罕见的肘关节前脱位。

3.侧方脱位

暴力往往来自于侧方，造成肘关节向内、向外、向内后、向外后等方向脱位。

4.爆裂型脱位

跌倒时，前臂旋前，肘关节呈外翻位，暴力从上尺桡关节向上传达至桡骨头，环状韧带发生撕裂，使肱骨下端置于尺桡骨之间。

(二)按脱位时间及频次可分为：

1.新鲜脱位

外伤后发生的即时肘关节脱位，一般在3周之内。

2.陈旧性脱位

肘关节发生脱位3周以上未复位者。

3.习惯性脱位

当肘关节重复最初脱位姿势时，3次以上发生脱位。

四、临床表现及诊断

一般均有较明确外伤史。肘关节局部疼痛、肿胀、活动障碍。肘关节多弹性固定，肘后三角变形即原来的肘后等腰三角形消失，肘后突起因鹰嘴后移，以致于原肘关节后方可触及骨性突起，其上方可有空虚感。并注意有无伴发伤。合并尺骨鹰嘴骨折者，于骨折块前方呈梯形缺如状。

X线片平是用于确诊之客观指标及判定有无合并骨折等。CT扫描及三维重建能证明肘关节脱位及移位方向。

五、治疗

(一)保守治疗

适用于新鲜脱位和骨折脱位。

1.后脱位

局部休克期确实无痛,勿需麻醉,易复位,一般情况下多采用局部麻醉。患者仰卧,助手双手握上臂并固定患肢,作反牵引力,术者将一手握住腕部,轻轻向远端牵引之,另一手置于患肢肘部,其中 2~5 指放在肘后鹰嘴处,拇指置于肘前,逐渐向下用力。另手在持续牵引同时将肘关节缓慢前屈,当闻及滑动弹响声即已复位。此时再次检查肘关节,显示活动不再受限,肘后三角恢复正常。对合并肱骨部骨折的脱位,亦可通过手法一并复位。

足蹬徒手复位法 患者仰卧位,术者立于患侧,双手握患肢腕部,靠近患者一侧足蹬腋窝,反向徐徐牵引,数秒至数分钟后即可听到复位"咯噔"声,然后屈伸活动肘关节患者疼痛减轻或消失,活动不再受限,肘后三角关系恢复正常(图 4-9-1)。

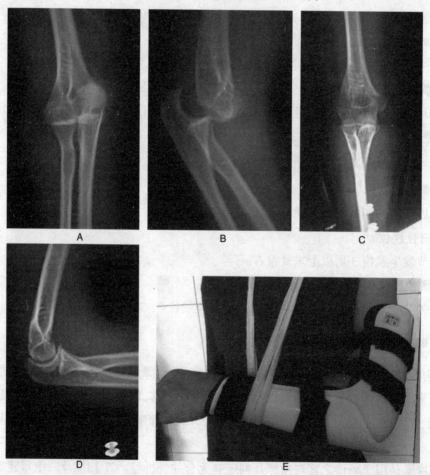

图 4-9-1 一位男性患者,26 岁,摔倒致左肘关节后脱位复位前 X 线片(A、B),予以手法复位后复查 X 线片(C、D),支具外固定(E),显示良好。

2. 前脱位

尺骨在肱骨滑车前方,常常合并尺骨鹰嘴骨折。复位时使用局部麻醉。助手双手握上臂对抗牵引,术者一手握腕部牵引,另一手向前臂近端向下向后施加压力,同时逐渐曲肘,使鹰嘴突回复致滑车后侧,表示已复位。如鹰嘴分离骨折,应手术内固定,术后石膏托外固定肘关节在 135° 位,密切观察末梢血运及肢体末端感觉。

3.侧方脱位

尺骨在肘内侧或外侧,助手将患肘伸直对抗牵引,术者两手握住脱位侧,以两拇指推挤肱骨远端,余4指将尺桡近端拉向相反方向,矫正侧方脱位。如有侧后内或侧后外脱位,应相应作牵引和屈肘复位。

4.陈旧性肘关节脱位

原则上先施以闭合复位,尤以 3 周以内来诊者。失败时再行开放复位,具体操作步骤如下:

(1)麻醉:多需臂丛麻醉。

(2)牵引:与前法相同,但肢体远端需另一助手,顺肢体弹性固定方向,徐徐向下牵引持续约 3 ~ 5min。

(3)推搬:术者用双手在患者肘部依序对四周的软组织进行按摩、推拿及推搬,以使局部粘连及僵化的肌肉能够放松、软化或松弛而有利于复位。

(4)复位:术者一手持于肘下前臂处,协助牵引,另手置于肘后部,轻轻用力将尺骨鹰嘴推向前方,并在无阻力情况下,使肘关节由半伸直位向功能位逐渐屈曲,如能超过 90°,则表示复位,并检查肘后三角及关节活动度再次加以确定。对未复位者可再重复 1 次,仍未还纳者则需手术疗法。

5. 小儿合并骨折的肘关节脱位

从 X 线片观察,小儿肘关节脱位多伴有肱骨内外上髁等骨骺撕脱,似乎整个肘关节呈"散开"状。易使初学者感到束手无策。实际上只要掌握要领,其中95 %以上均可获得满意之复位。其复位要领如下:

(1)麻醉:臂丛或全麻。

(2)固定:助手协助将患儿身躯及上肢加以固定。

(3)牵引:术者将双手分别置于肘关节上下处轻轻予以持续牵引,约 3 ~ 5min,可使脱入关节间隙内的骨块随着肘关节的牵开而滑出。

(4)推搬:术者用另手分别对附着于肱骨外上髁的前臂伸肌群,及附着于内上髁的屈肌群之肌腹部,向左右进行推搬,开始幅度应较小,逐渐加大。可通过肌肉的舒缩作用,而使骨折片从关节内完全脱出。

(5)复位:在牵引下,于屈肘之同时将鹰嘴向前加压即达复位。此时于 X 线平片上大多显示骨折片与脱臼同时复位,且多系解剖对位,少有需再行处理者。

此法操作简便,关键是对肌肉的推搬,并通过此种动作而使骨片先自肘关节内脱出,后再按单纯性肘关节脱位复位。否则,如先行肘关节复位而置骨块于不顾,则难免造成关节复位,而骨块仍然残留,以致出现再行手术的局面。此种情况在临床上并非少见,应引以为戒。

复位后以上肢石膏托或石膏功能位固定3周,切勿过早拆除,否则易引起骨化性肌炎或其他后遗症。对肘关节单纯性脱位者,此种复位法几乎100%有效。

(二)手术治疗

1.适应症

(1)闭合复位失败者。(2)开放性脱位者。(3)陈旧性脱位局部已严重瘢痕化,甚至骨化者。(4)关节内有骨块脱落形成嵌顿者,合并有尺骨鹰嘴或喙突骨折,或桡骨小头骨折,已构成肘关节不稳定的恐怖三联征者。(5)习惯性脱位者。均可考虑切开复位。

2.操作要领

麻醉后,除非伴有喙突骨折或桡骨小头骨折,一般均采用肘后切口,分开或切断肱三头肌肌腱进入肘关节。清除关节内之瘢痕组织、凝血块及骨折片等。如关节囊已挛缩时,可加以松解。在直视下逐渐使肘关节复位。遇有妨碍还纳因素时,可边操作,边解除之,一般多无困难。而后依序缝合切开诸层,对于恐怖三联征除对骨折复位固定外,还需要进行外侧和(或)内侧副韧带重建(图4-9-2),然后检查肘后三角形态及关节活动度,以确定复位效果。

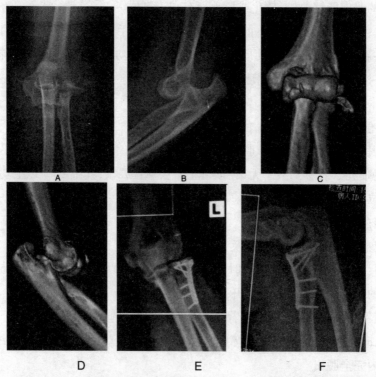

图4-9-2 一位女性患者,62岁,摔倒致左肘关节后脱位形成肘关节恐怖三联征术前X线片(A、B),桡骨小头骨折,术前CT重建片(C、D),予以肘关节切开复位桡骨小头骨折重建内固定,外侧副韧带重建,尺骨冠状突前方关节囊缝合复位术后X线片(E、F),效果良好。

3.术后

肘关节制动在前臂旋后位3周后解除外固定，配合理疗等，促进肘关节功能的早期恢复。

六、预后

肘关节脱位早期闭合复位成功者，无论何型预后均良好。经多次粗暴整复者，常并发骨化性肌炎或异位骨化，致功能恢复差。并发Volkmann缺血挛缩者，预后极差。

（张卫东）

参 考 文 献

1.Fankhauser F,Boldin C,Schippinger G,et al.A new locking plate for unstable fractures of the proximal humerus[J].Clin Orthop Relat Res,2005,430:176-181.

2.李铁峰, 曾月东, 迟进. 解剖型钢板治疗股骨转子下骨折的临床研究 [J]. 中山大学学报: 医学科学版, 2007, 28(3): 184-185.

3.王震宇, 戴克戎. 股骨距与股骨上段有效髓腔的几何形态学研究[J]. 中华骨科, 1994, 14(7): 436-440.

4.王岩,主译 坎贝尔骨科手术学[M]第 12 版. 北京:人民军医出版社,2013.

5.王亦璁,姜保国.骨与关节损伤[M]第 5 版. 人民卫生出版社,2012.

6. 王学谦,娄思权,侯筱魁等. 主译 创伤骨科学(上下卷)[M]第 3 版. 天津科技翻译出版公司,2007.

7.高士廉.实用解剖图谱(上肢分册,下肢分册)[M]第 3 版. 上海科技出版社,2012.

8.毛宾尧,林圣洲.临床骨科手册[M](第 2 版). 人民卫生出版社,2010.

9 李盛华.骨科微创治疗学[M]. 甘肃民族出版社,2003.